Spiro
Placebo

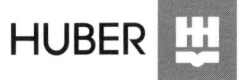

Bücher aus verwandten Sachgebieten

Jork/Peseschkian (Hrsg.)
Salutogenese und Positive Psychotherapie.
Gesund werden – gesund bleiben
2003. ISBN 3-456-83086-6

v. Troschke
Die Kunst, ein guter Arzt zu werden. Anregungen zum
Nach- und Weiterdenken
2. A. 2004. ISBN 3-456-84058-6

Myerscough/Ford
Kommunikation mit Patienten.
Die Chancen des ärztlichen Gesprächs nutzen
2001. ISBN 3-456-83210-9

Greenhalgh/Hurwitz (Hrsg.)
Narrative-based Medicine – Sprechende Medizin
2005. ISBN 3-456-84110-8

Greenhalgh
Einführung in die Evidence-based Medicine.
Kritische Beurteilung klinischer Studien als Basis einer
rationalen Medizin
2. A. 2003. ISBN 3-456-83926-X

Zimmermann
Kulturelle Missverständnisse in der Medizin. Ausländische Patienten
besser versorgen
2000. ISBN 3-456-83378-4

Weitere Informationen über unsere Neuerscheinungen finden Sie im Internet
unter: http://verlag.hanshuber.com.

Howard Spiro

Placebo

Heilung, Hoffnung und
Arzt-Patient-Beziehung

Aus dem Amerikanischen von Irmela Erckenbrecht

Verlag Hans Huber

Lektorat: Dr. Klaus Reinhardt
Herstellung: Verlag Hans Huber
Schutzumschlag: Atelier Mühlberg, Basel
Druckvorstufe: Satzspiegel, Nörten-Hardenberg
Druck und buchbinderische Verarbeitung: Kösel, Krugzell
Printed in Germany

Bibliographische Information der Deutschen Bibliothek
Die Deutsche Bibliothek verzeichnet diese Publikation in der Deutschen Nationalbibliographie; detaillierte bibliographische Daten sind im Internet über http://dnb.ddb.de abrufbar.

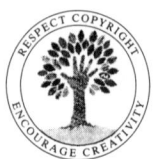

Dieses Werk, einschließlich aller seiner Teile, ist urheberrechtlich geschützt. Jede Verwertung außerhalb der engen Grenzen des Urheberrechtes ist ohne Zustimmung des Verlages unzulässig und strafbar. Das gilt insbesondere für Vervielfältigungen, Übersetzungen, Mikroverfilmungen sowie die Einspeicherung und Verarbeitung in elektronischen Systemen.

Die Verfasser haben größte Mühe darauf verwandt, dass die therapeutischen Angaben insbesondere von Medikamenten, ihre Dosierungen und Applikationen dem jeweiligen Wissensstand bei der Fertigstellung des Werkes entsprechen. Da jedoch die Medizin als Wissenschaft ständig im Fluss ist und menschliche Irrtümer und Druckfehler nie völlig auszuschließen sind, übernimmt der Verlag für derartige Angaben keine Gewähr. Jeder Anwender ist daher dringend aufgefordert, alle Angaben in eigener Verantwortung auf ihre Richtigkeit zu überprüfen.

Die Wiedergabe von Gebrauchsnamen, Handelsnamen oder Warenbezeichnungen in diesem Werk berechtigt auch ohne besondere Kennzeichnung nicht zu der Annahme, dass solche Namen im Sinne der Warenzeichen-Markenschutz-Gesetzgebung als frei zu betrachten wären und daher von jedermann benutzt werden dürfen.

Anregungen und Zuschriften an:
Verlag Hans Huber
Hogrefe AG
Lektorat Medizin
Länggass-Strasse 76
CH-3000 Bern 9
Tel: 00 41 (0)31 300 45 00
Fax: 00 41 (0)31 300 45 93
E-Mail: verlag@hanshuber.com
Internet: http://verlag.hanshuber.com

Die Originalausgabe erschien unter dem Titel *The Power of Hope: A Doctor's Perspective* bei Yale University Press. © 1998 by Yale University

1. Auflage 2005
© 2005 by Verlag Hans Huber, Hogrefe AG, Bern
ISBN 3-456-84234-1

Inhalt

Vorwort 7
1 Einführung 11
2 Placebos in Forschung und Therapie 25
3 Der Arzt 41
4 Pillen und Verfahren 57
5 Der Patient und seine Krankheit 67
6 Was Placebos leisten können 95
7 Placebos bei Schmerzen 117
8 Autonomie und Verantwortung 133
9 Einwände gegen Placebos 145
10 Placebos und Alternativmedizin 167
11 Alternative Formen der Heilung 191
12 Warum Ärzte Placebos nicht mögen 221
13 Mögliche Wirkungsweisen von Placebos 239
14 Loyalität in der Beziehung zwischen Arzt und Patient . . . 261
15 Das Placebo-Versprechen 273
Zitierte Werke 295
Andere Literatur 311
Register 315

*Für die Patienten,
die mich in Kranksein und Gesundsein
so vieles lehrten.*

Vorwort

Als ich 1955 nach Connecticut kam, um an der Yale University die erste Abteilung für Gastroenterologie einzurichten, gab es in dem ganzen Bundesstaat mit seinen damals etwas weniger als drei Millionen Einwohnern nur fünf Gastroenterologen. Die Patienten, die zu der Zeit zu mir kamen, hatten die üblichen Erkrankungen wie Darm- oder Magenkrebs, Darm- oder Bauchspeicheldrüsenentzündung oder andere bekannte Probleme, denen mit einer bestimmten Diagnose und anschließenden Standardbehandlung beizukommen war. In den vier Jahrzehnten, die seitdem vergangen sind, ist die Bevölkerung von Connecticut nur leicht auf etwas über drei Millionen gestiegen, die Zahl der Gastroenterologen jedoch auf über zweihundert emporgeschnellt. Durch die breite Verfügbarkeit von Fachärzten sind es heute andere Patienten, die in eine Universitätsklinik kommen. Viele der Menschen, die mich heute in meiner Sprechstunde aufsuchen, klagen über Schmerzen, für die man trotz unzähliger komplizierter Untersuchungen keine rechte Erklärung gefunden hat.

Schmerz, manchmal mit großem Leidensdruck verbunden, ist seitdem in meiner konsultativen Praxis zu einem zentralen Thema geworden. Nicht zuletzt durch die gestiegene Bedeutung kontrollierter klinischer Studien ist mir bewusst geworden, dass manche Schmerzen nach der Gabe eines Placebos ebenso rasch verschwinden können wie nach der Einnahme eines echten Medikaments. Gleichzeitig habe ich miterlebt, dass andere Schmerzen hartnäckig und unerklärlich fortbestehen, ihre Opfer quälen und zur Verzweiflung treiben.

Während eines Sabbatjahrs in den 1980er Jahren hatte ich die nötige Muße, um in aller Ruhe über die schmerzstillende Wirkung von Placebos und deren Folgen für die klinische Praxis, die Beziehung zwischen Arzt und Patient sowie andere therapeutische und diagnostische Fragen nachzudenken. Das Ergebnis war mein Buch *Doctors, Patients, and Placebos*, das 1986 bei der Yale University Press erschien. Als Dr. Joseph Jacobs, der damalige Leiter der Abteilung für Alternative Medizin bei den National Institutes of Health in Washington, DC, mir sagte, das Buch verdiene eine größere Verbreitung als Paperback, war ich nur allzu gern bereit, das Thema erneut aufzugreifen, anhand aktualisierter Daten neu zu durchdenken und damit hoffentlich eine breitere Diskussion anzufachen. Das Ergebnis ist das Buch, das Sie jetzt in Händen halten.

In diesem neuen Buch betone ich die enge Beziehung zwischen Selbsthilfe, umfassender therapeutischer Betreuung, Placebos und den Heilkräften der Natur. Um den Schmerz und das damit verbundene Leid zu überwinden, können Patienten sich selbst helfen, indem sie ihre Selbstheilungskräfte mobilisieren. Heilende, die auf die Kräfte ihrer Patienten vertrauen und sich ihnen mit Zuversicht zuwenden, können diesen Effekt verstärken. Wunder sind allerdings keine zu erwarten.

Außerdem lege ich großen Wert auf die Unterscheidung zwischen *Krankheit (disease)* – also dem, was der Arzt bzw. die Ärztin durch Untersuchungen feststellen kann – und *Kranksein (illness)* – also dem, was die Patientin bzw. der Patient fühlt. Diesen Unterschied sollten wir im Gedächtnis behalten, wenn wir darüber sprechen, welchen Beitrag Ärzte und ihre Behandlungsmethoden zum Heilungsprozess leisten können.

In *Doctors, Patients, and Placebos* habe ich alle Personen aufgeführt, denen ich für wertvolle Hilfe und Anregungen Dank schulde. Daran hat sich bis heute nichts geändert. An dieser Stelle noch einmal besonders erwähnen möchte ich Priscilla Norton, die das neue Manuskript von Anfang bis Ende gelesen und mir viele wertvolle Hinweise gegeben hat. Stefan Weiss, Student am Yale College im dritten und vierten Studienjahr, bearbeitete mit mir die philosophischen und technischen Aspekte von Placebos; ich danke ihm für engagierte Hilfe und viele Diskussionen und wünsche ihm alles Gute für sein Medizinstudium. Patricia Perona, Mitarbeiterin beim Programm «Geisteswissenschaften in der Medizin» an der Yale University, machte zahlreiche kluge Vorschläge, die in diesem Buch verarbeitet sind. Nikola M. Biller, die nach bestandenem Staatsexamen an der Universität Erlangen im Rahmen des Akademischen Austauschprogramms der Studienstiftung als Gastdozentin an der Yale University tätig war, sah das gesamte Manuskript durch, stellte meine Ideen kritisch auf den Prüfstand und machte viele wertvolle Anmerkungen. Das Center for Advanced Studies in Behavioral Studies an der Stanford University gewährte mir Zuflucht während eines Sabbatjahrs, das mich bis heute mit Energie beflügelt. Besonders dankbar bin ich der medizinischen Fakultät der Yale University, ihren Dekanen und anderen Verantwortlichen, die mir in den vergangenen vier Jahrzehnten immer wieder erlaubten, meinen eigenen Neigungen nachzugehen. Außerdem danke ich Jean Thomson Black von der Yale University Press für ihr lektorisches Geschick und Mary Pasti, ebenfalls von der Yale University Press, für ihr kritisches Nachhaken und Redigieren schwer fassbarer Teile meines Manuskripts. Natürlich danke ich Marian Spiro, die seit siebenundvierzig Jahren meine Partnerin ist, meine Wichtigtuerei auf ein erträgliches Maß zurechtstutzt und meine Arroganz zu nehmen weiß. Und ich danke dem inzwischen froh und glücklich in Vermont angesiedelten Joe Jacobs, der das ganze Unterfangen überhaupt erst in Bewegung gesetzt hat.

Da ich dieses Buch ebenso für das allgemeine Publikum geschrieben habe wie für medizinische Fachleute, habe ich das übliche akademische Brimborium rigoros zusammengestutzt. Es gibt zwei Literaturlisten: Die erste ist alphabetisch geordnet und führt alle Bücher auf, die im Text zitiert oder genannt werden. Die zweite, nicht alphabetische Liste nennt zusätzliche Quellen für erwähnte Studien oder indirekte Zitate, die zu der Argumentation in diesem Buch ebenfalls beigetragen haben. Sie sind nach Kapiteln geordnet und in inhaltlich sachdienlicher Reihenfolge aufgeführt.

Immer mehr Menschen betreiben ihre eigene medizinische Versorgung, indem sie die unerschöpflichen Ressourcen des Internets zu gesundheitlichen und medizinischen Fragen anzapfen. Sie finden dort spezielle Seiten zu Epilepsie, Lupus und Parkinson, die «American Medical Association Home Page» oder «The Virtual Hospital» sowie Ärzte, die sich als «H. Spiro, Gastroenterologe» anpreisen. Der Chance beraubt, ausführlich mit ihrem Arzt zu sprechen, der ein hohes Patienten*auf*kommen braucht, um sein hohes Arzt*ein*kommen zu retten, weichen selbst Menschen mit ungeklärten Krankheitsbildern auf Chatlines, Homepages und all die anderen hektischen Fahrwasser des elektronischen Informationsflusses aus. Ich hoffe, dieses Buch bietet eine geruhsamere, umfassendere – soll ich sagen «ganzheitlichere»? – Sicht wichtiger medizinischer Grundsatzfragen.

1. Einführung

Um Schmerzen zu lindern, habe ich auf, wie ich hoffe, ehrliche Art und Weise mehr als einmal Placebos verschrieben. Bei Symptomen, die ich nicht unmittelbar erklären konnte, und von denen ich fürchtete, dass ich sie auch in Zukunft nicht näher würde bestimmen können – z. B. bei nicht von Depressionen herrührenden Schwächegefühlen und Mattigkeit –, habe ich Injektionen von 1000μg Vitamin B_{12} vorgeschlagen. Ich sagte den Patienten[1] in diesen Fällen: «Ich werde Ihnen einige Spritzen mit Vitamin B_{12} verschreiben. Vielen anderen Patienten haben diese Spritzen geholfen. Ich kann selbst nicht genau erklären, wie sie wirken, und nicht versprechen, dass sie auch bei Ihnen helfen werden. Aber viele Patienten sagten mir, sie hätten sich hinterher besser gefühlt, und ich hoffe, dass es bei Ihnen auch so sein wird.» Solche Verschreibungen haben vielen Menschen geholfen und, wie ich hoffe, niemandem geschadet.

Ich glaube, dass die Spritzen den Menschen Angst nehmen und Kraft geben, weil meine Worte Ihnen die Hoffnung vermitteln, dass sie ihnen helfen können. Bei einem solchen Versuch, die Lage zum Besseren zu wenden, habe ich nicht das Gefühl, andere zu täuschen. Deshalb war ich auch höchst erstaunt, als ein Ethiker mir vorwarf, durch den Einsatz von Placebos würde ich meine Patienten hinters Licht führen – eine Kritik, die mich dazu brachte, mehr über Placebos und ihre Wirkung nachzudenken.

Placebos sind wichtig, weil sie wirken und weil sie etwas über die

---

[1] Die englischen Begriffe *patients, doctors, physicians, students, therapists, colleagues* usw. beziehen sich ganz selbstverständlich immer auf Männer *und* Frauen. Um dies im Deutschen adäquat wiederzugeben, müsste man zu Verdoppelungen wie *Patientinnen und Patienten, Ärztinnen und Ärzten* usw. greifen. Da solche Begriffe im Text aber sehr häufig vorkommen und die Lesbarkeit der deutschen Übersetzung darunter erheblich leiden würde, verwende ich nur die männlichen Formen. Patientinnen, Ärztinnen, Studentinnen, Therapeutinnen, Kolleginnen usw. sind aber ausdrücklich mitgemeint! Anmerkung der Übersetzerin

Beziehung zwischen Arzt und Patient aussagen. In einer Zeit, in der die «alternative» oder «komplementäre» Medizin[2] immer mehr Aufmerksamkeit findet, stehen Placebos für zugleich uralte und neue Heilansätze: Sie weisen auf die Existenz von Selbstheilungskräften hin und werfen neue Fragen zum rätselhaften Verhältnis von Körper und Geist auf. Alternative medizinische Praktiken können unserer viel zu stark medikalisierten Gesellschaft helfen, indem sie die Patienten von der Last endloser medizinischer Untersuchungen befreien. Wie Placebos künden sie von der Magie und dem Geheimnis des Lebens, und sie erinnern uns daran, dass es Antworten gibt, die die Wissenschaft nicht geben kann.

Placebos hängen in ihrer Wirkung stärker von den Patienten ab als von den Ärzten, weil ihr primärer Effekt psychologisch ist und mit der neuen Energie zusammenhängt, die durch Glaube, Hoffnung und Erwartung entsteht. Diese Energie kann zu körperlichen Verbesserungen führen oder auch nicht – wie dies genau vor sich geht, wissen wir nicht. In einer Zeit, in der der medizinische Alltag von der Technik beherrscht wird, unterstreichen Placebos, was die für die alternative Medizin so wichtigen Größen Selbsthilfe und Selbstheilung für kranke Menschen tun können. Darum geht es in diesem Buch: kranken Menschen zu helfen.

Naturwissenschaft und Medizin: Behandlung *(cure)* statt Betreuung *(care)*

Die Beschäftigung mit Placebos hat mich dazu gebracht, die naturwissenschaftliche Ausrichtung der modernen Medizin kritisch zu hinterfragen: Ärzte lernen, Krankheiten zu behandeln, sie lernen nicht, ihre Patienten umfassend zu betreuen. Vor allem anhand der akuten Krankheiten, die sie im Krankenhaus sehen, lernen sie, Diagnosen zu stellen und Behandlungspläne anzuwenden. Die menschliche Zuwendung und Betreuung wird oft ignoriert. Das ärztliche Bemühen richtet

---

2 «Komplementäre» Medizin ist treffender als «alternative» Medizin, weil dieser Begriff komplettierende Maßnahmen wie Entspannungstherapie und Ernährungsberatung einschließt. Anerkannte Mediziner wie Herbert Benson und Andrew Weil, beide Absolventen der Harvard Medical School, würden nicht behaupten, dass ihre Methoden an die Stelle der Schulmedizin treten sollten. Vielmehr können sie die Schulmedizin in der Regel ergänzen und nur gelegentlich auch ersetzen.

sich auf die Krankheit, nicht auf den Menschen. Die Wirkung von Placebos dagegen rückt den Menschen ebenso in den Mittelpunkt wie seine möglicherweise erkrankten Organe.

Der naturwissenschaftliche Ansatz zur Behandlung von Krankheiten – das biomedizinische oder molekulare Modell, das uns so viele Therapieformen beschert hat – kann nicht alle Bedürfnisse des Patienten befriedigen. Krankheit (*disease*) ist das, was der Arzt findet; das aber unterscheidet sich stark von dem Kranksein (*illness*), das der Betroffene fühlt. Placebos wirken gegen das Kranksein; sie lindern Leid. Ob sie auch in die der Krankheit zugrunde liegenden pathophysiologischen Ereignisse eingreifen, ist ungeklärt.

Hinschauen oder zuhören?

Placebos stehen für die Kraft der Beziehung, für die Fähigkeit eines Menschen, einem anderen zu helfen. Das mag nach einer Selbstrechtfertigung klingen, doch im Zeitalter der Ökonomisierung des Gesundheitswesens gelten alle Ärzte als identische, untereinander beliebig austauschbare Einheiten, die nach bestimmten Regeln und Vorschriften agieren. Es ist wichtig, sich ins Gedächtnis zu rufen, dass es eines Menschen bedarf, um einem anderen Menschen wirklich beizustehen. Ich sehe den Nutzen von Placebos im Wohle der Patienten und finde in alltäglichen Menschen die Kraft moderner Selbsthilfebewegungen. Placebos stehen für eine umfassende therapeutische Betreuung (*care*) und Heilung; sie erinnern uns alle, Ärzte wie Patienten, daran, dass wir nicht alleine sind. Nicht alle Fälle verlaufen gleich, aber alternative medizinische Praktiken und die «Blackbox» Placebos halten für Schulmediziner einige wertvolle Lektionen bereit.

Gute Ärzte hören den Geschichten zu, die ihnen ihre Patienten erzählen, und interpretieren die Ergebnisse von Röntgenuntersuchungen und anderen bildgebenden Verfahren im Kontext dieser Geschichten. Sie denken daran, dass Ärzte immer helfen können, auch wenn sie einmal nicht sicher sind, was einem Menschen fehlt.

Die Metaphern, nach denen wir leben, definieren und beschränken, was wir tun; auch für die eigene Rollenbestimmung von Ärzten sind sie wesentlich. Viele moderne Mediziner sehen sich selbst nur als Naturwissenschaftler, nie als Dichter. Ärzte behandeln und untersuchen zu viel, anstatt mit ihren Patienten zu sprechen. Sie hören ihnen nicht zu, weil sie zu sehr damit beschäftigt sind, auf einzelne Organe und Laborergebnisse zu starren. In der gegenwärtigen medizinischen Praxis herrscht das Auge über das Ohr.

Moderne Ärzte wollen Fakten, sichtbare Beweise oder zumindest Zahlen. Sie haben eine objektive Haltung zum Konsum von Tabak und Alkohol, berechnen die gerauchten Packungen pro Jahr und getrunkenen Milligramm pro Tag, richten aber wenig Aufmerksamkeit auf die – weniger präzise messbaren – persönlichen, kulturellen und sozialen Aspekte des Lebens.

Das Symptom als existenzieller Ausdruck

Weil ich selbst keine technischen Verfahren mehr durchführe, sehe ich viele Patienten, die unter dem leiden, was ich existenziellen Schmerz nenne und andere als Somatisierung bezeichnen. Ein typisches Beispiel ist eine 43jährige Frau lateinamerikanischer Herkunft, die in die Primary Care Clinic der Yale University kam. Ihre Ärzte wollten, dass ich bei ihr H. pylori, eine bakterielle Infektion des Magens, als Ursache ihrer Bauchschmerzen ausschloss. Wegen ihrer chronischen Beschwerden war sie bereits bei einem Gynäkologen und einer ganzen Reihe anderer Spezialisten gewesen. Sie sprach kein Englisch, also organisierte ich einen Übersetzer und erfuhr auf diese Weise, dass ihr alkoholkranker Ehemann arbeitslos war und sie schlug. Drei Schwangerschaften hatten zu Fehlgeburten geführt; die vierte hatte ihr eine Tochter im Rollstuhl beschert, die wegen massiver Blasen- und Verdauungsproblemen ihrer ständigen Pflege bedurfte. Ich fragte mich, welchen Anteil an ihren Bauchschmerzen die vorbehandelnden Ärzte ernsthaft einer möglichen bakteriellen Infektion zugeschrieben haben könnten.

Grenzen der naturwissenschaftlichen Medizin

Im Laufe meiner ärztlichen Tätigkeit hat sich das Bild der Medizin enorm gewandelt. Der ökonomische Aspekt ist in den Vordergrund getreten, Methoden zur Kostendämpfung, ein zu starker Einsatz medizinischer Technologien und zahlreiche, durch die neuen Möglichkeiten sich ergebende ethische Fragen sind zu wichtigen Themen geworden. Die kritische Beschäftigung mit meinem Einsatz von Placebos hat mich auch darüber nachdenken lassen, wie Ärzte und Patienten in diesem neuen Umfeld miteinander umgehen. Dabei ist mir der Nutzen alternativer medizinischer Methoden klar geworden. Die moderne Medizinkultur verwechselt oft die Mittel – die Naturwissenschaft – mit dem Zweck: anderen Menschen zu helfen. Allzu oft wird zu viel Technik eingesetzt, weil Ärzte glauben, auf jedes Problem eine Antwort finden zu können, wenn sie nur lang genug mit den richtigen Instrumenten danach suchen. Ärzte lernen, zuerst die Ursache eines Symptoms aufzuspüren, ehe sie es behandeln. Der Versuch, ein Symptom wie Schmerz ohne Feststellung seiner Ursache zu lindern, wird als Kunstfehler verspottet. Natürlich kann es nicht angehen, dass man einfach Pillen verteilt, ohne über die Gründe der Beschwerden nachzudenken; aber manchmal, wenn man seine Patienten sehr gut kennt, kann eine Linderung der Beschwerden ohne technische Bestimmung der Ursachen schon ausreichend sein. Früher war so etwas einfacher. In unserer heutigen mobilen Gesellschaft, in der Fremde sich um Fremde kümmern müssen, erweist sich die Situation als sehr viel schwieriger.

Psychosomatische Medizin

Als in den 1940er Jahren in Harvard ausgebildeter Gastroenterologe gab ich in den 1960er Jahren das Endoskopieren – also das Hineinschauen in Magen oder Darm mit Hilfe eines speziellen Instruments – auf, weil ich mir sicher war, dass entsprechend trainierte Techniker dies ebenso gut und auf jeden Fall billiger machen können als ich. In der Folge kamen viele Menschen mit Beschwerden zu mir, deren Ursachen sich mit den intrusiven, auf jeweils kleine Teilbereiche des Körpers gerichteten diagnostischen Bemühungen meiner endoskopierenden Kolleginnen und Kollegen nicht aufspüren ließen. Ich hatte viel Gelegenheit, über Patienten und ihren Schmerz, die Rolle der Ärzte und den Einsatz von Placebos sowie über den Sitz des bereits erwähnten existenziellen Schmerzes nachzudenken.

Die psychosomatischen Theorien jener Zeit finden sich am besten in dem Buch *Psychosomatic Medicine* von Weiss und English wiedergegeben: «Der Arzt, der – in welcher Form auch immer – Placebos verschreibt, ist nicht mit Absicht unehrlich. Er will seinem Patienten helfen. Er weiß, dass sein Patient eine medikamentöse Behandlung erwartet. Er ist sich bewusst, dass der Patient der Vorstellung, seine Symptome könnten die Folge emotionaler Konflikte sein, Widerstand entgegensetzen wird. Er (der Arzt) hat die günstigen Auswirkungen der Suggestion mit Hilfe von Placebos in anderen Fällen beobachtet und hofft, das Gleiche möge in diesem Fall wieder geschehen. Wenn ihm die Placebos ausgehen, läuft ihm der Patient davon.» Norman

Cousins, auf dessen Bericht über die Erfahrung des Krankseins ich in Kapitel 8 näher eingehen will, kommentierte viele Jahre später: «Ich habe mich wirklich gewundert, wie wenig man sich in der zeitgenössischen Medizin mit Placebos beschäftigt ... Als ich krank war, war ich absolut davon überzeugt, dass die intravenöse Gabe von Ascorbinsäure mir helfen könnte – und sie half mir auch. Es ist gut möglich, dass es sich bei dieser Maßnahme – wie bei allem anderen, was ich damals unternahm – um eine bloße Demonstration des Placebo-Effekts handelte. Doch selbst wenn dies so war, wäre es doch ebenso wichtig, diesem psychosomatischen Phänomen nachzugehen, wie herauszufinden, ob Ascorbinsäure zum Kampf gegen starke Ablagerungen in den Blutgefäßen geeignet ist» (Cousins, 1976). Einer meiner Kollegen, der Psychiater Jay Katz, machte eine ähnliche Beobachtung: «Würde man Placebos als an sich wirksam anerkennen, täten sich im medizinischen Wissen über die therapeutische Betreuung von Menschen und die Linderung ihres Leids große Lücken auf» (Katz).

Die Wandlung der modernen Medizin

Es gab eine Zeit, in der es so aussah, als gelänge es der Synthese aus sozialen, psychischen und körperlichen Einflüssen, die man mit dem Begriff «psychosomatische Medizin» zusammenfasste, Ärzten eine allgemein anerkannte, zugleich ganzheitlich als auch naturwissenschaftlich geprägte Sicht des kranken Menschen zu lehren. Die psychosomatische Medizin entsprang einer breiteren, vormals erfolgreichen Bewegung, der Sozialmedizin. In den 1920er Jahren gründeten und förderten Milton Winternitz, Dekan der Yale University School of Medicine, und James Rowland Angell, Präsident der Yale University, das *Institute of Human Relations*. Erklärtes Ziel war es, Sozialwissenschaften und Psychologie in die medizinische Lehre zu integrieren und werdende Ärzte zum Blick über die körperlichen Symptome ihrer Patienten hinaus zu ermutigen. Das Gebäude, das sie schufen, überdauerte sie, beherbergt heute aber ein genetisches Labor. Alles, was von den Träumen jener Jahre übrig blieb, ist der alte, über dem Haupteingang eingravierte Name des Instituts.

Das Scheitern dieser sozialmedizinischen Vision unterstreicht die Mängel des modernen Medizinmodells sowie den Wert des postmodernen Ideals von der ärztlichen Tätigkeit. Früher einmal sahen sich Ärzte als *Praktiker* am Krankenbett, später als *Kliniker* in einem Krankenhaus; jetzt lernen sie, wie *Wissenschaftler* oder wenigstens wie Techniker in einem Labor zu handeln. Praktiker sehen den Patienten als Ganzes, dessen Teile in Harmonie miteinander zu bringen sind, Kliniker konzentrieren sich auf Krankheiten und biologische Störungen, sehen kranke Menschen auf ihren Intensivstationen als Fälle an. In der ärztlichen Praxis kann diese Sichtweise zu Missverständnissen führen, vor allem, wenn der Arzt viel zu sehr mit technischen Dingen beschäftigt ist, um der zuhörende Heiler zu sein, den wir uns alle wünschen. Die wissenschaftliche Labormedizin, wie sie die medizinische Ausbildung in den letzten fünfzig Jahren beherrschte, macht den Arzt zum Wissenschaftler, der sich eher mit den Windungen und Faltungen von Aminosäuren befasst, als den ganzen Patienten im Blick zu haben. Krankheiten haben ihren Ursprung in den Zellen – ein Ansatz, den Rudolf Virchow, der große Pathologe des 19. Jahrhunderts, als Zellpathologie bezeichnete. Die Gentechnik zeigt, wie nah die medizinische Wissenschaft der von ihm vorausgesehenen Zelltherapie gekommen ist. Betrachten wir z. B. die Behandlung eines Magengeschwürs, die heute wesentlich einfacher ist als früher, weil inzwischen freiverkäufliche Substanzen zur Verfügung stehen, die die Produktion von Magensäure blockieren können. Noch spezifischere Mittel hemmen die «Protonenpumpe» in der Zelle, und Antibiotika versprechen, die Rückkehr des Geschwürs zu verhindern. Den täglichen Stress zu reduzieren und die Ernährung so zu verändern, dass Geschwüre ausheilen und in Zukunft nicht wiederkehren, ist viel schwieriger, als Pillen und Tropfen zu schlucken. Kein Wunder, dass die Medizin sich auf biologisch nachweisbare, organische Läsionen und die mit ihnen verbundenen biochemischen und immunologischen Abweichungen konzentriert. Schließlich sind sie leichter zu beheben als die sozialen, kulturellen und ökonomischen Faktoren, die zu so vielen gesundheitlichen Problemen führen. Dieser «Reduktionismus» ist in der medizinischen Praxis noch immer allgegenwärtig.

Moderne Ärzte wollen die Störung hinter der Krankheit finden und suchen danach vor allem in den Körperzellen. Wissenschaftler in Gestalt von Ärzten sehen viel, hören aber selten zu. Die Patienten dagegen haben sich nicht verändert; sie wollen in erster Linie wieder gesunden, und die meisten würden gern ausführlicher mit ihren Ärzten reden. In der Rolle des Patienten halten sich die meisten von uns für einzigartig, zumindest aber für mehr als bloß eine Ansammlung von Symptomen oder einen weiteren medizinischen Fall.

Natürlich besteht das Leben aus sehr viel mehr als nur der Medizin. Es könnte von Arroganz zeugen, wenn Ärzte meinen, jemand, der zu ihnen kommt, um sich wegen eines bestimmten Symptoms behandeln zu lassen, könnte mehr wollen als eine auf dieses Symptom zugeschnittene Behandlung. Von meinem Friseur möchte ich, dass er mir die Haare schneidet, aber nicht auch noch gleich den Bart rasiert, bloß weil er meint, ich würde damit jünger aussehen. Ärzte müssen vorsichtig sein, wenn es darum geht, Verantwortung zu übernehmen, die zu übernehmen sie niemand gebeten hat.

Moderne und postmoderne Medizin

Die *moderne* Medizin begann mit dem Erfolg von Pasteurs Impfstoff gegen Tollwut und der Entwicklung eines Antitoxins gegen Diphtherie; die weiteren Erfolge im Krieg gegen diverse Bakterien sind der Grund, warum die medizinische Sprache häufig von militärischen Metaphern gekennzeichnet ist. Nachdem man mit Salvarsan ein wirksames Mittel gegen Syphilis gefunden hatte, hofften die Ärzte auf weitere Wunderwaffen, mit denen sich Krebs, Herzerkrankungen und sogar gewöhnliche Erkältungskrankheiten besiegen ließen. Der derzeit wütende Krieg gegen H. pylori als Ursache von Magengeschwüren kann als neueres Beispiel gelten: Wenn man solche Geschwüre mit Antibiotika heilen kann, braucht man über die Stressfaktoren, die das Geschwür wachsen ließen, nicht zu reden.

Die moderne Medizin oder Biomedizin war bei der Behandlung vieler akuter Störungen so erfolgreich, dass es Ärzten schwer fällt, sich und anderen einzugestehen, dass sie Patienten mit chronischen Problemen, die eines ganzheitlicheren Ansatzes bedürfen, weniger gut helfen können. Rheuma, Allergien, Rückenbeschwerden, Bauchschmerzen und Bluthochdruck sind irgendwo zwischen Krankheit und Kranksein angesiedelt. Es sind Probleme, bei denen man mit alternativen medizinischen Methoden gute Erfolge erzielen kann.

Der in Kapitel 11 noch näher erläuterte Flexner-Report aus dem frühen 20. Jahrhundert bescherte der Biomedizin eine Vorrangstellung, kanalisierte die medizinische Praxis in entsprechend geprägte Hauptrichtungen und grenzte alternative Beiträge (darunter viele weibliche Einflüsse in der Medizin) aus. Die zunehmende Spezialisierung in den letzten vierzig Jahren hat es Ärzten zusätzlich erschwert, Patienten mit Beschwerden zu behandeln, die sich mit Röntgenapparaten, Computertomographiegeräten und anderen Maschinen nicht bildlich darstellen lassen. Der alternativen Medizin ist dadurch eine noch bedeutendere Rolle zugekommen: Sie spricht Probleme an, für die die wissenschaftliche Medizin keine Lösungen findet.

Die *Postmoderne* steht für die Auflehnung gegen das beherrschende

Thema und Bewusstsein des 20. Jahrhunderts: dass die westliche Zivilisation der ganzen Welt die Richtung weisen soll. In den 1960er Jahren erlebten wir das Erstarken der Frauenbewegung, den Kampf der Schwarzen um Gleichberechtigung und den schwindenden Glauben an viele Institutionen. Die Ursprünge des Postmodernismus liegen im literarischen Dekonstruktivismus, der dazu aufrief, weniger darüber nachzudenken, was gesagt wird, sondern mehr darauf zu achten, was *nicht* gesagt wird, also zwischen den Zeilen eines Textes ebenso zu lesen wie in den Zeilen selbst. Zu den Folgen dieser Revolte gehörten Multikulturalismus und Vielfalt – eine wichtige Quelle der alternativen Medizin.

Die postmoderne Medizin muss in diesem breiteren sozialen Kontext gesehen werden. Sie wirkt neu, ist aber in Wirklichkeit eine Rückkehr zu alten Ideen, die in den USA z. T. bis in die egalitäre Ära von Andrew Jackson zurückgehen. Das von der Vernunft zur Intuition geschwungene Pendel wird mit Sicherheit irgendwann wieder zurückschlagen. Noch nicht allgemein als Teil der postmodernen Bewegung erkannt, ist die alternative Medizin allmählich gewachsen, ohne ein einheitliches Regelwerk zu entwickeln – dies allein deshalb, weil Gesundheit und nicht Krankheit ihr Thema ist. Gesundheit aber ist so schwer zu definieren, dass es knifflig werden kann, wenn Ärzte auf Gesundheit, nicht auf Krankheit abzielen.

Gesundheit und Krankheit

In postmodernen Berichten über Heilungsprozesse haben sich Krankheit (*disease*) und Kranksein (*illness*) aneinander angeglichen. «Es geht mir besser», ist gleichbedeutend mit: «Ich bin kuriert.» In Wirklichkeit sind beide aber äußerst unterschiedlich – eine Tatsache, die an vielen Konflikten zwischen modernen und postmodernen Ärzten ursächlich beteiligt ist. Für moderne, naturwissenschaftlich ausgerichtete Medizinerinnen und Mediziner sind Behandlung *(cure)* und therapeutische Betreuung *(care)* zweierlei, und *Heilung* ist ein Begriff, der größtenteils außerhalb schulmedizinischer Kreise gebraucht wird. Dem Begriff *heilen* haftet etwas Mystisches an, wenn damit gemeint ist, «Körper, Geist und Seele zu helfen». Ich möchte diesen Gebrauch nicht herabwürdigen, aber «heilen» ist nicht das Gleiche wie das, was die moderne Medizin unter «behandeln» *(cure)* versteht.

Der Konflikt zwischen alternativer Medizin und Schulmedizin geht auf den unterschiedlichen Umgang mit Krankheit und Kranksein zurück. Die moderne Medizin bewährt sich bei akuten Problemen wie

Lungenentzündungen und Knochenbrüchen, ist aber oft hilflos, wenn es um von Schmerz und Niedergeschlagenheit begleitete Beschwerden wie Arthritis oder stressbedingte Verdauungsstörungen geht. Die auf Krankheiten fixierte moderne Medizin und die auf Gesundheit zielende alternative Medizin sind an gegensätzlichen Polen angesiedelt; das Medizinstudium trainiert zukünftige Ärzte darauf, bei Patienten Krankheiten zu entdecken, obgleich diese eigentlich nach Gesundheit streben.

Während ich die Feuerwand zwischen der Schulmedizin, in der ich ausgebildet wurde, und den ergänzenden alternativen Praktiken, die zwischenzeitlich sogar verboten waren, immer weiter durchbreche, wächst meine Gewissheit, dass nicht der spezifische Behandlungprozess oder eine bestimmte Technik dem Patienten hilft, sondern die Zeit, die sein Arzt mit ihm verbringt. Technik oder Zeit – auch für die Psychotherapie ist diese Frage wichtig. Placebos wären unter diesem Gesichtspunkt nämlich nicht eine weitere Spielart der alternativen Medizin, sondern ein Surrogat für viele andere Ansätze, die letztlich ein gemeinsames Ziel verfolgen. Ich glaube, dass diese Ansätze nichts Spezifisches haben und viele begeisterte Anhänger einer bei der Heilung erfolgreichen Technik diese zu Unrecht für spezifisch halten. Psychiater, die sich von der Psychoanalyse abgewendet haben, fragen sich, ob ihre mühsam erlernten Techniken und Fertigkeiten tatsächlich so wichtig sind, wie sie einmal glaubten, oder ob es nicht vielmehr die mit dem Patienten verbrachte Stunde – oder halbe Stunde! – war, die den Erfolg brachte. Ähnlich ernste Fragen stellen sich angesichts der hinter einigen alternativen Methoden stehenden Therapieansätze. Dennoch, manchmal träume ich davon, dass die psychosomatische Medizin meiner Jugend zur verhaltenstherapeutisch geprägten Medizin des neuen Millenniums werden könnte. Ärzte müssten schon sehr verbohrt sein, um zu verkennen, dass eine Massage ebenso hilfreich sein kann wie eine intensive Auseinandersetzung mit der eigenen Vergangenheit.

Die Beschäftigung mit Placebos hat mich mit volksmedizinischen Praktiken, dem Gesundbeten und anderen Heilkünsten in Berührung gebracht, die manchen medizinischen Zirkeln bis heute als anrüchig gelten. Ja, Andrew Weil hat Placebos irgendwo sogar einmal als heimliche Schande der Medizin bezeichnet. Placebos erinnern Ärzte ebenso wie manche Methoden der alternativen Medizin an die unsicheren Grenzen der medizinischen Arbeit; ethnomedizinische Berichte über das Heilen in anderen Kulturen bezeugen, wie unterschiedlich verschiedene Völker Krankheit erklären und Kranksein definieren – Erklärungen und Definitionen, die westliche Vorstellungen vom ärztlichen Handeln durchaus bereichern können.

Wissenschaft, die Grundlage der Medizin

Die Wissenschaft bleibt die Grundlage der modernen Medizin. Wenn ich Placebos und ihre Wirkungen beschreibe, werde ich auf festem wissenschaftlichem Boden stehen, gleichzeitig aber auch die Ansprüche alternativer Ansätze mit einbeziehen. Die medizinische Praxis wird durch die Spannungen zwischen Wissenschaft und Intuition oftmals verzerrt; die Beschäftigung mit Placebos war in diesem Zusammenhang für mich wie eine Linse, die mir half, einige Ursachen dieser Verzerrungen schärfer zu sehen

Voraussagbarkeit und Reproduzierbarkeit

Lassen Sie mich betonen, wie wichtig bei der Beurteilung von Placebos und alternativer Heilansätze ein rationaler, skeptischer Ansatz ist. Einzelne Beobachtungen lassen sich leicht aus dem Kontext reißen und als Sprungbretter für ungerechtfertigte Schlussfolgerungen nutzen. In einem Beitrag über die Akupunktur schrieb z. B. der inzwischen verstorbene, damals in Irland lebende Ungar Peter Skrabanek treffend: «Worum es geht, ist das komplexe Problem der Abgrenzung zwischen Wissenschaft und Quacksalberei, zwischen ehrlicher Suche nach Wahrheit und skrupelloser Ausbeutung menschlichen Leids.»
Alles kann so gedreht werden, dass es logisch klingt. Wer sich von Wundern oder magischen Vorgängen beeindrucken lässt, wirft die oft mühsamen und schwerfälligen wissenschaftlichen Prinzipien leicht über Bord. Wissenschaftliche Prinzipien müssen aber auch auf das Unbekannte anwendbar sein, also auch auf Placebos und zunächst nur plausibel erscheinende Phänomene.

Beobachtung und Erklärung

Berichten über einzelne Behandlungserfolge begegnet die Medizin mit Geringschätzung. Was jedoch einmal geschehen ist, kann auch wieder geschehen. Wissen entsteht, indem man Probleme klassifiziert und Hypothesen überprüft. Anstatt die unerklärten Erfolge von Placebos verächtlich abzutun, müssen Ärzte der Frage, wann und wie Placebos kranken Menschen helfen können, systematisch auf den Grund gehen.
Bis vor kurzem wussten die meisten Ärzte nicht, wie genau Aspirin

gegen Schmerzen wirkt, trotzdem verschrieben sie es und nahmen es auch selbst ein. In den 1960er Jahren erfuhren sie, dass Aspirin die Schwelle für die Schmerzwahrnehmung erhöht, in den 1970er Jahren, dass es die Prostaglandin-Synthetase hemmt, und in den 1980er Jahren, dass die Substanz aus Zellmembranen stammt. Ihre Kenntnisse über die Wirkungsweise von Aspirin wurden also immer spezifischer, ihre Verschreibungspraxis jedoch blieb unverändert. Und selbst postmoderne Ärzte empfehlen Aspirin für sehr viel mehr als bloß zur Schmerzlinderung. Ärzte versuchen, ihr Handeln auf die wissenschaftliche Medizin zu stützen. Falls sich herausstellt, dass Placebos Schmerzen lindern können, weil sie z. B. endogene Endorphine stimulieren, bleibt dennoch die Frage, warum das Wissen darüber, *warum* sie wirken, ihren Einsatz eher rechtfertigen soll als das Wissen, *dass* sie wirken.

Wer etwas beobachtet, hat dafür nicht unbedingt gleich eine Erklärung. Wer Einzelberichte über erfolgreiche Placebo-Wirkungen klassifiziert, hat damit noch nicht ihre Wirkweise erklärt. Warum sollen wir sie aber nicht beschreiben dürfen, auch wenn wir noch nicht wissen, wie sie wirken? Hätten Ärzte sich nicht auf ihre klinische Erfahrung verlassen, sondern auf eine Erklärung geharrt, wie genau Penicillin gegen Lungenentzündungen wirkt, hätten sie viele Jahre warten müssen. Auf Röntgenaufnahmen konnten sie nachvollziehen, dass Penicillin manche Lungenentzündungen praktisch über Nacht zum Verschwinden bringt, während es gegen andere (virale) Entzündungen machtlos ist. Auch Placebos wirken nicht bei allen Patienten, also hätten sie schließen können, dass Penicillin ein Placebo sei. Sie hätten sich weigern können, es weiterhin zu verschreiben, hätten ihre Patienten leiden oder sterben lassen können. So wichtig wie damals das Finden von Unterscheidungsmerkmalen für verschiedene Arten von Lungenentzündungen, so wichtig ist heute eine genauere Analyse, wann Placebos wirken und wann nicht. Eine biologische Erklärung wäre wünschenswert, doch zu wissen, dass gesundheitliche Besserung auf Glaube beruht, würde dadurch die Frage, ob man Patienten bei der Verschreibung von Placebos hinters Licht führt, nicht überflüssig und das Lügen nicht ehrenhafter machen.

Alles, was die Aufmerksamkeit der Betroffenen von ihrem Schmerz ablenkt, kann hilfreich sein. Noch ehe meine Tochter Carolyn Psychiaterin wurde, meinte sie, dass ich beim Zahnarzt auch ohne Novocain auskommen würde, wenn ich meine Aufmerksamkeit von meinem Mund auf andere Dinge lenken würde. Die Technik funktionierte, und außerdem wusste ich, dass der Schmerz nicht lange andauern würde. Diese Umlenkung der Aufmerksamkeit, manchmal mit Hilfe der Fantasie, wird von vielen der Therapien, auf die ich in diesem Buch eingehen werde, unterstützt.

Neugier

Verbotene Fragen sollte es nicht geben. Wenn etwas durch das vorherrschende wissenschaftliche Paradigma nicht erklärt werden kann, ist dies kein Grund dafür, es entweder zu ignorieren oder einfach zu glauben. Herz- und Gentransplantationen und die neuen Erkenntnisse der Neurobiologie verführen uns dazu, unsere Energien auf das naturwissenschaftliche Terrain zu beschränken. Doch auch in den Grenzregionen zwischen dem Bekannten und dem Unbekannten, dem Messbaren und dem Unmessbaren, dem Rationalen und dem Intuitiven gibt es viel zu sehen und zu lernen. Placebos erinnern uns daran, dass vieles von dem, was Ärzte tun, nicht auf Vernunft gestützt ist und dies auch gar nicht zu sein braucht. Placebos lenken den Blick auf die jeweiligen Rollen von Ärzten und Patienten im Heilungsprozess.

Wer dieses Buch lesen sollte

Das Nachdenken über Placebos und ihre Wirkungsweisen hat mir klar gemacht, worum es in der schulmedizinischen Ausbildung und Praxis geht. Zukünftige Ärzte büffeln Naturwissenschaften, um in ihrem Medizinstudium voranzukommen. Wenn sie endlich in einer Uniklinik am Krankenbett stehen, lernen sie, Patienten mit schweren Erkrankungen fachgemäß zu behandeln. Viele von ihnen spezialisieren sich dann auf ein Fachgebiet, in dem möglichst viel Hightech eingesetzt wird, weil ihnen dies das Gefühl gibt, ihre Patienten besonders effektiv behandeln zu können. Nachdem sie ein Jahrzehnt oder mehr in Kliniken mit der Diagnose und Behandlung von Krankheiten zu tun hatten, treten sie hinaus in eine Welt, in der sich die Menschen krank fühlen und sich um ihre Gesundheit Sorgen machen – und in der es für die Hälfte der Klagen, die sie zu hören bekommen, keine medizinischen Ursachen gibt. Sie stellen fest, dass sie für den Umgang mit Kranksein und Schmerz schlecht vorbereitet sind – es sei denn, es gelingt ihnen, die Beschwerden mit Hilfe der erlernten Technologien in Krankheiten zu verwandeln. Wegen der Bedeutung von Placebos als nicht-technologischem Bindeglied zwischen Arzt und Patient empfehle ich jungen Menschen, die mit dem Medizinstudium beginnen, neben organischer Chemie und Physik auch Kunstgeschichte und Ethnologie zu studieren. Dieses Buch zielt also darauf ab, Laien einen Einblick in die Unwägbarkeiten der Medizin zu geben, und zwar der Schulmedizin ebenso wie der so genannten alternativen Medizin. Medizinische Interessengruppen haben uns viele Fortschritte beschert, die Öffentlichkeit aber auch dazu erzogen, für die meisten Krankheiten rasche Behandlungserfolge zu erwarten und zu glauben, selbst die Krankheit des Todes ließe sich überwinden, wenn man nur genug Geld und Ressourcen zur Verfügung stelle. Aus diesem Grund verlangen Patienten für zu viele kleine Beschwerden zu viele Untersuchungen. Vielleicht kann die Lektüre dieses Buches der Laienöffentlichkeit helfen, medizinische Ungewissheit auch im eigenen Fall besser zu ertragen.

2. Placebos in Forschung und Therapie

Das Placebo-Drama hat vier Akte: ein *Arzt* gibt einer *kranken Person* eine *inaktive Substanz*, daraufhin stellt sich der *Placebo-Effekt* ein: die Symptome bessern sich. Die hinter den Kulissen stattfindende, für die Besserung verantwortliche *Placebo-Reaktion* wird vom Publikum nur wenig beachtet und selten mit Applaus bedacht. Ich glaube, dass die Placebo-Reaktion im Wesentlichen durch eine Veränderung in der Wahrnehmung des Patienten verursacht wird. Arzt, Placebo und Patient bringen zusammen die Linderung der Symptome zustande, die wir den Placebo-Effekt nennen. Als Placebos üblich sind meist oral einzunehmende Medikamente (Tabletten oder Lösungen), aber auch Operationen und Spritzen; ja selbst diagnostische und therapeutische Verfahren können Placebos sein. Viele Patienten fühlen sich besser, nachdem sie ein Placebo bekommen haben, was nicht heißt, dass ihre Krankheit (falls vorhanden) sich gebessert hat, denn eine Linderung der Symptome muss mit der Heilung einer Krankheit *nicht* identisch sein.[3]

3 Eine in diesem Zusammenhang immer wieder auftauchende Frage lautet, ob Placebos tatsächlich auf organische Krankheiten einwirken oder nur dazu führen, dass die Betroffenen sich besser fühlen, also das Kranksein positiv beeinflussen, weil sie die Symptome lindern. Weil die Grenzen zwischen Krank*heit* und Krank*sein* fließend sind, gibt es bisher noch keine endgültige Antwort auf diese Frage. Einige Beobachter unterscheiden zwischen *spezifischen* Effekten von Placebos, die für so genannte Wunderheilungen verantwortlich sein könnten, und anderen, eher *nichtspezifischen* Auswirkungen. Sie argumentieren, dass ein Placebo, das genauso aussieht wie das aktive Mittel, an dessen Stelle es gegeben wird, eher die gleiche Wirkung haben kann – eine These, die noch des Beweises bedarf. Wenn jemand seit Jahren Antazida nimmt, wäre nach dieser These denkbar, dass ein identisch aussehendes und schmeckendes Gel im Sinne eines spezifischen Effekts die Verdauungsbeschwerden genauso lindert, während gleichzeitig nichtspezifische, unter den Begriffen Hoffnung und Erwartung subsumierte Effekte am Werke sind. Die Kernaussage meines Buches ist,

Im Mittelalter war *Placebo* der Name der Totenvesper, denn die erste antiphone Antwort begann lateinisch mit dem Wort *placebo* («Ich werde gefallen»). In Psalm 116, Vers 9 heißt es: «Ich werde wandeln vor dem Herrn im Lande der Lebenden», doch aus «Ich werde wandeln» wurde irrtümlicherweise «Ich werde gefallen». Und *Placebo* wurde allmählich ein Synonym für ein inaktives oder harmloses Medikament, das gegeben wird, um dem Patienten zu «gefallen». 1811 wurde der Begriff ausdrücklich für eine Arznei gebraucht, «die weniger wegen ihrer therapeutischen Wirksamkeit als aus dem Wunsch heraus verschrieben wird, den Patienten zufrieden zu stellen.»

Der Harvard-Professor Henry Beecher, der für die meisten späteren Beobachtungen über Placebos und ihre Wirkungen die Grundlagen schuf, sprach von «einem psychologischen Instrument bei der Therapie bestimmter, aus psychischer Erkrankung entstandener Leiden, einem Mittel des geplagten Arztes im Umgang mit einem neurotischen Patienten, einer Hilfe bei der Unterscheidung zwischen wahrer Arzneimittelwirkung und Suggestion bei experimentellen Versuchen, eine Möglichkeit der Ausschaltung von Voreingenommenheiten nicht nur bei den Patienten, sondern auch bei den Beobachtern und einem wichtigen Instrument bei der Erforschung verschiedener Arzneimittelwirkungen» (Beecher 1955).[4] Placebos werden heute auf zweierlei Weise genutzt: Als Scheinmedikamente in klinischen Studien und als therapeutische Maßnahme in der ärztlichen Alltagspraxis. Beide Einsatzgebiete sind recht unterschiedlich.

Klinische Studien

Um die Auswirkungen einer neu entwickelten Behandlungsmethode beurteilen zu können, braucht man klinische Studien. So genannte kontrollierte klinische Studien müssen vier Kriterien erfüllen: (1) die Versuchspersonen müssen willkürlich einer Versuchs- bzw. einer Kontrollgruppe zugeordnet werden, (2) es muss sich um eine so genannte

> dass Hoffnung helfen kann; was mich von anderen Befürwortern von Placebos und alternativmedizinischer Ansätze unterscheidet, ist die starke Betonung dieses Aspekts.
>
> 4 A. K. Shapiro gebührt der sprichwörtliche Löwenanteil am Verdienst für das Wiederaufgreifen des Placebokonzepts, zu dem allerdings auch Henry Beecher, einer meiner Lehrer an der Harvard Medical School, einen beachtlichen Beitrag leistete. Weil Shapiro Psychoanalytiker und Beecher Anästhesiologe war, waren beide mit dem Unbewussten befasst.

2. Placebos in Forschung und Therapie 27

Doppelblind-Studie handeln, (3) um Voreingenommenheit auszuschalten, muss eine Kontrolle über Placebos vorgesehen sein, und (4) muss es genug Versuchspersonen geben, damit die Studie den vorher spezifizierten statistischen Anforderungen genügen kann. Lassen Sie mich ein Beispiel geben.

Studien über Zwölffingerdarmgeschwüre

Um herauszufinden, ob ein neues Arzneimittel bei Zwölffingerdarmgeschwüren Schmerzen lindern oder die Heilung beschleunigen kann, bekommt eine Gruppe von Patienten, die an Verdauungsstörungen leiden und bei denen durch eine Endoskopie ein Geschwürkrater entdeckt worden ist, ein neues Medikament. Weil Zwölffingerdarmgeschwüre dazu neigen, auch bei minimaler oder ausbleibender Behandlung von allein auszuheilen, müssen Patienten, die das neue Medikament nehmen, mit anderen verglichen werden, die keine Behandlung erfahren. Wenn die Betroffenen wissen würden, was sie einnehmen, könnten etwaige Verbesserungen psychologisch bedingt sein, weil sie an ein neues Wundermittel glauben oder von der zusätzlichen ärztlichen Aufmerksamkeit profitieren. Deshalb stellt man eine Kontrollgruppe zusammen, die ein inaktives Ersatzmedikament bekommt, das aber genauso aussieht wie die echte Arznei. Dieses Ersatzmedikament nennt man Placebo.

Um gegenüber allen fair zu bleiben, werden die Patienten per Computer willkürlich der Medikamenten- oder Placebogruppe zugeteilt. Vorher werden sie allerdings über diesen Auswahlprozess informiert. Weil die hohen Erwartungen der Ärzte an das neue Medikament dessen Nutzen als Teil des Placebo-Effekts verstärken könnten, und weil der Verdruss darüber, bloß ein Scheinmedikament oder die alte Standardbehandlung zu bekommen, die Verdauungsprobleme der Patienten in der Kontrollgruppe verschlechtern könnte, werden solche Studien «doppelblind» durchgeführt, d. h., weder die betreuenden Ärzte noch die Patienten wissen, wer welches Medikament bekommt.

In solchen Studien können Placebos auch als Maßstab für die natürliche Ausheilneigung der fraglichen Geschwüre fungieren, da allein die Tatsache, dass etwas getan wird, den natürlichen Heilungsprozess beschleunigen kann. Diese Überlegung spielt auch bei der Heilung mit Placebos eine wichtige Rolle.

Die vor zwanzig Jahren durchgeführten Studien dieser Art führten zu einigen Überraschungen: Fast 60 Prozent der Geschwüre heilten bei denen, die Placebos nahmen; bei denen mit dem echten Medikament waren es nur wenig mehr, nämlich 70 Prozent. Forscher, die daraus schlossen, dass das Medikament (Cimetidin) so wirksam war wie erwünscht, hätten sich fragen können, was mit den 60 Prozent in der anderen Gruppe geschehen war. Was sagt uns der Heileffekt von Placebos über die ärztliche Kunst und den Bedarf an Medikamenten? Könnte der Nutzen des neuen Medikaments fast so etwas wie ein Nebenprodukt der ihrem Wesen nach symbolischen, wenn durch die Doppelblind-Regeln auch eingeschränkten Interaktion zwischen Arzt und Patient sein?

In ihrer Aufregung über die Wirksamkeit eines neuen Medikaments ignorierten die meisten Forscher jedoch den Nutzen des Placebos, obgleich es den Kontrollpersonen, die das Placebo bekommen hatten, fast so gut ging wie den Versuchspersonen mit dem echten Medikament. Nach zwei Wochen waren bei der Medikamentengruppe mit 56 Prozent noch deutlich mehr Geschwüre ausgeheilt als bei der Placebo-Gruppe, zu anderen Zeitpunkten jedoch, z. B. nach sechs Wochen, erwiesen sich Cimetidin und Placebo als gleichermaßen wirksam. Eine ganze Reihe von Theorien versuchten, diese Beobachtungen zu rationalisieren; der Effekt der kontrollierten Studien selbst oder die spezifische Wirksamkeit von Placebos wurde dagegen nicht thematisiert.

Angesichts der dramatischen Placebo-Reaktion von Menschen mit zahlreichen anderen Störungen – darunter angina-artigen Brustschmerzen oder gar Herzerkrankungen – ist schwer auseinander zu halten, welcher Anteil auf das Konto der besonderen Aufmerksamkeit geht, die Versuchspersonen im Rahmen solcher Studien von Ärzten und Personal bekommen (und außerhalb solcher Studien auch bei einem ganz normalen Arztbesuch bekommen könnten), welche Rolle ihre Hoffnung spielt, das ganz neue und daher vermutlich auch besonders wirksame Medikament zu bekommen, und wie stark sich das feierliche Drumherum bei solchen Studien auf sie positiv auswirkt.

Gelegentlich wurde in der Forschung gefragt, ob die an solchen Studien teilnehmenden Patienten vielleicht Angst davor haben, bloß ein Placebo zu bekommen und deshalb auch gegen das echte Medikament, das sie womöglich einnehmen, ohne es zu wissen, Skepsis entwickeln. So erwies sich z. B. ein Schmerzmittel in einem kontrollierten Versuch als wirksamer, wenn die Versuchspersonen wussten, dass es mit einem anderen Schmerzmittel verglichen wurde, als wenn man ihnen sagte, es werde mit einem Placebo verglichen. Das legt nahe, dass die Erwartungshaltung Einfluss auf den Heilungsprozess nimmt und damit einen wesentlichen Beitrag zum Placebo-Effekt leistet. Wenn man Menschen, die ein Placebo bekommen, sagen würde, sie hätten ein echtes Medikament eingenommen, könnte ihnen dies ebenfalls helfen, wäre aber ethisch nicht zu vertreten.

All das sagt uns, dass kontrollierte klinische Studien mit Placebos in Wirklichkeit Konditionierungs-Experimente sind: Wer das echte Medikament bekommt, erfährt wegen der therapeutischen Wirkung Erleichterung und bei jedem Einnehmen Verstärkung. Wer dagegen das Placebo nimmt, erhält wegen des nicht vorhandenen intrinsischen Effekts der Behandlung diese Verstärkung nicht. Auch beim Vergleich zwischen einem neuen und einem alten Medikament kommt es zur Verstärkung, was erklären könnte, warum solche Studien meist zu begeisterten Berichten über das Neue gegenüber dem Alten, Bewährten führen.

Manche behaupten, dass allein schon die Tatsache, für eine wissenschaftliche Studie ausgewählt worden zu sein, Wirkung zeigt. Um dies zu überprüfen, schlägt Irving Kirsch vor, einer dritten Gruppe von Patienten weder das zu überprüfende Medikament noch das Placebo zu geben; an ihrer Reaktion müsste abzulesen sein, ob die Erwartungshaltung mit zum Placebo-Effekt beitragen kann. Schließlich ist jemand, der erwartet, von Bier in Hochstimmung zu kommen, in geselliger Trinkrunde oft schon nach einem Glas angeheitert. Eine andere Möglichkeit der Überprüfung bestünde darin, allen drei Gruppen eine Standardbehandlung zuteil werden zu lassen, hinsichtlich der möglichen Besserung aber unterschiedliche Erwartungen zu wecken.

Spontanheilung

Hinter einigen der gefeierten Triumphe von Placebos – ebenso wie hinter denen vieler anderer medizinischer Behandlungsversuche, seien sie nun der Schulmedizin oder der alternativen Medizin zuzuordnen – steckt in Wirklichkeit eine Spontanheilung. Journalisten lieben Berichte über sensationelle Wunderheilungen ebenso wie Patienten und Ärzte, was die Jahr für Jahr die Nachrichtenmedien füllenden, allerdings meist kurzlebigen «Durchbrüche» in der Krebsbehandlung erklären mag.

Hawthorne-Effekt

Die Beeinflussung von Studienergebnissen durch das Verhalten des Forschenden bezeichnet man mit dem Begriff «Hawthorne-Effekt»: Die erhöhte Aufmerksamkeit führt zu einer positiven Reaktion. So arbeiteten in entsprechenden Studien z. B. Fabrikarbeiter, wenn sie dachten, dass sie beobachtet würden, effizienter – genauso wie Ärzte in einer Notfallaufnahme, denen man sagte, sie würden beobachtet, besser arbeiteten als wenn sie heimlich beobachtet wurden. Auf ähnliche Weise hilft die ärztliche Aufmerksamkeit vielen Patienten, sich zu entspannen. Schon der Arztbesuch selbst leitet die Besserung ein.

Ethische Fragen

Über die Ethik kontrollierter Studien mit Placebos ist so viel und so kontrovers diskutiert worden, dass es wahrscheinlich nie eine allgemein gültige Regelung geben wird. Immerhin sind sich alle einig, dass Menschen niemals nur als Mittel zum Zweck behandelt werden sollten. In der medizinischen Praxis wird jedoch oft von Fall zu Fall entschieden, und die dabei zur Anwendung kommende Kasuistik wird manchmal in ein schlechtes Licht gerückt.

Einem Kind anstelle eines nachweislich wirksamen Impfstoffes ein Placebo zu geben, ist schwer zu rechtfertigen, bei einem Erwachsenen dagegen, bei dem das Risiko bei einer Nichtbehandlung als sehr gering einzuschätzen ist, sieht die Sache schon ganz anders aus. Eigenverantwortliche Zustimmung nach umfassender Aufklärung (*informed consent*) lautet die Voraussetzung, d. h. die betroffene Person selbst muss in voller Kenntnis von Nutzen und Risiken mit dem Vorhaben einverstanden sein.

So genannte offene Studien mit neuen Medikamenten, also Studien, bei denen Ärzte und Patienten wissen, wer das aktive Medikament und wer das Placebo bekommt, werden trotz des bisher Gesagten ebenfalls diskutiert. Manche Ärzte weisen mit Recht darauf hin, dass sie erst einmal herausfinden wollen, ob ein neues Medikament überhaupt irgendeinen potenziellen Nutzen hat, ehe sie Versuchspersonen für eine noch aufwändigere Studie zu gewinnen versuchen. Sollte sich das neue Medikament bei einem solchen Experiment jedoch als ausgesprochen effektiv erweisen, kann es umso fragwürdiger erscheinen, einem Teil der Versuchspersonen in einem weiteren Versuch dieses Medikament vorzuenthalten und sie der Placebogruppe zuzuweisen.

Nur sehr wenige hatten bisher etwas am grundsätzlichen Einsatz von Placebos in klinischen Studien auszusetzen – jedenfalls solange es keine Medikamente gibt, die so effektiv sind, dass man sie den Patienten nicht guten Gewissens vorenthalten kann. Schließlich gilt es, auch an die anderen Menschen zu denken, denen Placebo-Studien mehr nutzen können als den 50 Prozent der Versuchspersonen, die zufällig in der Kontrollgruppe landen. Zuverlässige statistische Daten werden von der Forschung gebraucht und von den Behörden wie z. B. der US-amerikanischen Food and Drug Administration (FDA) verlangt. Der Vergleich mit einem Placebo sollte einen dramatischen Unterschied zwischen der Wirkung eines neuen Medikaments und dem natürlichen Verlauf einer Erkrankung erkennen lassen. Will man ein neues Medikament mit einem alten, bereits bewährten Arzneimittel vergleichen, braucht man dafür sehr viel mehr Versuchspersonen. In gewissem Maße ist dies auch eine soziale Frage: Wie viele Ressourcen sollen verbraucht werden, um die marginale Überlegenheit eines neuen Medikaments gegenüber einem alten zu beweisen? Wenn die Nichtbehandlung dem Patienten nicht schadet, könnte man allerdings fragen, ob die fragliche Krankheit überhaupt einer Behandlung bedarf.

Was ist mit den Freiwilligen, die nur eine 50-prozentige Chance haben, eine effektive Therapie zu erhalten? Das hängt von der jeweiligen Krankheit ab. Im Fall von Lymphomen z. B., in dem sich die derzeitige Therapie als lebensrettend erwiesen hat, muss jede vorgeschlagene neue Methode sich an der aktuellen Behandlungsweise messen lassen. Für unkomplizierte, in der Regel gutartige Zwölffingerdarmgeschwüre dagegen erscheint mir die Placebo-Therapie für die Kontrollgruppe ethisch vertretbar, auch wenn viele andere Ärzte dem nicht zustimmen mögen. Zweifel an der ethischen Vertretbarkeit erheben sich auch dann, wenn die bisherige Therapie nur minimale Nebenwirkungen hat, die des neuen Mittels aber noch nicht bekannt sind.

Wichtigkeit der Placebo-Kontrollgruppe

Der Vergleich mit einem anderen, bereits verfügbaren Medikament könnte dazu verführen, Medikamente als effektiv anzusehen, auch wenn sie in Wirklichkeit gar nicht so wirksam sind. Geschwüre heilen, wie wir gesehen haben, durchaus auch spontan (20 Prozent taten dies in einer britischen, 70 Prozent in einer schweizerischen und 50 bis 60 Prozent in einer US-amerikanischen Studie). Solche Ergebnisse sind aufschlussreich, auch wenn der Grund für die Heilung unklar bleibt und man nicht weiß, ob eine Veränderung beim Patienten, das Verhalten der Ärzte oder die allgemeine Erwartung einer Behandlung dafür entscheidend war. In einer älteren Studie linderten Antazida die durch Geschwüre hervorgerufenen Schmerzen in einem Krankenhaus in 70 Prozent aller Fälle, in einem anderen aber nur bei 17 Prozent der Versuchspersonen. In einer französischen Studie erwiesen sich die Placebo-Heileffekte von einem Arzt zum anderen Arzt als sehr unterschiedlich, blieben aber jeweils über längere Zeiträume konstant.

All diese Hinweise sagen uns, dass Menschen auf Placebos unterschiedlich reagieren, ob dafür nun die eigene Erwartungshaltung oder die Beziehung zwischen Arzt und Patient verantwortlich ist. Auch beim Vergleich neuer Medikamente mit solchen, von denen man bereits weiß, dass sie eine gewisse Wirkung entfalten, gibt es also durchaus Unwägbarkeiten. Die eine Gruppe von Versuchspersonen könnte aus Individuen bestehen, die leichter auf Placebos reagieren als andere. Zusätzlich könnte der Fall sein, dass sie weniger stark von der Krankheit betroffen sind, die Placebo-Reaktion also besser durchschlagen kann. Auf diese Weise könnte der Eindruck entstehen, dass ein Medikament zwar den gewünschten Standards entspricht, in Wirklichkeit aber nicht besser als ein Placebo wirkt.

Probleme mit der statistischen Aussagekraft sind ebenfalls nicht zu unterschätzen. Statistiker haben mehrfach behauptet, dass 700 Versuchspersonen notwendig sind, um falsche Schlussfolgerungen über die Wirksamkeit eines neuen Arzneimittels zu vermeiden. Heutzutage, wo sich Magengeschwüre mit Säure hemmenden Mitteln oder Antibiotika relativ gut behandeln lassen, ist es nicht so leicht, viele Patienten für eine Studie zu gewinnen, die ein neues Medikament mit einem Placebo vergleichen will. Andererseits sind viele Gastroenterologen derart davon überzeugt, dass sich Geschwüre mit Antibiotika für immer ausmerzen lassen, dass sich diese Frage vielleicht niemals stellen wird.

Einfacher herbeizuführen ist der Konsens darüber, wann kontrollierte Studien mit Placebos *nicht* Vertretbar sind, nämlich wenn: (1) ohne wirksame Behandlung Tod oder Behinderung droht, (2) sich die bereits verfügbare Therapie als sehr wirksam erwiesen hat, oder wenn (3) das zu untersuchende Medikament bereits als wirksam gilt und der Versuch nur der Gewinnung genauerer Zahlen zu Marketing-Zwecken dient.

Informed Consent – nicht immer einfach zu erlangen

Die mit klinischen Studien verbundenen ethischen Fragen haben auch damit zu tun, dass Patienten und Versuchspersonen nicht gleichzusetzen sind. Viele Ärzte kommen sich vor wie Doppelagenten, wenn sie mit ihren Patienten Versuche durchführen und sich dabei nicht sicher sind, ob sie dabei ihre eigenen Interessen oder die der Patienten verfolgen. Die Voraussetzung des *Informed Consent* ist bei akut Kranken nur schwer zu erfüllen. Welchem 44-jährigen Mann auf einer kardiologischen Intensivstation würde es nicht schwer fallen, die Teilnahme an einer Studie zu verweigern, wenn sein Arzt sich über sein Bett beugt und ihn um seine Zustimmung bittet?

Der Arzt als Doppelagent

Schon lange vor dem Zeitalter der Ökonomisierung des Gesundheitswesen agierten Ärzte als Doppelagenten. Bezahlt z. B. eine Pharmafirma einen Arzt dafür, in seiner Praxis eine kontrollierte Studie durchzuführen, werden die teilnehmenden Patienten fast nie über die finanziellen Vereinbarungen informiert, obwohl man durchaus der Meinung sein kann, dass solche Angaben zum *Informed Consent* gehören müssten. Nicht viel anders ist es bei Oberärzten an Unikliniken, die wissen, dass ihre weitere Beförderung von der Anzahl ihrer Publikationen abhängt. Auch wenn sie nicht direkt finanziell profitieren, stehen ihnen womöglich doch andere Annehmlichkeiten ins Haus, z. B. Sekretariatsdienste, interessante Reisen zu Kongressen, kommerzielle Unterstützung ihres Labors oder ihrer Universität. Werden wissenschaftliche Studien von Bundesbehörden wie den National Institutes of Health (NIH) unterstützt, ist eine bestimmte Mindestanzahl von Versuchspersonen zwingend vorgeschrieben; wird diese Anzahl nicht erreicht, müssen Abstriche hingenommen werden. Wenn in akademische Zusammenhänge eingebundene Ärzte daher versuchen, Patienten für die Teilnahme an einer Studie zu gewinnen, fragen sie sich nicht zu Unrecht, ob sie ihr eigenes Fortkommen womöglich mehr verfolgen als das Wohlergehen ihrer Patienten. Natürlich sind die Studien wichtig, und ich habe nichts gegen sie einzuwenden. Jeglichen Zweifel könnte man jedoch ausräumen, indem man den Betroffenen alle finanziellen und sonstigen Vereinbarungen, die mit der Studie in Zusammenhang stehen, offenlegt.[5]

5 Um die Therapie für Menschen mit Krebserkrankungen an Verdauungsorganen zu verbessern, gründeten Charles Moertel von der Mayo Clinic und ich vor Jahren die GI Tumor Study Group. Aus statistischen Gründen musste jedes teilnehmende Krankenhaus eine bestimmte Mindestanzahl von Versuchspersonen stellen. Als klar wurde, dass manche Ärzte ihre Patienten geradezu drängten, an den Studien teilzunehmen, um so die

Auch die Frage, ob die freiwillig an einer Studie Teilnehmenden dafür bezahlt werden sollten, ist noch nicht ausdiskutiert. Aus Gründen, die sich meiner Einsicht entziehen, gilt es derzeit als unethisch, wenn Ärzte Freiwillige dafür bezahlen, dass sie an einer Studie teilnehmen. Darüber hinaus gibt es viele andere Situationen, in denen Ärzte zu Doppelagenten werden können – man denke nur an die in den Regelungen für Fallpauschalen angelegte finanzielle Belohnung dafür, eher weniger als mehr zu unternehmen.

Beispiel Crohn-Krankheit

Die Geschichte der Crohn-Krankheit, einer entzündlichen Darmerkrankung, illustriert, warum kontrollierte Studien so wichtig sind. Sie dämpfen den ärztlichen Aktionismus und unterstreichen den Einfluss der Selbstheilungskraft. «Selbst Patienten, die so krank sind, dass sie ins Krankenhaus kommen, können ohne spezifische medikamentöse Therapie Besserung erfahren», heißt es in einem Bericht der Ärzte am New Yorker Mt. Sinai Hospital. In einem entsprechenden Versuch stellten sie bei 25,4 Prozent der Patienten, die keine spezifische Behandlung erfuhren, eine Verbesserung fest. Noch eindrucksvoller: drei Viertel blieben auch *ohne* spezifische Folgetherapie im Folgejahr, zwei Drittel mindestens zwei weitere Jahre lang gesund. Schon früher wussten Ärzte, dass viele Patienten, auch solche mit der Crohn-Krankheit, ganz ohne Behandlung von allein wieder gesunden können. Wenn sie an solchen Studien teilnehmen, erfahren sie kontinuierliche ärztliche Unterstützung und Anteilnahme, was zu ihrem Genesungsprozess offenbar wesentlich beitragen kann. Genau darin liegt die Lehre, die wir aus dem Einsatz von Placebos und alternativen medizinischen Methoden ziehen können. Leider wissen Ärzte nur selten die Heilkräfte der Natur – oder der Zeit – zu schätzen und für ihre Patienten einzusetzen.[6]

Abzählhürde nehmen zu können, begann ich mir ernstlich Sorgen darüber zu machen, wie oft es vorkommt, dass Betroffene aus nicht sehr gemeinnützigen Motiven dazu überredet werden, an wissenschaftlichen Versuchen teilzunehmen. Ich glaube, dass diese Sorge mehr Beachtung verdient, als ihr in der wissenschaftlichen Diskussion derzeit zugestanden wird.
  6 «Nicht einfach herumstehen, etwas tun!», lautet eine alte Regel für Ärzte. Zyniker fügen hinzu: «Ehe es dem Patienten von selbst wieder besser geht.» Die meisten kleineren Probleme verschwinden von alleine wieder, doch selbst postmodernen Ärzten fällt es schwer zu verstehen, dass nicht

Die für die Kostendämpfung zuständige Krankenhausverwaltung mag an den häufigen ambulanten Kontrollterminen herumkritisieren, und den beteiligten Ärzten könnte unheimlich sein, dass sie bei diesen Terminen nichts eigentlich «Medizinisches» unternehmen. Erfahrene Praktiker vermuten jedoch seit langem, dass der kontinuierliche Kontakt zu Patienten mit Crohn-Krankheit weitere Probleme verhindern kann – und dass das Gleiche für viele andere Krankheiten gilt. Auch die Betroffenen müssen so empfinden, denn viele von ihnen bitten von sich aus um einen weiteren Termin. Diese Art des Kontakts bietet das, was auch die Wirkung von Placebos ausmacht: medizinischen Erfolg ohne medikamentöse Therapie.

Placebos als Therapie

Weil sie pharmakologisch gesehen nicht wirksam sind, hat man Placebos als «chemische Hilfsmittel der Psychotherapie ... ohne eigene pharmakologische Eigenschaften» bezeichnet. Shapiros Definition ist spezifischer. Für ihn sind Placebos «alle Therapieformen (oder Komponenten einer Therapie), die *entweder absichtlich* wegen ihrer nicht-spezifischen psychologischen oder psychophysiologischen Wirkung *oder unabsichtlich* wegen einer angenommenen spezifischen Wirkung auf einen Patienten, ein Symptom oder eine Krankheit eingesetzt werden, in Wirklichkeit aber ohne spezifische Wirkung sind» (Shapiro, 1964).

Andere sprechen übereinstimmend von der starken psychologischen Wirkung «jeglichen therapeutischen Verfahrens ..., auch wenn es objektiv für die behandelte Krankheit kein echtes Wirkungspotenzial besitzt.» Howard Brody spricht darüber hinaus vom «symbolischen Effekt» von Placebos.

Tatsächlich sind therapeutisch eingesetzte Placebos in der Lage, Schmerzen und andere (in Kapitel 1 beschriebene) Symptome zu lindern. Die für ihre Wirkung verantwortlichen Mechanismen mögen bis heute ungeklärt sein, vom ärztlichen Standpunkt aus gesehen ist jedoch die medizinische Absicht wichtig, auch wenn das echte Medi-

alle Beschwerden auch gleich einer Diagnose oder Behandlung bedürfen. In einer Zeit, in der bestimmte Interessengruppen ein mit einer automatischen Abfolge diagnostischer Verfahren verbundenes «Krankheits-Management» durchsetzen wollen, das zufällig ihren profitorientierten Unternehmen am meisten Nutzen bringt, wird der ärztliche Aktionismus über das aufmerksame Abwarten noch mehr Oberhand gewinnen.

kament des einen Arztes für den anderen ein typisches Placebo sein kann. Da er zur Wirkung von Placebos eine feste Meinung hat, ist die Absicht des Arztes für etwaige Definitionen ebenso wichtig wie für den Patienten, der am Zustandekommen des Placebo-Effekts einen großen Anteil hat.

Wissenschaft und Intuition

Lassen Sie mich an dieser Stelle *Wissenschaft* und *Intuition* etwas genauer definieren, da beide Begriffe in diesem Buch immer wieder vorkommen werden. Der Intuition werde ich dabei größeren Raum gewähren als der Wissenschaft, die so fest mit unserem täglichen Leben und Denken verwoben ist, dass sie sich schon fast zu einer Religion entwickelt hat. *Wissenschaft* ist der Prozess, der neues Wissen schafft; sie führt zu objektivem Wissen, das quantifizierbar und verifizierbar ist. Die wissenschaftliche Methode stützt sich auf Beobachtung, Experiment und Replikation, also auf die Sinnesorgane, vor allem das Auge, und auf Instrumente, die vergrößern und dokumentieren, was Wissenschaftler sehen können.

Über das Experimentieren und Kontrollieren hinaus erfordert die wissenschaftliche Methode die Verifikation durch andere. Für Bertrand Russell ist «Wissenschaft der Versuch, mit Hilfe von Beobachtung und darauf basierender logischer Ableitung zuerst bestimmte Fakten über die Welt und anschließend die diese Fakten miteinander verbindenden Gesetze zu entdecken, die es (im Glücksfall) möglich machen, zukünftige Geschehnisse vorauszusagen.» Russell fügt hinzu: «Kunst oder Freundschaft oder andere wertvolle Elemente im Leben lässt die Wissenschaft außen vor... Sie kann uns etwas darüber sagen, mit welchen Mitteln wir unsere Wünsche erkennen können, das Urteil darüber, ob ein Wunsch besser ist als der andere, entzieht sich jedoch ihrer Zuständigkeit» (Russell, 1935).

Intuition dagegen lässt uns durch unmittelbare Ahnung – auf den ersten Blick, ohne bewusstes Nachdenken – wissen. Sie schafft ein Wissen, das nicht messbar und nicht quantifizierbar ist. Das *Oxford English Dictionary* definiert *Intuition* als «unmittelbares Wissen» und «spontanes Erfassen eines Gegenstandes, unabhängig von logischen Denkprozessen». Das *Random House Dictionary* spricht von «direkter Wahrnehmung von Wahrheit ohne Reflexion» und «unmittelbarer Eingebung».

William Montague kommt im Zuge seiner Erörterung der romantischen Liebe auf den Unterschied zwischen Intuition und Wissenschaft zu sprechen: «Es wäre doch sicherlich ein törichtes und absurdes Unterfangen, auf der Suche nach der großen Liebe die Autorität anderer anzuerkennen, sich der deduktiven Logik zu bedienen, umfangreiche Berechnungen anzustellen und durch kaltblütige empirische Analyse der erkennbaren Qualitäten und praktischen Nützlichkeiten zu einem Urteil kommen zu wollen.»

Henri Bergson sieht Intelligenz und Intuition in gegensätzliche Richtungen weisen. Seine Ausführungen empfinde ich als sehr hilfreich. Intelligenz, sagt er, sei das Instrument, das die Wissenschaft einsetzt, um mit Materie, Dingen und quantitativen Beziehungen umzugehen, während die Intuition nach innen gerichtet ist und eine unmittelbare Vision der Realität zu bieten vermag: «Erstere weist auf unbewegliche Materie, letztere auf das Leben hin.»

Der Theologe Martin Buber steht für eine sehr umfassende Interpretation von Intuition: «Wir müssen in uns selbst und in der nächsten Generation eine Gabe entwickeln, die in der menschlichen Innerlichkeit wie ein Aschenputtel lebt, um eines Tages als Prinzessin ans Licht zu treten. Manche nennen sie Intuition, doch ist dies leider kein völlig unzweideutiges Konzept. Ich spreche lieber von der ‹fantasievollen Vorstellung des Realen›, denn von ihrem grundsätzlichen Wesen her erfordert diese Gabe nicht ein bloßes Anschauen des anderen, sondern eine kühne Schwingung, ein höchst intensives Hinaustasten des eigenes Wesens in das Leben des anderen.»

Bertrand Russell verspottet die Intuition und vergleicht sie mit dem «Mystizismus»: «Wenn ein Mann der Wissenschaft uns von den Ergebnissen eines Experiments berichtet, erklärt er uns auch, wie es durchgeführt wurde; andere können es wiederholen, und wenn sich das Ergebnis dabei nicht bestätigt, wird es auch nicht als wahr akzeptiert. ... Der Mystiker selbst ist sich vielleicht sicher, dass er etwas *weiß*, er hat keinen Bedarf an einer wissenschaftlichen Überprüfung, doch die anderen, die seiner Aussage glauben sollen, werden sie der gleichen Art von wissenschaftlichen Überprüfung unterziehen wie die Angaben von Menschen, die behaupten, sie seien am Nordpol gewesen. Zur Erkenntnis der Wahrheit kann ich außer der wissenschaftlichen keine andere Methode anerkennen, im Reich der Emotionen aber den Wert von Erfahrungen, die z. B. die Religion hervorbrachten, nicht leugnen» (Russell, 1935).

In der Wissenschaft kann Intuition den Spürsinn anfachen. Der darauf vorbereitete Geist ist fähig, eine sich bietende Gelegenheit beim Schopfe zu packen; er hat das, was man in der Neurobiologie «fest verdrahtete Stromkreise» nennt. Unter der richtigen Kalziumzufuhr kann er sofort loslegen. Für den pensionierten, über die Entdeckungen im Zuge seiner Laufbahn reflektierenden Arzt H.R. Jacobs ist Intuition der «willkommene Fremde..., wild..., unsichtbar, unhörbar und unberechenbar. Er lässt sich nicht wissenschaftlich überprüfen, weil er wissenschaftlichen Verfahren gar nicht zugänglich ist, und er kann auch nicht willentlich herbeizitiert werden.» Bergsons Formulierung, die Wissenschaft beschäftige sich mit der Materie und die Intuition mit dem Geist, diesen beiden altehrwürdigen Polen der Philosophie, scheint also zuzutreffen. Irgend jemand sagte einmal, die Materie würde drücken und der Geist ziehen – eine hübsche Unterscheidung.

Wissenschaftliches Wissen ist quantifizierbar, intuitives nicht. Das ist auch der Unterschied zwischen Intelligenz und Emotion, Physik und Poesie. Die poetische Fantasie mag sich zuweilen für die wissenschaftliche Medizin als erhellend erweisen, bei der Beurteilung alternativer medizinischer Methoden ist jedoch die Wissenschaft erforderlich. Wenn zwei Behauptungen über die Heilung einer Krankheit vorliegen, eine von einem Gesundbeter und die andere von einem Schulmediziner, müssen beide auf wissenschaftlicher Grundlage überprüft werden. Wie Russell sagt: «Worauf ich beharren möchte – und hier wird die wissenschaftliche Haltung zum Imperativ –, ist, dass ungeprüfte und unbewiesene Einsichten eine unzureichende Garantie für die Wahrheit sind, trotz der Tatsache, dass viele unserer wichtigsten Wahrheiten zunächst nur in dieser Form existierten. ... Instinkt, Intuition und erste Vermutung führen uns zu den Überzeugungen, die die Logik dann später bestätigt oder verwirft» (Russell, 1935; in Kapitel 12 wird es noch einmal um Intuition und Romantik gehen).[7]

Ärzte sprechen so viel von «Wahrheit» und «Fakten», dass es sich lohnt, die Definitionen des *Oxford English Dictionary* anzusehen. Demnach ist ein *Faktum* «etwas, das tatsächlich geschieht oder wirklich der Fall ist ... ein bestimmter, durch tatsächliche Beobachtung oder authentische Aussage gesicherter Tatbestand, im Gegensatz zum

---

7 Verschiedentlich wurde eingewendet, mit meinem Lob der Intuition ginge ich zu weit. Doch vieles, was ich gehört oder selbst erlebt habe, bestärkt mich in der Gewissheit, dass ein Mensch einem anderen helfen kann, weil er es will und sich die Zeit nimmt, es zu versuchen. Dabei handelt es sich nicht nur um den Spleen eines alten Mannes; in der ersten (1970 erschienenen) Auflage meines Lehrbuchs *Clinical Gastroenterology* schrieb ich bereits über den «Willen zu heilen» (S. 608) und darüber, dass es zur Behandlung einer Kolitis unbedingt dazu gehört, sich mit dem Patienten hinzusetzen und sich im Gespräch ganz auf seine Situation einzustellen.

bloß Abgeleiteten und Geschlussfolgerten.» *Wahrheit* gilt dementsprechend als «Übereinstimmung mit den Tatsachen oder Fakten».

Lassen Sie mich in diesem Zusammenhang einen interessanten Gegensatz zwischen der juristischen und der medizinischen Fakultät der Yale University erwähnen. In den fünf Jahren, in denen ich in der juristischen Fakultät ein Büro hatte, ist mir oft aufgefallen, dass Juristinnen und Juristen das Gesetz als von Menschen geschaffenes, nicht schon vorher bestehendes und bloß von Menschen entdecktes System und daher als wandelbar ansehen. In den Seminaren werden zunächst die Fakten eines Falles ermittelt, und es wird wortreich über deren Beurteilung diskutiert. Dann verändern die Dozentinnen oder Dozenten den Blickwinkel: «Nehmen wir an, der Mann wäre ein Frau gewesen oder ...» Auf diese Weise werden nacheinander mehrere Aspekte eines Falles modifiziert – und je nachdem wandeln sich auch die daraus abgeleiteten Entscheidungen.

Im Gegensatz dazu lernen die Studierenden an der medizinischen Fakultät, dass Fakten unveränderlich sind, dass man nur tief genug bohren muss, um die Wahrheit ans Tageslicht zu bringen, und dass es letztlich nur eine Wahrheit gibt. Wenn wir über die Wirkung und den potenziellen Nutzen von Placebos und alternativer medizinischer Methoden nachdenken wollen, sind beide Sichtweisen unabdingbar.

3. Der Arzt

Das heute schwindende Ansehen des medizinischen Berufsstandes geht teils auf einen allgemein nachlassenden Respekt vor Autoritäten, teils auf die Habsucht mancher Ärzte zurück. Gleichzeitig haben aber auch die beeindruckenden Leistungen der wissenschaftlichen Medizin dazu beigetragen. Als Ärzte im Grunde eher wenig ausrichten konnten, war man ihnen für jeden Heilerfolg dankbar. Jetzt, wo so viele schwere Krankheiten erfolgreich behandelt werden können, gibt man ihnen die Schuld, wenn nicht rasch eine Besserung einsetzt. Selbst der Tod erscheint als Krankheit, die sich unendlich weit hinausschieben lässt. Außerdem sind moderne Ärzte oft von der Gleichheit von Arzt und Patient überzeugt, haben deshalb wenig Glauben an sich selbst als therapeutisch handelnde Persönlichkeit und gehen das Risiko ein, ihre Patienten gegen sich aufzubringen, indem sie eine gewisse Gleichgültigkeit an den Tag legen. Wenn ihr Arzt aber allem Anschein nach keine Anstrengungen unternimmt, um ihnen zu helfen, sind Patienten zu Recht verärgert. Eine Art zu zeigen, dass der Arzt sich um seine Patienten kümmert, lag früher darin, Pillen und Tabletten zu verschreiben. Die heute verfügbare, ständig sich weiter entwickelnde medizinische Technik hat diagnostische Untersuchungen zu einer neuen Art von «Beruhigungspille» gemacht, sie also ebenfalls mit einer Art Placebo-Wirkung ausgestattet. An späterer Stelle werde ich die Meinung vertreten, dass postmoderne und alternative Ärzte dies verändern können.

Früherer Einsatz von Placebos

In der Vergangenheit kann es durchaus vorgekommen sein, dass Ärzte Placebos gaben, dabei aber dachten, sie würden ein echtes Medikament verschreiben. Die Anfänge der Medizin werden heute gern als primitives Placebo-Experimentierfeld verspottet – eine Sichtweise, aus der hervorgeht, wie gering die moderne Medizin Placebos schätzt und die Erfahrung, dass Hoffnung helfen kann, verächtlich abtut. Immerhin berufen sich aber Platon und Aristoteles bei ihrem Philosophiemodell bereits auf die Rolle des Arztes und seiner medizinischen Methoden, folglich müssen sie seinem Berufsstand einen bestimmten Wert beigemessen haben. Wer die Geschichte der Medizin bis zur Moderne als reine Quacksalberei mit Placebos lächerlich macht, übernimmt kritiklos das biomedizinische Krankheitsmodell und ignoriert die betreuende und mitfühlende *(caring)* Rolle, die Ärzten zu allen Zeiten zukam. Schon durch ihre nicht-spezifischen Ratschläge zu Hygiene, Ernährung oder körperlicher Bewegung haben frühere Ärzte viel zur Gesundheit ihrer Patienten beigetragen.

Viel von dem, was unsere Vorgängerinnen und Vorgänger an Behandlungserfolgen erreichten, kann auf die Arzt-Patienten-Beziehung ebenso zurückzuführen sein wie auf altbewährte Heilmittel. Es kann nicht nur der Zufall gewesen sein, der ihnen zu Ansehen verhalf. Sie trösteten – und ihr Trost half den Kranken. Vielen war dies genug, auch wenn sie Pillen oder Tropfen verschrieben bekamen, von denen wir heute wissen, dass sie wenig wirksam oder gar schädlich waren. Diese Arzneien wurden in dem Glauben verschrieben, dass sie helfen würden. Wer die medizinischen Methoden der Vergangenheit allzu herablassend kommentiert, muss sich den Vorwurf der Kleinlichkeit gefallen lassen.

Wann Ärzte Placebos einsetzen

In Kapitel 12 gehe ich auf die Frage ein, warum moderne Ärzte lernen, Placebos tunlichst zu vermeiden. Die meisten gehen sofort in Verteidigungsstellung, wenn es um Placebos geht, räumen vielleicht gerade noch ein, dass ihre Kolleginnen und Kollegen Placebos einsetzen mögen, schreiben ihre eigenen therapeutischen Erfolge jedoch lieber weniger persönlichen Faktoren zu.

Beim Einsatz von Placebos unterscheide ich zwischen Glauben und Absicht: Manche glauben, ein echtes Medikament zu geben, andere greifen absichtlich zu einer inaktiven Substanz.[8] Wenn es um die Lin-

---

[8] Die Unterscheidung zwischen Glauben und Absicht erscheint mir jetzt weniger wichtig als früher, denn ich bin zu der Überzeugung gelangt, dass das, was Ärzte oder Medikamente tun, weniger wichtig ist als die Art und Weise, wie Patienten reagieren. Der vom Arzt ausgehende Glaube spielt dennoch eine legitime Rolle. Soll das heißen, dass gläubige Ärzte mit ihren Patienten beten sollten? Ein eher aufgeklärter Pfarrer erzählte mir einmal,

derung von Schmerzen geht, versuchen Ärzte es in der Regel zunächst mit dem schwächsten therapeutischen Mittel, verschreiben also zuerst Aspirin oder Paracetamol, ehe sie zu Opiaten greifen, probieren Paracetamol und dann erst Codein, Codein und dann erst Morphium usw. Falls moderne Ärzte dabei überhaupt an Placebos denken, sehen sie diese höchstens als schwache, schmerzlindernde Mittel mit wenigen Nebenwirkungen an, die man vielleicht bei leichten Schmerzen oder Unruhezuständen, nicht jedoch bei ernsthaften Beschwerden geben könnte.

Placebos können als Geschenk, als Provokation oder als Lösegeld eingesetzt werden.

Placebos als Geschenk

Zu der großherzigsten Art der Verschreibung von Placebos kommt es, wenn sie gegeben werden, um Schmerzen unbekannter Ursache zu stillen oder andere Beschwerden zu lindern, für die es wahrscheinlich keine objektive Erklärung gibt. Ärzte, die diesen Weg gehen, zögern damit, Schmerzmittel zu geben, die süchtig machen könnten. Sie wissen, dass das Schmerzempfinden von Angst geschärft, durch die symbolische Besänftigung einer Placebo-Pille aber gezähmt werden kann.

Placebos als Provokation

Manchmal setzten Ärzte Placebos ein, um sich und dem Patienten zu beweisen, dass seine Beschwerden eingebildet oder übertrieben waren. Am wahrscheinlichsten kommt es dazu bei Schmerzen ohne feststellbare Ursache. Werden Placebos aus so feindseligen Motiven gegeben, können wir getrost von einem Missbrauch sprechen: «Da sehen Sie's, wenn Ihnen eine Zuckerpille geholfen hat, kann Ihr Kranksein ja nur eingebildet gewesen sein.» Andere Kandidaten für solche Verschreibungen sind (1) postoperative Patienten, die um Schmerzmittel bitten oder diese länger nehmen als es das Krankenhauspersonal für ratsam hält; (2) Menschen, die unter chronischen Schmerzen oder Missempfindungen leiden und daher von Schmerz-

es habe ihn ziemlich irritiert, dass sein tief gläubiger Arzt «Amazing Grace» gesummt habe, während er ihn sigmoidoskopierte. Manche gläubigen Ärzte finden es nicht unpassend, ihrer Hoffnung oder ihrem Dank mit Menschen gleichen Glaubens im Gebet Ausdruck zu verleihen.

mitteln abhängig werden könnten; und (3) notorische Nörgler, die immer irgendetwas haben wollen und trotzdem unglücklich bleiben. Heutzutage werden gern aktive Placebos für nicht-spezifische Symptome gegeben – d. h., man wählt ein Medikament, von dem man weiß, dass es wirksam ist, obwohl es nicht für die zu behandelnden Beschwerden vorgesehen ist – in der Hoffnung, die Symptome, wenn das Mittel wirkt, im Nachhinein doch noch einer echten Krankheit oder einem gestörten physiologischen System zuschreiben zu können. Auf diese Weise sind alle Beteiligten zufrieden, und eine Konfrontation mit emotionalen Fragen wurde vermieden, auch wenn die Linderung eher auf symbolischen als auf pharmakologischen Impulsen beruht. H2-Blocker sind wahrscheinlich die häufigsten auf diese Weise eingesetzten Mittel, weil sie die Säuresekretion reduzieren und die mit Magengeschwüren verbundenen Schmerzen lindern können. H2-Blocker fallen damit in die Kategorie der aktiven Placebos – ein Begriff, der in Kapitel 4 noch ausführlich erklärt werden wird. Jetzt, wo H2-Blocker frei verkäuflich sind, müssen sich Ärzte womöglich nach einem anderen, ebenso eleganten wie harmlosen Mittel umschauen.

Placebos als Lösegeld

Ärzte können auch zu Placebos greifen, um schwierige Patienten loszuwerden, die ständig nur jammern und klagen, ohne allem Anschein nach ernsthaft krank zu sein. Diese als lästig empfundenen Patienten werden mit einem Placebo getäuscht und beschwichtigt. Gleichzeitig werden sie als Spinner gebrandmarkt, was den Ärzten erspart, weitere echte Hilfsangebote machen zu müssen. Mit der Placebo-Verschreibung machen sie deutlich, dass die betreffende Person sie von nun an nichts mehr angeht. «Wir stellten fest, dass Placebos nur selten verschrieben wurden – es gab etwa eine Verschreibung pro Arzt und Jahr –, dass Ärzte und Pflegende aber in fast allen diesen Fällen große Schwierigkeiten hatten, zu dem betreffenden Patienten eine Beziehung aufzubauen. Vielleicht müssen sie sich beweisen, dass solche schwierigen, unsympathischen Patienten nicht wirklich krank sind, weil sie glauben wollen, dass sie einer wirklich kranken Person gegenüber bestimmt nie so ablehnend gegenüber gestanden hätten» (Goodwin).

Ein Placebo als Lösegeld zu geben ist nur gerechtfertigt, wenn es den ersten Schritt hin zu einem echten therapeutischen Konzept darstellt.

Der Arzt: Heiler oder Vermittler?

Placebos helfen unabhängig von der Laune, in der Ärzte sie verschreiben – gerade das ist ja eines ihrer Wunder. Dennoch muss die dahinter stehende Absicht reflektiert werden, auch wenn wir dabei auf das angewiesen sind, was uns die Ärzte von sich aus sagen. Kluge Ärzte wissen, dass selbst ein aktives Medikament in Wirklichkeit manchmal als Placebo fungieren kann, eher aktivistische Ärzte führen ihre Heilungserfolge aus Unwissen oder Unschuld lieber auf die spezifischen pharmakologischen Wirkstoffe der von ihnen verschriebenen Pillen zurück.

Der gemeinsame Glaube von Arzt und Patient ist immer hilfreich, aber um ein *reines* Placebo zu sein, muss ein Medikament von dem verschreibenden Arzt als inaktiv angesehen werden. Trotzdem wirken Placebos natürlich auch, wenn sie in der irrtümlichen Annahme verschrieben wurden, es handele sich um ein echtes Medikament. Auch wenn die Beziehung zwischen Arzt und Patient sehr wichtig ist – die Kraft des Placebos liegt eher in der *Reaktion* des Patienten als in der *Aktion* des Arztes begründet.

Andererseits bekräftigte eine Studie der National Institutes of Health (NIH) die Bedeutung des Arztes für die Wirksamkeit von Placebos. Waren die Ärzte der Meinung, ihre Patienten würden durch ein bestimmtes Placebo eher Linderung erfahren als durch ein anderes, berichteten die Patienten, die das von ihren Ärzten bevorzugte Medikament bekamen, von einer stärkeren Schmerzlinderung als die mit dem anderen, ebenfalls inaktiven Medikament. Natürlich erhebt sich in diesem Zusammenhang die Frage: «Warum soll es verwerflich sein, ein Placebo zu geben, wenn ein großer Teil der modernen Therapeutika ohnehin nicht besser als Placebos sind? Ist die Medikamentengläubigkeit eines von seiner Verschreibung überzeugten Arztes besser (und ethisch höher) einzuschätzen als die Nüchternheit seines skeptischen Kollegen, der bewusst ein pharmakologisch inaktives Mittel verschreibt, wenn beide zu dem gleichen Ergebnis kommen?» (Lancet)

Bei der Verschreibung von Arzneimitteln berufen sich heute die meisten auf wissenschaftliche Belege, verlassen sich also weniger auf sich selbst als therapeutisch handelnde Persönlichkeit als auf «objektiv» wirksame Substanzen und Verfahren. Der Versuch, selbst ein Heiler zu sein, wäre ihnen peinlich; solche Vorstellungen schieben sie lieber auf ein fiktives Charisma. Das Antibiotikum, nicht das Mitgefühl mit dem Kranken, heilt Lungenentzündungen und Geschwüre, würden sie sagen, und sie hätten Recht. Der Erfolg alternativer medizinischer Methoden bei der Förderung des Wohlergehens ihrer Patienten könnte diese Mentalität dennoch auf lange Sicht verändern. Je mehr die medizinische Wissenschaft gegen Krankheiten tut, desto weniger tun Ärzte für ihre Patienten. In unseren Krankenhäusern, wahren Behandlungsfabriken mit ganzen Heerscharen von Fachkräften, die mit ihren Hightech-Geräten gegen alle erdenklichen Krankheiten ankämpfen, zählt die Arztpersönlichkeit immer weniger. Selbst die niedergelassenen Ärzte verlassen sich in ihren Praxen immer mehr auf diagnostische und therapeutische Technik, anstatt auf den Trost zu bauen, den sie durch den persönlichen Kontakt auch unter gewandelten Bedingungen noch immer spenden könnten. Selbst die hochgelobten Hausärzte werden immer mehr zu Triage-Verwaltern oder Orchesterdirigenten, die ihre Patienten zu den verschiedensten Spezialisten schicken und die konzertierte Suche nach den körperlichen Ursachen ihrer Probleme koordinieren.

Im Zeitalter von Managed Care und HMOs[9] ist die Zeit zum Wirtschaftsfaktor geworden. Vor Jahren spielte das Geldverdienen in meiner Universitätsklinik keine explizite Rolle, und Zeit war unbegrenzt vorhanden. Inzwischen ist es äußerst wichtig, Patienten so schnell wie möglich abzufertigen. Infolgedessen müssen sich HMOs immer häufiger mit frustrierten Teilnehmern ihres Modells auseinander setzen, deren psychosozialen und emotionalen Probleme sich durch bloße medizinische Maßnahmen nicht lösen lassen und die sich dadurch zu einer finanziellen Belastung für das System entwickeln. Angesichts wachsender Unzufriedenheiten setzten HMOs gruppentherapeutische Techniken ein, um die Kosten zu dämpfen, ja verwandelten sich vielerorts sogar in Alternativmediziner, indem sie sich auf die alten psychosomatischen Erklärungsmodelle zurückbesannen, die Geist und Körper als Einheit sehen. Es ist noch zu früh, um beurteilen zu können, ob solche Ansätze die finanziellen Aufwendungen der HMOs mindern können.[10]

---

9 «Health Maintenance Organizations», US-amerikanisches Krankenversicherungsmodell, das inzwischen auch in europäischen Ländern, z. B. in der Schweiz probeweise eingeführt wurde. Eine HMO umfasst ein Ärzteteam, das für eine von der Versicherung im Voraus bezahlte Gebühr die gesamte Krankenversorgung einer Person übernimmt. Anmerkung der Übersetzerin.

10 Ich schreibe dies im Jahr 1998, in dem die so genannte Managed Care in den USA riesige Summen, die in die Betreuung kranker Menschen hätten fließen sollen, in die Taschen von Aktionären pumpt. Die Veränderungen

Krankenhausärzte

Der Einsatz von medizinischer Hochtechnologie beschränkte sich früher auf die Universitätskliniken. Da in den letzten vierzig Jahren jedoch Tausende von entsprechend ausgebildeten Ärzten in kleinere Krankenhäuser ausschwärmten, ähneln diese kleinen Häuser inzwischen den großen. «Wenn jemand im Sterben liegt», sagte mir ein Freund, der in einem solchen Krankenhaus arbeitet, «ruft man den Priester für die letzte Ölung und den Kardiologen für den Swan». In dessen Glanzzeit bekam fast jeder Sterbende einen Swan-Ganz-Katheter, weil sich die Herzfunktion dadurch besser messen lässt. Heute ist man davon teilweise schon wieder abgekommen.

Obgleich technische Fortschritte die Prognose bei vielen akuten medizinischen Problemen enorm verbessert haben, hatten Hausärzte damit in der Regel eher weniger zu tun. Respiratoren, Katheter, Schrittmacher und andere technische Errungenschaften sind Lebensretter, erfordern aber die Fachkenntnisse von Spezialisten. Die zunehmende Arbeitsteilung bis hin zu spezialisierten Intensivstationen hat unsere Krankenhäuser ins Zeitalter der Kleinstaaterei zurückgeworfen, denn in diesem System hat jedes kleine Königreich seinen eigenen Chef und seine eigene Hierarchie. Das übermächtige Imperium der Kostendämpfungsmaschinerie ist allerdings dabei, die Hausmacht der vielen kleinen Herrscher entscheidend zu schwächen.

Trotz des Aufhebens, das man derzeit allerorten um Hausärzte und Hausarztmodelle macht, lassen die meisten großen Krankenhäuser Allgemeinärzten, die ihre Patienten ohne spezifische technische Fähigkeiten versorgen, wenig Raum. Zunehmend überweisen selbst Spezialisten ihre schwierigeren Fälle an die noch weiter spezialisierten Fachleute und ihre Teams in den Krankenhäusern. Die starke Arbeitsteilung behindert die Übersicht des einzelnen Arztes, auch wenn die Kostendämpfer auf der ständigen Suche nach Einsparungsmöglichkeiten Hausärzte dazu drängen, mehr zu tun als das, wofür sie eigentlich ausgebildet sind.[11] Selbst prototypische Spezialisten wie Kardio-

---

sind so kaleidoskopisch, dass niemand vorhersagen kann, wie sich gesetzgeberische Maßnahmen und der Zorn einer erregten Öffentlichkeit auf das Gesundheitswesen der Zukunft auswirken werden.

11 In einer idealen Welt hätte jeder einen Hausarzt oder Angehörigen eines anderen Heilberufes als feste Ansprechperson. Nach der Beobachtung meiner Tochter Martha, einer Pflegespezialistin, sind Ärzte bis heute von organischen Befunden und Hochtechnologie fasziniert, während Pflegende eher dazu neigen, ihren Patienten zuzuhören. Wer so krank ist, dass er der

logen sind wenige Jahre nach ihrer Ausbildung im Umgang mit ihren sich ständig verändernden Apparaten nicht mehr auf der Höhe der Zeit, so schnell machen neue Entdeckungen und Weiterentwicklungen ihre Fähigkeiten obsolet. Ein verantwortungsvoller Arzt mag früher mehrere Stunden am Bett eines Herzpatienten gesessen haben, um auf Arrhythmien oder andere Warnzeichen rechtzeitig reagieren zu können. Heute werden solche Patienten sofort an die Videomonitore kardiologischer Intensivstationen angeschlossen und von spezialisierten Ärzten und Pflegekräften überwacht. Für die Betroffenen mag dies gut sein, der einzelne Arzt jedoch zweifelt angesichts solcher medizinischer Fortschritte daran, was er für seine Patienten eigentlich noch wirklich tun kann. Und während der einzelne Hausarzt sich immer ohnmächtiger fühlt, sehnen sich seine Patienten danach, dass er sich ihrer annimmt und ihnen die Richtung weist.

Indem man Hausärzte zu «Pförtnern» macht, die den Eintritt ins medizinische Versorgungssystem überwachen sowie spezielle Untersuchungen veranlassen und koordinieren, drängt man auch sie in die Rolle von Doppelagenten. Sie sollen dem Ziel der Kostendämpfung ebenso dienen wie dem Patienten, der mit seinen Beschwerden vor ihnen sitzt, und dieser Interessenkonflikt wird zwangsläufig zu Problemen führen.

Werden sie auf altmodische Weise dazu ermuntert, können auch Krankenhausärzte mehr tun als nur die von Hausärzten angeforderten Spezialuntersuchungen durchzuführen. Vor Jahren untersuchten Anästhesisten am Massachusetts General Hospital zwei Gruppen von Patienten mit Wahloperationen. Die eine Gruppe wurde nicht speziell über postoperative Schmerzen informiert; der anderen erklärte man, was auf sie zukäme und was sie tun könnten, um diesen Schmerzen entgegenzuwirken. «Die Informationen wurden mit Engagement und großer Zuversicht gegeben. Dass wir eine Studie durchführten, wussten die Versuchspersonen nicht. Die Chirurgen, die keine Ahnung hatten, welche Patienten zu welcher Gruppe gehörten, führten die Operationen so durch wie immer.» Die Patienten aus der auf die

stationären Behandlung bedarf, bleibt dennoch auf Ärzte angewiesen, die intensivere und spezialisiertere Maßnahmen durchführen können als Hausärzte, die in ihren Praxen behandeln oder Hausbesuche machen. Vor Jahren schlugen Harvey Mandell und ich vor, dass junge, gerade examinierte Ärzte die Behandlung in den Krankenhäusern übernehmen und ältere Ärzte über sechzig den Hausarztdienst versehen sollten, weil Letztere mehr Erfahrung haben und deshalb mehr Verständnis, Geduld und Empathie aufbringen.

Schmerzen vorbereiteten Gruppe brauchten in der postoperativen Phase nur die Hälfte der üblichen Schmerzmittelmenge. «Der Anästhesist, der seine Patienten versteht und davon überzeugt ist, dass jeder Patient ‹ sein › Patient ist, kann also sehr viel mehr sein als ein kluger Techniker im OP» (Egbert). Vermutlich hätte es nicht unbedingt ein Arzt sein müssen, der diese besondere Form der Patientenaufklärung übernahm; dennoch wird deutlich, dass Ärzte auch heute noch viel für ihre Patienten tun können, wenn sie ihnen alles geben, was sie brauchen, um sich selbst helfen zu können.[12]

Heute gilt als der Weisheit letzter Schluss, dass wir mehr Hausärzte brauchen, weil sie preiswerter als Spezialisten sind. Eigentlich braucht man sie aber für die besorgten Gesunden, die nicht krank genug sind, um zu einem Spezialisten oder ins Krankenhaus überwiesen zu werden. Jeder drängt auf mehr Hausärzte. Ich kann mir nur schwer vorstellen, dass eine solche Verschiebung des Gleichgewichts die medizinische Betreuung der ernsthaft Kranken verbessern wird. Untersuchungen zeigen, dass Hausärzte und niedergelassene Internisten Patienten mit Herzproblemen nicht annähernd so gut behandeln wie Kardiologen; das gleiche gilt für Patienten mit Schlaganfällen, AIDS und anderen schweren Krankheiten. Das ursprünglich Gute an der Idee geht verloren, wenn man aus Kostengründen auf eine hausärztliche Versorgung drängt.

Niedergelassene Ärzte

Kostspielige stationäre Behandlungen werden zunehmend nur noch bei Patienten mit potenziell gefährlichen Krankheiten vorgenommen. Das Krankenhaus als Schauplatz für einen ständigen Kampf gegen den Tod ist aber nicht mehr der richtige Ort für die Ausbildung zukünftiger Ärzte, die in ihrer Mehrheit in Praxen oder Ambulanzen arbeiten und mit Beschwerden konfrontiert sein werden, die längst chronisch und häufig ohne erkennbare Ursache sind. Schätzungen

---

12 Als ich dies schrieb, klagte mir ein emeritierter Professor der klassischen Sprachen, sein Chirurg habe bei einer Operation zwar alles Notwendige entfernt, ihn aber nicht darüber informiert, dass er nach dem Eingriff einige Tage lang mit starkem postoperativem Schmerz zu rechnen habe. Die Sorge über den hartnäckigen Schmerz ließ ihn mit dem Krankenwagen in die Notfallaufnahme fahren – ein kostspieliges und nicht ganz ungefährliches Unterfangen, das ein paar aufklärende Worte hätten überflüssig machen können.

über die Beteiligung emotionaler Faktoren an den Symptomen ambulant behandelter Patienten variieren enorm, abhängig davon, welcher Beobachter eine Erkrankung als funktionell definiert. Für Richard Cabot vom Massachusetts General Hospital hatten 1904 fast die Hälfte der Patienten, die in die ambulante Sprechstunde kamen, funktionelle Erkrankungen; darunter verstand er Verstopfungen, Verdauungsstörungen, Debilität, Ängstlichkeit u. ä. Sechzig Jahre später kamen Studien im gleichen Krankenhaus zu dem Schluss, dass bei mehr als 80 Prozent der Patienten psychische Belastungen den wesentlichen Impuls zum Aufsuchen der Klinik bildeten. Bei der Entscheidung, Hilfe zu suchen, erwies sich psychischer Stress als ausschlaggebend – etwas, das ihnen jeder Praktiker auch ohne wissenschaftliche Studie im Schlaf hätte sagen können.

Viele der Beschwerden, denen man in Praxen und ambulanten Sprechstunden begegnet, haben keine erkennbare biologische Ursache. Aus Angst, bei einem Patienten, der wirklich krank ist, irgendetwas zu übersehen, gehen die meisten Schulmediziner trotzdem erst einmal von der gegenteiligen Annahme aus. Lieber möchten sie in der Unterstellung einer Krankheit irren als in der Annahme, dass der Patient gesund ist, obwohl er eine Krankheit hat. Auch um spätere Gerichtsverfahren in jedem Fall zu vermeiden – ein wichtiger Grund für die enorme Kostensteigerung im Gesundheitswesen –, entscheiden sich Ärzte meist für den sichereren Weg. Müssten sie die Medizin nicht defensiv betreiben, würden sie vielleicht häufiger darauf setzen, erst einmal die Symptome zu lindern.

Es ist traurig zu beobachten, wie sich viele Ärzte sogar in ihren Praxen zu bloßen Beratern bei der Auswahl zwischen mehreren möglichen Techniken degradieren und ihre Hauptaufgabe darin sehen, den Patienten bei der Entscheidungsfindung zu helfen. Teilweise ist dies auch eine Folge des Bestrebens, Patienten zu gleichberechtigten Partnern zu machen. Ältere Mediziner, die die letzten Trends verpasst hatten, blieben wie gewohnt hinter dem Schreibtisch in ihrem Sprechzimmer sitzen, behandelten andere ältere Menschen mit chronischen Beschwerden und überwiesen Patienten mit akuten Problemen an jüngere Kollegen. Jetzt wirft man ihnen «Bevormundung» vor und kritisiert das, was sie bisher als ihre Aufgabe verstanden haben, als autoritär. Niedergelassene Ärzte verstehen nicht immer viel von der modernen Medizintechnologie – und vielleicht ist das auch gar nicht unbedingt nötig. Jetzt ist aber auch noch ihre Fähigkeit, wenigstens gute Ratschläge geben zu können, in die Kritik geraten. Manchmal hat es den Anschein, dass es nicht mehr viel gibt, worauf sie sich etwas zugute halten können.

Auch kontrollierte klinische Studien haben zu dem neuen Bild vom Arzt als Vermittler unterschiedlicher Medikamente und Verfahren beigetragen. Der Versuch, die beteiligten Ärzte in einer klinischen Studie austauschbar zu machen, legt nahe, dass sie im Grunde alle gleich sind und die einzelne Arztpersönlichkeit keine Rolle mehr spielt. Einen ähnlichen Effekt haben Kosteneinsparungsmodelle wie Fallpauschalen oder HMOs. Ärzte und andere Fachkräfte im Gesundheitswesen werden in diesen Modellen als beliebig verschiebbare Module begriffen, auf die besonderen Fähigkeiten oder das besondere Wissen individueller Arztpersönlichkeiten legt man wenig Wert.[13]

Persönliche Qualitäten von Ärzten

Zumindest das manuelle Geschick ist unterschiedlich, deshalb gibt es unterschiedlich begabte und erfolgreiche Chirurgen. Auch die Fähigkeit, bestimmte Muster zu erkennen, wie sie bei der Interpretation von Röntgenbildern und anderen Ergebnissen bildgebender Verfahren nötig ist, lässt sich nicht durch bloßes Training erwerben. Dennoch räumen in der Regel höchstens Psychiater von sich aus ein, dass die Fähigkeit zu heilen von einem Arzt zum anderen durchaus variieren kann.

Sicherlich gibt es bei Ärzten ebenso viele Unterschiede wie bei ihren Patienten. In den bereits erwähnten Studien über die Therapie von Zwölffingerdarmgeschwüren erzielten einzelne Ärzte unterschiedliche Placebo-Reaktionen, was darauf hindeutet, dass ihre Fähigkeiten zu heilen sich durchaus unterschieden, zumal die individuellen Ergebnisse über Jahre konstant blieben. Auch wenn die meisten Spezialisten selbstverständlich davon ausgehen, dass nur die jeweiligen Charakteristika des Geschwürkraters und der Medikation auf den Heilungsprozess Einfluss nehmen, spielen die persönlichen Qualitäten der beteiligten Ärzte bei der Placebo-Reaktion eine große Rolle. Natürlich müssen wir uns mit den Besonderheiten des Geschwürs befassen

---

13 Fallpauschalen und Krankheits-Management orientieren sich an spezifischen Krankheiten und deren standardisierter Behandlung. Individuelle Besonderheiten bei den betroffenen Patienten spielen keine Rolle. Die Krankheit steht im Vordergrund, spezifische Bedürfnisse der Betroffenen werden ignoriert. Mein Berufsverband kämpft dafür, dass Koloskopien adäquat vergütet werden. Dass Ärzte besser dafür bezahlt werden, mehr Zeit mit ihren Patienten zu verbringen, hat noch kein Ärzteverband in seinen Forderungskatalog aufgenommen.

– den Arzt, der es behandelt, sollten wir trotzdem nicht ignorieren. Ein frustrierter, feindlicher oder gefühlskalter Arzt kann den Heilungsprozess verlangsamen oder die Placebo-Reaktion schmälern. Die neuen, beklagenswerten Mechanismen zur Kostendämpfung im amerikanischen Gesundheitswesen haben den Groll auf Seiten der Ärzte wachsen lassen. Schon in ihrer Ausbildung werden sie darauf trainiert, mit technischen Mitteln nachzuweisen, was ihren Patienten fehlt. Jetzt werden sie überdies zu Angestellten neuer Organisationssysteme wie der HMOs, die ihnen viel zu wenig Zeit einräumen, um ihren Patienten in Ruhe zuzuhören. Die so erzeugte Frustration könnte sehr wohl dazu führen, dass die bedrängten Ärzte in ihrem Verhalten gegenüber ihren Patienten noch barscher werden. Der Placebo-Effekt geht teilweise auf die Autorität des Verschreibenden zurück, und auf die Wertschätzung, die man ihm entgegen bringt. Wenn ärztliche Entscheidungen erst von Bürokraten abgesegnet werden müssen, die den betreffenden Patienten gar nicht kennen, sondern tagaus, tagein nur ihre Schreibtische und Computermonitore sehen, werden sich Ärzte tatsächlich immer mehr vorkommen wie die austauschbaren Module, zu denen sie in den von Bürokraten entworfenen Kostendämpfungsplänen degradiert werden sollen. Ich fürchte um ihre Patienten.

Charismatische Heilung

Ein Heilungserfolg durch Handauflegen wird heute von den Ärzten als peinlich und für die Patienten als erniedrigend empfunden. Aus dem gleichen Grund haben viele Ärzte beim Verschreiben von Placebos ein schlechtes Gewissen – ihr Handeln kommt ihnen unwissenschaftlich vor. Mein Kollege Robert Burt kommentiert: «Die Unbedingtheit, mit der ein Placebo-Effekt ausgeschlossen werden muss, ehe eine medizinische Intervention als wirksam gelten kann, deutet auf ein verändertes Selbstbild heutiger Ärzte hin: Das bei früheren Kollegen so beliebte und mit dem Bild ihrer ärztlichen Berufung völlig in Einklang stehende Handauflegen wird im Widerspruch zu den hehren Zielen der wissenschaftlichen Medizin gesehen ... Wer nach wissenschaftlicher Objektivität strebt, aber einräumen muss, dass die Wirksamkeit seiner Therapie auf seiner persönlichen Willenskraft beruht, hat die Normen seines Berufsstands überschritten.»

Klinische Studien zum Nachweis der charismatischen Heilung sind nur schwer durchzuführen. An dieser Stelle ist es nützlich, noch einmal über den Begriff *Charisma* nachzudenken, zumal er in medizinischen Kreisen in letzter Zeit immer beliebter geworden ist. Das *Oxford English Dictionary* verweist auf die biblische Herkunft des Begriffes (nach 1. Kor. 12) als «besondere Geistes- und Gnadengabe zum Dienst an der christlichen Gemeinde». Im säkularen Sinne ist die nicht alltägliche, übernatürlich erscheinende Eigenart eines Menschen gemeint, die ihm Autorität und Einfluss verleiht.

Selbstbild

Wie und warum sich Ärzte in ihrer charismatischen Ausstrahlung auf ihre Patienten unterscheiden, verdient eine nähere Betrachtung. Wie sehr wirkt sich ihr Selbstbild auf ihre Patienten und ihre therapeutischen Erfolge aus? Aufschlussreich ist, welches Vorbild oder welche Metapher sie für ihre Tätigkeit wählen. Sehen sie sich selbst in einer väterlichen oder mütterlichen Rolle, werden sie sich anders verhalten als Kollegen, die der eigenen Auffassung nach als Soldaten an vorderster Front gegen todbringende Krankheiten kämpfen. Und ihr Verhalten wird zu unterschiedlichen Beziehungen zu ihren Patienten führen.

Ärzte, die sich selbst als Wissenschaftler verstehen, werden es für ihre Pflicht halten, sich an die Fakten zu halten. Andere, die sich eher mit Detektiven vergleichen, sind schon einmal bereit, ihrem Spürsinn auf eine zunächst abwegig erscheinende Fährte zu folgen. Die klinische Forschung ist gelegentlich mit den Olympischen Spielen verglichen worden – eine Sichtweise, die den Wettbewerb zwischen verschiedenen Teams betont. Wer die beste Diagnosetechnik entdeckt und wem es gelingt, auf die Körper kranker Menschen am effektivsten einzuwirken, darf sich als Sieger fühlen und auf dem Treppchen ganz oben stehen. Um beim Sport zu bleiben: Ein Arzt, der in seiner Freizeit Hockey spielt, wird andere Fähigkeiten und Ansichten in seine Tätigkeit einbringen als jemand, der nach Dienstschluss als Tänzer, Turner oder Langstreckenläufer agiert. Dass Frauen die Medizin um weibliche Sichtweisen bereichern würden, galt einmal als wahrscheinlich; Spuren solcher Veränderungen sind bisher allerdings nur schwer zu finden.[14]

In anderen Kulturen sind andere Vorbilder beliebt. In der chinesischen Kultur z. B. erklärt *Der Klassiker des Gelben Kaisers* nach Jing-Bao Nie, dass ein guter Arzt – genau wie ein guter General, der ver-

---

14 Nikola Biller, der ich in meinem Vorwort danke, wies mich auf die Mutter-Kind-Metapher hin, die neuerdings von Feministinnen in die Medizin eingebracht wird. In Virginia Helds Veröffentlichungen finden sich nähere Ausführungen zu diesem Modell.

sucht, den Krieg abzuwenden – Krankheiten am besten behandelt, indem er sie verhindert. Medizinische Anwendungen gelten nur als letztes Mittel, um schädliche Folgen abzufangen. Auch die westliche Medizin kennt militärische Metaphern, der präventive Schwerpunkt kann für postmoderne Ärzte in unserer sinophilen Zeit jedoch durchaus ansprechend sein.

Ärzte, die sich selbst nur als machtlose Schaltstellen im übermächtigen medizinischen Apparat verstehen und Placebos überdies für nutzlos halten, könnten versucht sein, Placebos als Provokation zu geben, obwohl sie ihren Patienten eigentlich helfen wollen. Wir Ärzte können den Placebo-Effekt nicht vermeiden, aber wir können ihn mit positiven oder negativen Inhalten füllen, und dabei kommt es auf unsere Einstellung an.

Der Arzt als Heilmittel

Die Vorstellung, dass Ärzte ihren Patienten nur mit Medikamenten und Heilverfahren, nicht aber mit ihrem Rat und ihrem Trost helfen können, ist gewachsen, seitdem die moderne Medizin begann, sich eher auf die Krankheit als auf den kranken Menschen zu konzentrieren. 1938 sah ein damals bekannter Arzt seiner Zeit, W.B. Houston, alle früheren medizinischen Bemühungen als Placebos an und beschrieb nicht ohne Sympathie die Art des Heilens seiner Vorgänger: «Ihre Gelehrsamkeit handelte davon, wie man mit Menschen umgeht. Ihre Fähigkeit zeigte sich darin, wie man auf die Gefühle kranker Menschen eingeht. Sie selbst waren die Heilmittel, mit denen sie ihre Heilerfolge bewerkstelligten ... Die Geschichte der Medizin handelt von der dynamischen Kraft der Beziehung zwischen Arzt und Patient.»

Die psychobiologischen Aspekte diverser Krankheiten erschienen ihm so wichtig, dass er den Glauben der Ärzte an sich selbst zu stärken versuchte; damit könnten sie die Patienten formen wie rohen Ton: «Der Glaube, der heilen kann, muss in der Persönlichkeit des Heilers wurzeln.» Und er fragte: «Wie kann der Arzt, der selbst als Heilmittel agiert, sich noch weiter verfeinern und verbessern, sodass er zu einem noch wirksameren Heilmittel wird?» Diese Frage hat auch noch heute Gültigkeit. Houston fügte hinzu: «Gegen Störungen in der emotionalen Sphäre kann man nicht mit reiner Vernunft vorgehen.»

Vor einiger Zeit bekam ein Arzt von einem Freund, der in einer anderen Stadt lebte, einen Telefonanruf. Der Freund sagte ihm, er habe einen Herzinfarkt gehabt und sei verwirrt von den vielen

Behandlungsalternativen, die ihm jetzt angeboten würden. Als sie ausgiebig über das Thema gesprochen hatten, sagte der Freund: «Du weißt, dass ich genau aus diesem Grund angerufen habe. Mir war klar, dass du von Herzerkrankungen keine große Ahnung hast, aber ich wusste, du würdest mir zuhören und mir ehrlich deine Meinung sagen, und deshalb fühle ich mich jetzt schon sehr viel besser.» Ein Teil der charismatischen Heilkraft muss in der Verschmelzung von Arzt und Patient begründet sein, die dem Arzt ebenso viel bringen kann wie dem Patienten. Wie Burt es formuliert: «Viele Ärzte und Patienten nehmen sich in ihrem Umgang als psychologisch verschmolzen wahr. ... Der Schmerz des Patienten wird sich legen, wenn er sich selbst und die Welt als eins empfindet.» Die offene Placebogabe verbindet Arzt und Patient in dem Bekenntnis, dass niemand von uns wirklich weiß, wie Heilung zustande kommt, auch wenn wir aus Erfahrung wissen, dass aus einer engen Arzt-Patienten-Beziehung viel Kraft erwachsen kann. (Auf die in diesem Zusammenhang so wichtige Übertragung und Gegenübertragung werde ich in Kapitel 12 noch näher eingehen.)

Einerseits haben Ärzte also jeden Grund, stärker an sich selbst zu glauben. Eine noch größere Gefahr aber liegt darin, dass sie die eigenen Fähigkeiten überschätzen. Die Gabe eines Placebos als Zaubermittel, ohne darüber nachzudenken, was man da eigentlich tut, könnte das eigene Selbstbild gefährlich aufblasen, wenn das Placebo wirkt.

In einer Zeit, in der die Medizin immer wissenschaftlicher wird, ihr bereits riesiges Arsenal an technischen Gerätschaften ständig erweitert und bei der Behandlung akuter organischer Erkrankungen andauernd neue Erfolge feiert, wird es für Ärzte immer schwieriger, mit Beschwerden klar zu kommen, für die es keine objektiven Anhaltspunkte gibt: Schmerzen ohne erkennbare Ursache, Symptome, die auf unerklärliche Weise kommen und gehen u. ä. Zudem werden sie dann auch noch kritisiert, weil sie kalt und desinteressiert sind und ihre Patienten mit technischen Verfahren und Laborwerten traktieren.

4. Pillen und Verfahren

Wenn von Placebos gesprochen wird, geht es meist darum, was sie bewirken; je genauer dies gemessen werden kann, desto besser. Modernen Ärzten sind objektive, quantifizierbare Beweise lieber als subjektive Berichte. Das ist auch der Grund dafür, warum die Wahrheit in der Medizin sich von den betroffenen Menschen so weit entfernt hat. Für den Medizinwissenschaftler ist und bleibt ein Placebo eine Substanz ohne pharmakologisches Wirkpotenzial. Veränderungen sind für ihn nur interessant, wenn sie sich mit Instrumenten messen lassen. Was der Patient an Veränderungen spürt oder darüber sagt, ist für ihn ohne Relevanz.

Ein gutes Beispiel dafür, wie objektive Daten subjektive Erfahrungen verdrängen können, ist der Verzehr von Milch bei Geschwürschmerz. Viele Jahre lang war Milch ein unverzichtbarer Bestandteil jeder Geschwürdiät, weil sie Dyspepsie und Schmerzen deutlich lindern kann. Als sich in Laborstudien herausstellte, dass Milch die Produktion von Magensäure jedoch nicht reduziert, sondern sogar noch verstärkt, begann man damit, die betroffenen Patienten vor dem Verzehr von Milch zu warnen und verordnete ihnen stattdessen große Mengen von Antazida, um die Magensäure zu neutralisieren. Zwar konnte sich kaum ein Arzt an irgendeinen Patienten erinnern, dessen Dyspepsie sich durch Milch verschlimmert hätte, doch im Labor hatte sich ein unerwünschter Effekt gezeigt, deshalb wurde die Milch aus der Therapie verbannt. Wer heute einem Patienten rät, bei Dyspepsie Milch zu trinken, gilt als rückständig und uninformiert, obwohl viele Menschen mit diesen Beschwerden durch ein Glas Milch rasche und preiswerte Linderung erfahren.[15]

[15] Nicht alle Verdauungsstörungen bedürfen der medizinischen Behandlung. Wie die meisten seiner Zeitgenossen war mein Großvater vollkommen zufrieden damit, bei gelegentlichen Verdauungsproblemen etwas Sodapulver einzunehmen. Heute würde man ihm eine Sonde in die Speiseröhre stecken und nach allen möglichen schweren Erkrankungen suchen, an denen er aller Wahrscheinlichkeit nach nie gelitten hat.

4. Pillen und Verfahren

Studien über Endorphine und Prostaglandine konnten die Gründe für diese Beobachtung erhellen. Milch und ähnliche Nahrungsmittel werden im Zuge der Verdauung mit Hilfe der Magensäfte in Aminosäuren und Polypeptide verwandelt, die wiederum eine endorphinähnliche, schmerzlindernde Wirkung entfalten. Zudem besitzen Phospholipide aus Milch oberflächenschützende Eigenschaften. Die weiteren Details sind nicht so wichtig, schließlich geht es mir in diesem Zusammenhang nicht darum, eine Geschwürtherapie mit Milch zu empfehlen und die Wirksamkeit moderner Antibiotika und Antazida in Frage zu stellen. Mir geht es darum zu zeigen, dass positive Erfahrungsberichte als subjektiv herabgewürdigt, Studienergebnisse aus dem Labor dagegen als objektiv wahr angepriesen werden.

In einer Zeit, in der neuerdings viele Lebensmittel als Heilmittel oder zumindest als eindeutig gut oder schlecht für die Gesundheit angesehen werden, möchte ich gegenüber den wegen ihres therapeutischen oder präventiven Effekts «Nutriceuticals» genannten Lebensmitteln bei dieser Gelegenheit eine gewisse Skepsis äußern. Ich sehe Lebensmittel als Genuss, nicht als Arzneimittel an. Natürlich können einige gesundheitsschädigend wirken, wenn sie im Übermaß genossen werden. Mäßigung macht eben in allen Dingen Sinn, das gilt für das Essen ebenso wie für die sportliche Bewegung.

Wenn ich einem verzweifelten Patienten eine Pille gebe und er dadurch Linderung verspürt, ist bei ihm irgendetwas geschehen. Wenn die gleiche Pille bei anderen Patienten ebenfalls Schmerz zu lindern vermag, kann ich mit Fug und Recht behaupten, dass sie wirksam ist, auch wenn ich die im Gehirn der Patienten stattfindenden Prozesse nicht mit Kernspintomograph und Positronenemissionstomograph «live und in Farbe» nachweisen kann. Ohne lügen zu müssen, kann ich einem anderen verzweifelten Patienten sagen: «Dieses Mittel hat anderen geholfen, und ich hoffe, dass es Ihnen ebenfalls helfen wird, auch wenn ich nicht verstehe, wie es genau funktioniert.» Nicht alle Ärzte stimmen mir jedoch zu, was den Wert und die ethische Vertretbarkeit solcher Verschreibungen angeht.

Reine und unreine Placebos

Zwischen einem reinen und einem unreinen Placebo besteht ein grundlegender Unterschied. Ein *reines* Placebo ist pharmakologisch gesehen vollkommen inaktiv, d. h. es besteht aus nichts anderem als Stärke oder Zucker und wird nur wegen seiner psychologischen Wirkung gegeben. Mögliche physiologische Veränderungen gehen allein auf einen symbolischen Effekt zurück. Allerdings kann sich, was zu einer Zeit als inaktiv gilt, zu einer anderen als physiologisch wirksam erweisen. So haben z. B. die bei früheren Forschergenerationen so beliebten Laktosepillen durchaus Auswirkungen auf den Verdauungsapparat und kommen deshalb nicht mehr als Placebos zur Anwendung.

Ein *unreines* Placebo hat einen bekannten pharmakologischen Effekt, der für das klinische Problem, für das es verschrieben wird, jedoch keine Relevanz besitzt. In diese Kategorie fallen unzählige mild wirkende Mittel wie viele Spasmolytika, Multivitaminpräparate oder Antibiotika. Andere Substanzen wie H2-Blocker gehören ebenfalls dazu, wenn sie nicht für eine spezifische Indikation eingesetzt werden. Ihr pharmakologischer Effekt ist stark genug, dass sich die verschreibenden Ärzte mit der Hoffnung trösten können, das Medikament habe *vielleicht* doch gewirkt, wenn auch nicht auf das zu behandelnde Symptom. «Wenn nichts anderes zur Verfügung steht, ein Arzt also glaubt, dass er nichts Passendes zu verschreiben hat, andererseits aber auch nicht bereit ist, zu einem Placebo zu greifen und sich damit möglicherweise seine Ratlosigkeit einzugestehen ..., kann ein unbedenkliches pharmazeutisches Mittel ein möglicher Ausweg sein, auch wenn die Wirkung kaum stärker als die eines Placebos sein mag» (Feinstein).

Ein unreines Placebo, das Nebenwirkungen mit sich bringt, wie z. B. Mundtrockenheit bei Spasmolytika, kann den Placebo-Effekt sogar verstärken. Ist das Mittel stark genug, um seinen Mund auszutrocknen, glaubt der Patient möglicherweise eher, dass es auch an anderer Stelle in seinem Körper Wirkung entfaltet. Aus solchen Überlegungen entstanden vermutlich die bitteren Stärkungsmittel und hübsch anzusehenden Pillen der alten Pharmacopoeia. Bei unreinen Placebos besteht allerdings immer die Möglichkeit, dass sie durch ihre Nebenwirkungen mehr Schaden anrichten als nutzen. Andererseits lässt sich ihre Verschreibung in einem möglichen Rechtsstreit eher rechtfertigen als die eines inaktiven Präparats.

Freiverkäufliche Medikamente müssen einen großen Placebo-Effekt haben, der sich allein schon auf die massive Werbung und die dadurch geschürten Erwartungen stützt. In den USA trennte die FDA in einer groß angelegten Prüfung die Spreu vom Weizen und ließ nur die verschreibungsfreien Mittel auf dem Markt, die als sicher und wirksam galten. Wenn die Käufer sich an die Anweisungen halten, fungieren die meisten als harmlose Kombinationen mild aktiver Substanzen, deren Wirkung durch eingängige Werbung, lange Gewohnheit und eine entsprechende Erwartung verstärkt wird. Im Scherz schlug ich einmal vor, die FDA sollte das Marketing solcher Substanzen fördern, damit man sie, wenn sie wirken, sofort als freiverkäufliche Mittel auf den Markt bringen könnte. Großen Anklang fand die Idee allerdings nicht.

Ob man sich selbst ein Placebo verordnen kann? Um zu erklären, warum dies funktioniert, hat ein beliebter Autor, Morton Hunt, von der «menschlichen Bereitschaft zur Ausschaltung des Zweifels» gesprochen. Wir können uns selbst zur Hoffnung überreden und tun dies jeden Tag. Hunt behauptet, es handele sich dabei nicht um Selbsttäuschung, sondern um Selbstsuggestion, und ich gehe davon aus, dass sie sich nicht wesentlich von der von Herbert Benson beschriebenen Entspannungsreaktion unterscheidet. Wenn Ärzte krank werden, geben sie sich oft große Mühe, den «besten» Arzt zu finden. Erst wenn sie mit ihrer Wahl zufrieden sind, können sie entspannen und den Rat des Kollegen annehmen. Auch von dieser Suche kann eine Art Placebo-Effekt ausgehen.

Verfahren als Placebos

Ein Placebo braucht nicht unbedingt eine Pille zu sein. Eine Injektion, eine Operation, ja selbst ein diagnostisches Verfahren wie eine Endoskopie kann als Placebo dienen. Moderne diagnostische Verfahren, die noch immer großzügig bezahlt werden, machen auf Ärzte wie Patienten oft einen so großen Eindruck, dass sie als Placebos wirken können und von vielen auch als solche anerkannt werden. Auch wenn sie «nur zur Beruhigung» durchgeführt werden, kommt es zum Placebo-Effekt.

Spritzen

Bei der Placebo-Reaktion auf Injektionen spielt die Verhaltensebene eine große Rolle. Placebospritzen können Schmerz oft besser lindern als Pillen, weil sie von einer anderen Person verabreicht werden müssen. Abhängig davon, wie oft, aus welchem Grund und mit welchem Ergebnis der Patient bis dahin Spritzen bekommen hat, werden allein durch diese Situation bestimmte Reize und Verhaltensreaktionen ausgelöst. Was durch die Haut eindringt und dabei vielleicht auch ein bisschen wehtut, wird außerdem von den meisten als wirksamer eingeschätzt als eine einfache Pille.

4. Pillen und Verfahren

Vor langer Zeit beschrieb Mack Lipkin einen obskuren elektrischen Apparat, den er bei Patienten mit schmerzenden Fingern und Gelenken als Placebo einsetzte. Dabei stellte er den Strom gar nicht an, sondern drückte nur auf ein paar beeindruckende Knöpfe. Alle Patienten erfuhren eine Linderung, bei sechs Patienten waren die Ergebnisse sogar ausgezeichnet. «Dafür war unzweifelhaft Suggestion verantwortlich», schloss Lipkin scharfsinnig.[16]

Operationen

Henry Beecher betonte als erster, dass auch Operationen einen Placebo-Effekt besitzen könnten. Er warnte davor, die Vorteile einer neuen Operationstechnik als gesichert anzusehen, solange nicht durch entsprechende Maßnahmen psychologische Effekte ausgeschlossen worden seien. Edzard Ernst vertrat die Meinung, dass jedes invasive Verfahren, das den Körper des Patienten einbeziehe, und sei es auch nur so geringfügig wie bei der Akupunktur, einen stärkeren Placebo-Effekt auslösen kann als irgendein oral eingenommenes Medikament. Wie bereits erwähnt, könnte dies auch der Grund dafür sein, warum Injektionen als Placebos manchmal hilfreicher sind als Pillen.

Heutzutage gälte es – selbst unter der Voraussetzung der vorherigen Aufklärung und ausdrücklichen Zustimmung der Versuchspersonen – als in hohem Maße unethisch, eine Scheinoperation durchzuführen, um den Patienten glauben zu machen, man habe bei ihm tatsächlich einen chirurgischen Eingriff vorgenommen. In den 1950er Jahren unternahm man jedoch genau einen solchen Versuch, um zu prüfen, ob eine Ligatur der inneren Brustkorb-Arterie die Durchblutung des Herzens erhöhen und so gegen Angina pectoris helfen könne. Die Chirurgen schnitten unter Betäubung die Haut aller Patienten ein, beließen es bei der Hälfte von ihnen aber dabei. Die Ergebnisse waren damals überraschend: *Alle* Versuchspersonen gaben an, weniger Nitroglyzerin zu brauchen und insgesamt belastbarer zu sein.

Später führte eine andere Art von Operation an der gleichen Arterie zu einer 85-prozentigen Besserungsrate. Letztlich rückte man von

---

16 Mack Lipkin, der Mitte des 20. Jahrhunderts zahlreiche Psychiater als Patienten betreute, machte sich ausgiebig Gedanken über den Nutzen des Placebo-Effekts. Bei einem Besuch bei ihm in North Carolina plünderte ich seine Ideensammlung und bin ihm bis heute dankbar für viele Anregungen. Sein Sohn Martin, der ebenfalls Arzt ist, beschäftigt sich wissenschaftlich mit der Arzt-Patienten-Beziehung.

dem Verfahren ab – allerdings erst, nachdem man «10.000 bis 15.000 Operationen durchgeführt hatte, und zwar mit einer durchschnittlichen operativen Mortalität von etwa fünf Prozent.» Herbert Benson, der die Placebo-Reaktion mit einem «erinnerten Wohlbefinden» in Verbindung brachte, berichtet von den in diesen Studien dokumentierten objektiven Veränderungen: «Erhöhte Belastbarkeit, geringerer Nitroglyzerinbedarf, verbesserte elektrokardiografische Werte ... Der Glaube von Arzt und Patient an die Wirksamkeit der Therapie und eine langfristige, enge Arzt-Patienten Beziehung sollten für ein langes Andauern dieses Effekts sorgen.» Ironischerweise nutzt man bei heutigen Bypassoperationen zur Blutversorgung des Herzens die gleiche Arterie.

In den 1980er Jahren behoben Bypassoperationen die durch Herzbeschwerden verursachten Brustschmerzen sehr viel zuverlässiger als eine konservative medizinische Behandlung; andererseits lebten Patienten, die nur medikamentös behandelt wurden, ebenso lange wie jene, die sich einer Operation unterzogen hatten, und kehrten auch mit ebenso großer Wahrscheinlichkeit wieder in ihren Beruf zurück. Mit anderen Worten: Der Hauptnutzen der Herzoperation schien damals in der Schmerzlinderung zu bestehen. Die Techniken wurden seitdem stark verfeinert, und die Heilungschancen sind sehr viel besser geworden, dennoch führen Kardiologen den schmerzlindernden Effekt einer Operation in der Regel auf die chirurgische Durchtrennung von Schmerzfasern und auf eine bessere Versorgung von Blutgefäßen und Herzmuskel zurück.

Nur wenige sind bereit, sich einzugestehen, dass die Operation auch einen Placebo-Effekt haben könnte. Das bloße Betrachten der sehr eindrucksvollen Narbe auf ihrer Brust, das Wissen, dass ein fachkundiger Chirurg ihr Herz offen vor sich hatte und durch sein Eingreifen dessen Durchblutung enorm verbessern konnte, muss vielen Patienten einen Hoffnungsschub geben, wenn nicht den Endorphinspiegel merklich ansteigen lassen. Als Erinnerung an den Erleichterung bringenden Eingriff bleibt dann ja auch noch für immer die Narbe zurück. Ich selbst habe mich vor einigen Jahren wegen starker Brustschmerzen einer Bypassoperation unterzogen, um einer Schädigung des Herzens vorzubeugen. Ich habe keine Schmerzen mehr, erwarte aber auch nicht, länger zu leben, als wenn ich nur Medikamente genommen hätte. Trotzdem bin ich für die Schmerzlinderung äußerst dankbar, auch wenn ich nicht weiß, welcher Anteil daran auf das Konto einer Placebo-Reaktion gehen mag. Allein 1996 wurden in den USA mehr als 500.000 solcher Operationen durchgeführt; die Mortalitätsrate war sehr gering.

4. Pillen und Verfahren 63

Was die Behandlung von Schmerzen im Bauchraum betrifft, kommen ständig neue Operationen auf, die ein paar Jahre durchgeführt, dann kritisch hinterfragt und häufig wieder fallen gelassen werden. Dies trifft insbesondere auf Operationen zu, die entwickelt wurden, weil man mit Hilfe neuester diagnostischer Geräte Dinge entdeckt hatte, mit denen man zunächst nicht umzugehen wusste. Das Entdeckte wurde als mögliche Ursache der Schmerzen gedeutet, womöglich sogar zur universellen Erklärung erhoben. Anschließend versuchte man, die vermeintliche Abnormität durch Medikamente oder Operationen auszumerzen, bis sich nach einigen Jahren herausstellte, dass es sich im Grunde nur um eine ungefährliche Abweichung von der Normalität gehandelt hatte, der viel weniger Bedeutung zukam, als es zuerst den Anschein hatte. Folglich hielt der Erfolg solcher Operationen auch nicht lange an. Über die Jahre sind viele Erklärungen für Bauchschmerzen vorgebracht worden, doch weder den diagnostischen Verfahren, die Neues entdeckten, noch den Operationen, die das Entdeckte entfernen sollten, wurde je ein Placebo-Effekt zuerkannt.

Ein typisches Beispiel ist die Patientin – traurigerweise tatsächlich oft eine Frau – mit ungeklärten Bauchschmerzen – ein häufiges und schwer zu behandelndes Phänomen.[17] Als Röntgenstudien über den Bauchraum in den 1950er Jahren große Fortschritte machten, entdeckte man mit Hilfe der Fluoroskopie erstmals den «Magenpförtnerschleimhautvorfall». Da man ihn vor allem bei jungen Frauen mit Bauchschmerzen fand (es kamen mehr Frauen als Männer zum Röntgen), wurde er zur Ursache von Bauchschmerzen, Übelkeit und Aufstoßen erklärt. Ist eine Abweichung vom Normalen erst einmal entdeckt, unterliegen Ärzte der unwiderstehlichen Versuchung, sie zu entfernen oder anzugleichen. Also wurde bei mehreren hundert Frauen operativ der untere Teil des Magens entfernt oder der vermeintliche Prolaps gestrafft. Die Operation erwies sich als nutzlos und wurde nach wenigen Jahren verworfen.

Einige Zeit später kamen Röntgentechniken zur Sichtbarmachung der Blutgefäße in Mode. Dies führte zur Entdeckung der «Zöliakalachsenstenose», die man nun zum Schuldigen machte. Nachdem man viele Blutgefäße mit nur kurzfristigem Erfolg gelockert hatte,

---

[17] Frauen leiden sehr viel häufiger an gastrointestinalen Beschwerden als Männer, was zweifellos rein physiologische Gründe hat. Dennoch wird es immer wieder mit ihrer untergeordneten Position in einer von Männern dominierten Gesellschaft zusammengebracht. Wie es der nächsten Frauengeneration ergeht, mag eine Antwort auf diese Frage geben.

wurden der Eingriff und die dahinter stehende Erklärung größtenteils aufgegeben.

Erst vor nicht allzu langer Zeit war man mit Hilfe radioaktiver Techniken in der Lage, die Entleerungsgeschwindigkeit des Magens zu messen. Wie wohl kaum anders zu erwarten, stellte sich dabei heraus, dass sich der Magen bei manchen Menschen schneller und bei anderen langsamer leert. Der gleichen Art von Patientinnen, denen man einige Zeit vorher gesagt hatte, sie litten unter einer «Zöliakalachsenstenose» oder einem «Magenpförtnerschleimhautvorfall», erklärte man jetzt, bei ihnen wäre die Magenentleerung verzögert. Bis heute nehmen diese Patientinnen Medikamente, um ihren trägen Magen anzuspornen, und wenn dies nicht hilft, gehen sie mit dem gleichen Ziel sogar das Risiko eines operativen Eingriffs ein. Auch dies wird sich jedoch wahrscheinlich nur als ein weiterer, schlecht durchdachter Versuch entpuppen, einen funktionierenden Körperteil zu reparieren – kaum wirksamer als die Versuche in den 1920er Jahren, Wandernieren festzubinden oder einen allzu beweglichen Blinddarm («Caecum mobile») an seinem korrekten Platz in der Bauchhöhle zu fixieren.

Übelkeit ist ein weiteres, häufig vorkommendes Symptom. Es kann auf die Einnahme bestimmter Medikamente oder – in seltenen Fällen – auch auf ernsthafte Erkrankungen wie einen Hirntumor zurückgehen; bei den meisten, ansonsten gesunden Menschen lässt sich jedoch keine wirkliche Ursache finden. Beim Geruch von Erbrochenem wird den meisten von uns übel; zweifellos hätte die Forschung zu der Zeit festgestellt, dass auch bei Menschen, denen häufig übel wird, die Magenmotilität verlangsamt ist. Übelkeit kann auch durch Abscheu entstehen («Das finde ich zum Kotzen!»). Auf solche Empfindungen reagieren wir nun einmal ebenso mit unserem Körper wie mit unserer Psyche. Moderne Ärzte können mit dieser Feststellung allerdings wenig anfangen.

Bougierung

Nicht immer muss es gleich ein operativer Eingriff sein. Auch viele harmlosere Verfahren können als Placebos dienen. Das Dehnen der Speiseröhre mit einer speziellen Sonde lindert die von Ösophagospasmen verursachten Schmerzen, weil es nach Ansicht der meisten Gastroenterologen starken Kontraktionen entgegenwirkt. Das ist aber vielleicht nicht alles. In der US-Navy prüfte man die Reaktion der Betroffenen auf dicke oder dünne Dehnsonden, die man *Bougies*

4. Pillen und Verfahren 65

nennt. Als Placebo führte man eine Sonde ein, die viel zu dünn war, um die Speiseröhre wirklich zu dehnen. Bei der anderen Hälfte der Versuchspersonen dagegen nahm man einen deutlich dickeren Bougie, dem man eine echte therapeutische Wirksamkeit unterstellte. Weder bei den Brustschmerzen noch bei etwaigen Schluckbeschwerden ließ sich jedoch ein Unterschied zwischen den Wirkungen der dünnen und der dicken Bougies feststellen. Alle Patienten gaben an, die Schmerzen hätten deutlich nachgelassen, was die Ärzte zu der Schlussfolgerung veranlasste, dass die enge Interaktion zwischen Arzt und Patient zu einem Placebo-Effekt geführt haben könnte.

Warum solche Eingriffe helfen, ist Thema dieses Buches. Die veränderte Wahrnehmung, der postoperative Schmerz, die aufmerksame Pflege, das Geheimnis der Operation selbst und schließlich auch der symbolische Wert der Narbe – all diese Faktoren tragen zu der Wirkung bei. Die Geschichte der modernen Medizin ist reich an solchen Beispielen. Vielleicht geht der Placebo-Effekt von Operationen auf die enormen metabolischen Veränderungen zurück, die sie auslösen. Früher oder später, wenn man die maßgeblichen Hormone oder Neurotransmitter messen kann, werden viele moderne Ärzte sich über die endlich gefundene Erklärung freuen und erst unter dieser Voraussetzung eingestehen, dass es sich bei manchen Operationen tatsächlich um aufwändige Placebos handelt.

In jedem Fall bestätigen die angeführten Beobachtungen, dass Operationen einen Placebo-Effekt haben können, der sich vom dem der berühmten Zuckerpillen im Grunde nicht grundsätzlich unterscheidet. Der langjährige Placebo-Forscher Herbert Benson betont, dass «man die bemerkenswerte Wirksamkeit von Placebos nicht einfach abtun oder lächerlich machen darf. Schließlich hat der Placebo-Effekt, anders als die meisten anderen Therapieformen, den Test der Zeit bestanden und sich bis heute als sicher und preiswert erwiesen.» Er merkt auch an, wie wichtig es ist, Zuversicht zu vermitteln. Jede übertriebene Begeisterung wäre natürlich irreführend, aber eine hoffnungsvolle Erwartungshaltung ist angemessen und verstärkt den Placebo-Effekt.

Viele der in der Schulmedizin eingesetzten Verfahren sind nicht besser als Placebos oder haben eine placebo-artige Wirkung. Das heißt, kraft ihrer symbolischen Bedeutung lindern sie Schmerz, Angst oder andere ungute Empfindungen oder verbessern die Wirksamkeit eines anderen Mittels oder Verfahrens. Es bedarf nur eines kleinen Glaubenssprungs, um diese Vorstellung auf die alternative Medizin und das gesamte Feld ergänzender Behandlungsmethoden – von der Akupunktur bis zur körperlichen Bewegung – zu übertragen.[18]

18 Wenn ich alternativmedizinische Ansätze mit Placebos gleichsetze, will ich erstere damit keinesfalls herabsetzen. Postmoderne Ärzte, die eklektischer sind als frühere Ärztegenerationen, haben keine Probleme damit, die positive Wirkung des Hoffens anzuerkennen. Viele prämoderne Ärzte wussten, dass die Farbe einer Pille – oder gar ihr Name – deren pharmakologischen oder placebo-artigen Effekt verstärken kann. In den 1950er Jahren galt ein Tonikum namens «Eskay's Neurophosphate» als typisches Beispiel für ein Mittel, das umso wirksamer war, desto schwungvoller man seinen Namen aussprach. Ann Harrington von der Harvard University machte im Hinblick auf die Beziehung zwischen Körper und Geist sieben Kernthemen aus. Die Verbindung zu anderen Menschen ist darunter meiner Meinung nach am wichtigsten. Die Überwindung von Einsamkeit und Isolation – darum geht es auch bei Placebos. Wie wir schon an Adams Klage an seinen Schöpfer erkennen können, taugt der Mensch nun einmal nicht zum Einzelwesen.

5. Der Patient und seine Krankheit

Der Patient ist wichtiger als seine Krankheit. Im Placebo-Drama jedenfalls spielt er die unbestrittene Hauptrolle, denn nicht nur seine körperlichen Beschwerden, sondern auch seine Erwartungen an Medikamente oder Verfahren, seine Reaktionen auf die Krankheit und den behandelnden Arzt sowie seine allgemeine Lebenseinstellung beeinflussen, was Placebos ausrichten können. Unter dem Schlagwort «Patient» verweist das *Webster's Dictionary* auf den lateinischen Ursprung *patiens, patientis* «erduldend, erleidend». Die moderne Definition *(Random House)* spricht von «einer Person, die ärztliche Betreuung in Anspruch nimmt.» Das *Oxford English Dictionary* verbindet beides zum «Leidenden ... unter medizinischer Behandlung.» Die Einbeziehung des Leids in die Definition mag altmodisch klingen, ist im Grunde aber zutreffend.

Patient sein

Kranke Menschen werden zu Patienten, sobald sie ärztliche Hilfe suchen. Patienten und Ärzte verfolgen unterschiedliche Ziele: Patienten wollen über ihre Beschwerden sprechen, Ärzte wollen diese Beschwerden in eine Krankheit verwandeln, die sie behandeln können. Der Dialog ist von vornherein ungleich und wird innerhalb kürzester Zeit von dem Arzt dominiert, weil der Patient Hilfe braucht, weil er über das, was ihm fehlen könnte, weniger Sachkenntnis besitzt, und weil er besorgt und ängstlich ist. Was für den Arzt Routine bedeutet, ist für den Patienten eine außergewöhnliche Lebenserfahrung.

Früher machten Ärzte grundsätzlich Hausbesuche, heute suchen Patienten ihre Ärzte in Praxen und Kliniken auf. Wenn ihnen nicht schon die Arzthelferin am Tresen eine Checkliste mit Symptomen zum Ankreuzen vorlegt, werden sie spätestens im Sprechzimmer mit gezielten Fragen konfrontiert. Der Patient weiß nicht, was ihn erwartet. Schweigen kann von beiden Seiten missgedeutet werden. Ein Psychiater beschreibt das Gespräch folgendermaßen: «Der Arzt befragt den Patienten, der in der Lage sein muss, die Fragen zu verstehen, auf sich selbst zu beziehen und präzise zu beantworten. ... Die medizinische Untersuchung und Befragung trägt zur starken Differenzierung zwischen Subjekt und Objekt bei ... Aber wir können zu einer anderen Sprache kommen, indem wir die Distanz verringern, und wir können die Distanz überwinden, indem wir unsere Sprache verändern» (Havens).

Die von Ärzten an ihre Patienten gestellten Erwartungen haben sich in letzter Zeit stark gewandelt. Früher war der ideale Patient passiv, fügsam und von seinem Arzt, dem «Kapitän des Schiffes», abhängig. Heute fordert man von Ärzten, ihre Patienten als Partner zu betrachten, die mit ihnen – abgesehen von dem medizinischen Fachwissen – auf einer Stufe stehen. In dem Versuch, diesem neuen Geist Ausdruck zu geben, ersetzte man den Begriff *Patient* gelegentlich durch *Kunde*, *Klient* und in manchen Krankenhäusern sogar durch *Gast*. Durch die Versachlichung der Arzt-Patienten-Beziehung werden Patienten aber auch zu austauschbaren Einheiten, die man beliebig hin- und herschieben kann. Im Zeitalter der Kostendämpfung geraten sie in die Nähe von Waren, die dem Umschlagplatz (der Praxis, dem Krankenhaus) bestimmte Umsätze bringen.

In Wirklichkeit sind Patienten individuell natürlich ebenso unterschiedlich wie ihre Ärzte, auch wenn ich in diesem Buch immer wieder von *dem* Patienten spreche. Jeder Mensch hat eine andere Vorstellung davon, was es heißt, krank zu sein, und geht mit anderen Erwartungen zum Arzt. Ältere Ärzte modernen Typs sehen sich selbst recht gern als «Kapitän» – die Metapher geht übrigens auf Platon zurück. Nur wenige sehen sich als Interessenvertreter ihrer Patienten. Für einige Patienten wiederum unterscheiden Ärzte sich kaum von Schneidern, Möbeltischlern oder Lehrern: Sie werden dafür bezahlt, einen bestimmten Job zu erfüllen, weiter nichts. Nicht jeder will im Hinblick auf seine Gesundheit durch seine Ärztin oder seinen Arzt rundum beraten und betreut werden. Wahrscheinlich sind die bisherigen Erfahrungen mit Ärzten ausschlaggebend dafür, wie eng sich Patienten die therapeutische Verbindung wünschen. Familiäre Umgebung, Erziehung – kurz, all jene Faktoren, die jeden von uns einzigartig machen, nehmen Einfluss darauf, was Patienten von ihren Ärzten erwarten, und diese Erwartungshaltung wiederum beeinflusst ihre Reaktion auf Placebos.

Wie Patienten betrachtet werden, lässt sich am Unterschied zwischen dem «Patienten» und dem «Fall» verdeutlichen. Ein *Patient* ist eine Person, die krank ist und sich schlecht fühlt, während ein *Fall* von einem Krankheitsbild und dessen Verlauf bestimmt wird. Beim Fall wird die Krankheit zur eigenständigen Größe, wird nicht als Teil der Lebenserfahrung des betroffenen Menschen gesehen. Wer sich allein mit dem biomedizinischen Fall befasst, wird von dem Menschen und seiner Erfahrung des Krankseins wenig mitbekommen. «Wer medizinische Probleme auf körperliche Fakten reduziert, sich auf genetische, biochemische und physiologische Aspekte der Krankheit konzentriert ..., betrachtet die Sorgen des kranken Menschen wahrscheinlich als reine ‹Oberflächenphänomene›. ... Sein Leid, sein tägliches Bemühen, die Ebene und Qualität seiner Anpassung bleiben dabei außen vor. ... Wer jedoch die Wechselbeziehungen zwischen biologischen, psychischen und sozialen Faktoren erkennt, wird jedes Individuum ganzheitlich sehen» (Fabrega).

Ich sagte ja bereits, dass moderne Ärzte eher bereit sind, die Wahrheit zu sagen, als dem Patienten zu helfen. Sie fühlen sich in der eigenen Rechtschaffenheit bestätigt, wenn sie die Wahrheit sagen – ob dies einem bestimmten Patienten in seiner schlimmen Lage wirklich hilft, ist aber eher unwahrscheinlich. Das mag paternalistisch klingen, doch ist die elterliche Rolle nicht immer so schlecht wie ihr Ruf, zumal kranke Menschen Rat und Führung oft gut gebrauchen können. Akademische Diskussionen über die gleichberechtigte Partnerschaft mit dem Patienten legen zu wenig Gewicht auf die Bedürfnisse von Patienten, die eher Linderung und Hilfe suchen als nüchterne Information.

Obgleich erst vor relativ kurzer Zeit aus dem Land der Zauberheiler eingewandert, wissen moderne Ärzte zwar, wie sie die mit organischen Krankheiten verbundenen strukturellen Defekte behandeln sollen, nehmen oft aber nicht wirklich wahr, was ihnen gesagt wird, und haben auch nicht gelernt, richtig zuzuhören. Ihre Patienten andererseits machen sich Sorgen darüber, was ihnen bevorstehen könnte, und fragen wahrscheinlich: «Ist es etwas Ernstes?» Wer unter Schmerzen leidet, für die es keine offenkundige körperliche Erklärung gibt, wird nicht zur Ruhe kommen, bis der Arzt nicht nur alle diagnostischen Möglichkeiten, sondern zudem den Kranken selbst völlig erschöpft hat.

Viele Menschen wollen genau wissen, was ihnen fehlt; für die Kostenexplosion im Gesundheitswesen geben Ökonomen den Patienten inzwischen die gleiche Schuld wie den Ärzten. Ehe überall gespart werden musste, entschieden sich Patienten, wenn man ihnen sagte, bei einer bestimmten Untersuchung stünden die Chancen eins zu hundert, dass man eine Abnormalität entdeckt, in der Regel für diese Untersuchung, um «sicherzugehen». Selbst beim Party-Smalltalk versuchen medizinische Laien, jedes neue Symptom peinlich genau auf seinen Ursprung hin zu verfolgen, anstatt einfach eine symptomatische Linderung zu akzeptieren. Alles in allem zeigt sich ein übertriebener Glaube daran, was Ärzte bewerkstelligen können.

Schmerz

Durch Placebos werden so viele Menschen von Schmerz und Missempfindung befreit, dass man ab und zu auch einmal ein gutes Wort über Placebos erwarten könnte. Ein solches Lob hört man heutzutage jedoch selten – außer von den wenigen, die sich eingehend mit der Thematik befasst haben. «Placebos können stärker sein als manche potenten Medikamente, ja deren Wirkung in manchen Fällen sogar außer Kraft setzen oder ins Gegenteil verkehren. In einigen Studien konnte die Placebo-Reaktion bei 100 Prozent der Versuchspersonen nachgewiesen werden. Selbst auf bestehende organische Erkrankungen, darunter unheilbare, bösartige Tumore, können Placebos tief greifende Auswirkungen haben. Placebos können sogar die Wirkungen aktiver Drogen nachahmen» (Shapiro, 1960). Gängige Urteile wie diese unterscheiden meist nicht zwischen der Reaktion des Patienten und der Verbesserung des Krankheitsbildes und überschätzen so die Möglichkeiten von Placebos. Stürmische Begeisterung vernebelt eher das Bild. Den Menschen wird geholfen, und ihre Beschwerden werden gelindert, doch sehe ich keine überzeugenden Beweise dafür, dass durch sie Krankheiten zum Besseren oder Schlechteren gewendet werden können.

Gewiss, es gibt Menschen, die vor Schreck, durch Wodu, aus Angst oder gar an gebrochenem Herzen sterben. Trotz eindeutiger Indizien werden solche Ereignisse dann Herzschäden, Störungen im Elektrolythaushalt und anderen körperlichen Problemen zugeschrieben, aber Beweise dafür, dass Krankheiten wie Krebs oder Herzschwächen nach der Gabe eines Placebos verschwunden sind oder sich deutlich verbessert haben, sind nur schwer zu finden.[19]

19 Andere werden argumentieren, dass Trost auf die Krank*heit* und damit indirekt auf das Krank*sein* wirkt. Wir brauchen einen Begriff für die noch immer verschwommene Grauzone zwischen Krankheit und Kranksein. Der «Reizdarm» z. B. ist in diesem Niemandsland anzusiedeln, doch weil er eine mindestens einhundertjährige Geschichte hat, erkennen die meisten Ärzte ihn als definitives Syndrom mit physiologischen, wenn auch nicht anatomischen Aspekten an. Ähnliche Probleme gibt es beim «Chronischen Erschöpfungssyndrom» und dem «Posttraumatischen Stress-Syndrom».

5. Der Patient und seine Krankheit

Akuter und chronischer Schmerz

Es gibt einen Unterschied zwischen einer Krankheit und der Reaktion darauf. Wenn ich mir mit dem Hammer auf den Daumen schlage, sitzt der Schmerz in meinem Daumen – oder in meinem Kopf. In jedem Fall ist er so stark, dass ich herumhüpfe und laut: «Aua! Aua!» schreie oder ein noch schlimmeres Geheul veranstalte. Meine Reaktion auf den Schmerz spielt sich in meinem Gehirn ab und kann eindrucksvoller sein als die tatsächliche Verletzung meines Daumens und die damit verbundene Stimulierung meiner C-Fasern. Mein Herumhüpfen kann sogar recht hilfreich sein, denn nach neuesten Erkenntnissen vermindert jede motorische Aktivität die Schmerzempfindung, indem sie auf die Vorgänge im Gehirn Einfluss nimmt.

Ein Patient mittleren Alters kann seine seit kurzem auftretenden Verdauungsbeschwerden ignorieren oder ein frei verkäufliches Arzneimittel einnehmen. Klingen die Beschwerden nicht ab, wird er sich Sorgen machen, ob er Krebs hat, bis die Angst (und weniger die Beschwerden selbst) ihn zum Arzt treiben. Schon die Entscheidung, zum Arzt zu gehen, kann die Besserung einleiten. Jeder Arzt hat eine Patientin oder einen Patienten schon einmal sagen hören: «Seitdem ich angerufen habe, geht es mir schon viel besser. Aber der Termin war nun einmal ausgemacht, deshalb bin ich trotzdem gekommen.» Die Sprechstundenhilfe oder die Telefongesellschaft könnte die Lorbeeren für die Spontanheilung für sich in Anspruch nehmen, wahrscheinlich geht der Impuls aber wohl eher darauf zurück, dass eine Verbindung zum Arzt hergestellt wurde. Die meisten gesundheitlichen Probleme verschwinden von alleine wieder, und die Patienten bemühen sich meist dann um einen Arzttermin, wenn es ihnen am schlechtesten geht, kurz bevor das Problem abzuklingen beginnt. Dieses natürliche Kommen und Gehen von Beschwerden ist für viele vermeintliche Behandlungserfolge von Placebos oder aktiven Medikamenten verantwortlich. Werden rätselhafte Schmerzen allerdings chronisch, verwandeln sie sich in eine Krankheit oder bekommen zumindest einen eigenen Namen wie «chronisches Schmerzsyndrom».

Sitzt der Schmerz im Bauch oder im Kopf? Sagt der Arzt, es sei alles in Ordnung, kann es gut sein, dass die Verdauungsbeschwerden verschwinden, weil die Aussage des Arztes beruhigend wirkt, weil die verschriebenen Medikamente greifen oder weil die Beschwerden ohnehin von allein wieder verschwunden wären. Macht der Arzt dagegen ein ernstes Gesicht und ordnet weitere Untersuchungen an, achtet der Patient bestimmt noch stärker auf seine Verdauung. Warnt der Arzt dann auch noch: «Nehmen Sie dieses Medikament zehn Tage lang ein, aber seien Sie vorsichtig, weil es Nebenwirkungen hat», hat er sogar noch mehr Anlass zur Sorge. Hoffnung und Pillen können dazu beitragen, dass man sich besser fühlt. Angst oder allein schon die Vorstellung, möglicherweise an Krebs erkrankt zu sein, sorgen dafür, dass es einem schlechter geht. Krankheit und Patient stehen auf der einen Seite der Gleichung, Arzt und Therapie machen die andere Seite aus.

Schmerz und Leid

Auf das Phänomen Schmerz werde ich in Kapitel 7 noch genauer eingehen, einige Bemerkungen sind aber auch schon an dieser Stelle angebracht. Leid kann aus Schmerz, aber auch aus Angst entstehen. Wie F. S. Fitzgerald schreibt: «Natürlich ist alles Leben ein Prozess des Niedergangs ... Manche Schläge kommen von innen – man fühlt sie nicht, bis es zu spät ist, um sich noch irgendwie dagegen zu stemmen, und man erkennt als etwas Endgültiges, dass man in mancher Hinsicht niemals wieder so sein wird wie früher.»

Ärzte versuchen, zwischen dem Schmerz und dem damit verbundenen Leid zu trennen. Schmerz bekannter Herkunft lässt sich mit viel größerem Gleichmut ertragen als unerklärlicher Schmerz. Das ist einer der Gründe dafür, warum Laborstudien zur Schmerzbekämpfung so wenig praktische Bedeutung haben. Eine Versuchsperson, der in einer experimentellen Situation absichtlich Schmerz zugefügt wird, reagiert vollkommen anders als der Patient mit Bauchschmerzen, deren Ursache ihm niemand erklären kann. «Patienten können sich wegen eines Nierensteins vor Schmerzen krümmen und nach ihrer eigenen Aussage dabei nicht wirklich leiden, weil sie ‹ wissen, was los ist› ; die selben Patienten berichten bei scheinbar viel geringeren Anlässen von größerem Leid, wenn sie die Ursache des Schmerzes nicht kennen» (Cassell, 1982).

Schmerz erzeugt Leid, wenn die Betroffenen sich von der Angst, nie wieder gesund zu werden, überwältigt fühlen. Eric Cassell gibt einen Hinweis darauf, wie Placebos in diesem Zusammenhang wirken könnten: «Genesung von Leid beruht oft auf Hilfe von außen. Es ist, als wären die Betroffenen eines Teils ihrer selbst verlustig gegangen und könnten sich nur aufrecht halten, indem sie sich diesen Teil von anderen ausleihen, bis sie sich selbst wieder erholt haben. Darin besteht eine der latenten Aufgaben des Arztes: Kraft zu leihen. Auch eine Gruppe kann diese Aufgabe übernehmen.»

5. Der Patient und seine Krankheit 73

Krankheit und Kranksein

In seinen Ausführungen zur Psychopathologie setzt Andrew Sims Krank*heit* (disease) und Krank*sein* (illness) gleich, wie es bei jemandem, der die Folgen einer gestörten Psyche erforscht, wohl auch kaum anders zu erwarten ist. Die Weltgesundheitsorganisation WHO sieht *Gesundheit* in «vollkommenem Wohlbefinden» begründet. Was ärztlich behandelt wird und was mit biologischen Nachteilen von der statistischen Norm abweicht, wird als *Krankheit* bezeichnet. Auch Ärzte, die bemüht sind, den ganzen Patienten zu sehen, müssen zwischen organischen und funktionellen Störungen unterscheiden.

Organische und funktionelle Störungen

Ärzte denken eher selten darüber nach, was sie eigentlich genau unter einer *Krankheit* verstehen. Den meisten reicht die Definition des *Oxford English Dictionary*: «Ein Zustand eines in seiner Funktion gestörten Körpers, Körperteils oder Organs;... ein Abweichen vom Zustand der Gesundheit, vor allem, wenn er durch strukturelle Veränderungen verursacht ist.» *Störung* ist «in der Regel ein schwächerer Begriff als Krankheit und impliziert nicht unbedingt strukturelle Veränderungen.» Sehvermögen und Tastsinn sind die bevorzugten diagnostischen Sinne, Augen und Finger die ältesten diagnostischen Instrumente. Ich werde den Begriff *Krankheit* so verwenden, wie ihn die meisten Ärzte verstehen: Das, was sich mit diagnostischen Instrumenten wie Röntgenapparaten und Endoskopen bei einer Person mit konkreten Beschwerden finden lässt. «Stumme» Krankheiten ohne Beschwerden sind Sonderfälle und erfordern Werturteile.

Definitionen sind nicht immer so präzise. Form und Funktion spiegeln einander wider, vielleicht sogar auf der Ebene der Windungen und Faltungen von Aminosäuren oder elektrischer Vorgänge. «Form folgt Funktion», pflegten die Bauhaus-Architekten es zu nennen. Moderne Ärzte sind Pragmatiker, die Krankheit als das definieren, was sie morphologisch, biologisch oder auch funktionell nachweisen können. Die moderne Genetik ist so faszinierend, weil sie Form und Funktion auf elementarster Ebene zeigt. Die DNA bestimmt den Code, die RNA übermittelt ihn, doch schon die kleinste Veränderung in der Krümmung oder Reihenfolge der Aminosäuren verändert die übermittelte Botschaft – und die Persönlichkeit. Der genetische Code ist metaphorisch gesehen eine Art Alphabet, die Reihenfolge der

Buchstaben ist entscheidend. Ein n-e-g-e-r ist nun mal kein r-e-g-e-n. Aus dem Grund sehen postmoderne Ärzte molekulare Störungen auch als Krankheit an.

Eine Erkrankung in der medizinischen Praxis «funktionell» zu nennen, ist eine andere Sache. Ärztliche Erfahrung beruhte lange Zeit auf dem «klinischen Blick», also dem, was man sehen kann. Funktionelle Erkrankungen, die mit einer intensiven Erfahrung des Krankseins verbunden sein können, für die es keine strukturelle Erklärung gibt, erscheinen Ärzten irgendwie irreal. Der «Reizdarm» z. B. illustriert sehr eindrücklich die fließenden Grenzen zwischen Krankheit, funktioneller Störung und subjektivem Kranksein. Die persönliche Reaktion auf das körperliche Unwohlsein, also das *Kranksein*, ist durch den Charakter, die Kultur und das gesellschaftliche Bild des jeweiligen Problems bestimmt. Kranksein umfasst alle unerwünschten Begleiterscheinungen einer Krankheit, nicht zuletzt ihre Auswirkungen auf die Familie und den Alltag der Betroffenen. Dabei spielen, wie z. B. alle Menschen mit AIDS leidvoll erfahren haben, Werturteile eine große Rolle.

Kranksein ist das, was die Patienten fühlen, ungeachtet der jeweiligen Krankheit. Leon Eisenberg formulierte es deutlich: «Patienten erleben ‹ Kranksein› ; Ärzte diagnostizieren und behandeln Krankheiten» (1977). Viele Patienten zögern, ihren Ärzten ihr Kranksein «aufzudrängen». M. Lefton, ein an der Parkinsonkrankheit erkrankter Soziologe, schreibt: «Ich denke an die vielen Male, in denen ich die Praxis meines Arztes verlassen und all die nichtmedizinischen Drangsale unausgesprochen wieder mitgenommen habe, um die er sich als professioneller Spezialist gar nicht kümmern kann. Sich Sorgen darüber zu machen, worüber ich mir Sorgen mache, würde seine Arbeit als Neurologe ernsthaft behindern.» Was für ein trauriger Kommentar über die moderne Medizin.[20]

Attribution

Welcher Ursache jemand seine Probleme zuschreibt, ist für deren Lösung wesentlich. Was man in der Soziologie *Attribution* nennt, spiegelt mit großer Wahrscheinlichkeit die Ansichten einer ganzen

---

20 Der bekannte Literaturkritiker Anatole Broyard äußerte sich nach der Begegnung mit mehreren Ärzten in Boston, die seinen Prostatakrebs behandelten, ihm selbst aber wenig Aufmerksamkeit schenkten, ähnlich betrübt über die moderne Medizin.

Gruppe wider. Heutzutage scheinen z. B. Sport und Ernährung für die amerikanische Öffentlichkeit bei der Beurteilung einer Erkrankung wichtiger zu sein als Emotionen oder Stress. Susan Sontag erinnert uns daran, dass man die Tuberkulose zu der Zeit, als man ihre Ursache noch nicht kannte, als Krankheit der Leidenschaft, der verzehrenden Wut und der «romantischen Qualen» verklärte.

Selbstbild

Der eigene Platz in der Gesellschaft bestimmt über das individuelle Erleben des Krankseins. Der Profi-Tennisspieler fürchtet Schmerzen im Ellenbogen mehr als ein Rechtsanwalt. Dem jungen Anwalt mit Menière-Krankheit macht das Ohrensausen vielleicht weniger aus als der Schwindel, wenn er vor Gericht ein Kreuzverhör führen muss. Die Lehrerin mit Colitis ulcerosa versucht, die schwerwiegende Entzündung ihres Dickdarms zu überspielen, weil sie wettkampfmäßig Tennis spielt. Als ich vor einigen Jahren lebensbedrohlich erkrankte, war meine größte Sorge, ich könnte mein Gedächtnis verlieren. Dafür würde einem Sportler ein steifer Hals mehr ausmachen als mir.

Ärzte, die Krankheiten nach dem reduktionistischen Modell behandeln, ignorieren die sozialen und kulturellen Aspekte des Krankseins eher, während Kollegen, die diese Probleme mit berücksichtigen, wahrscheinlich weniger diagnostische Maßnahmen anordnen und nicht jeder Missempfindung auf den Grund gehen.

Der Triumph der Antibiotika über viele Infektionskrankheiten veranschaulicht die Metapher, mit der die meisten Ärzte sich am wohlsten fühlen: die Krankheit erscheint als Feind, der Arzt als Soldat, der sie bekämpft. In ihrer Ausbildung haben sie gelernt, jede Abweichung von der objektiven Wissenschaft als Ketzerei zu betrachten. Das Modell von der Krankheit als von außen kommender Eindringling hält sie davon ab, das subjektive Kranksein und die damit verbundenen Beschwerden als real zu akzeptieren. Um zu verstehen, wie Placebos wirken, müssen wir uns Krankheit jedoch als Wechselspiel zwischen organischen Prozessen und individueller Reaktion vorstellen. Die Reaktion auf eine Krankheit kann ebenso wichtig sein wie die Krankheit selbst.

Kranksein umfasst die Beschwerden des Patienten, unabhängig davon, ob deren Herkunft biologisch nachweisbar ist oder nicht. Kranksein kann, muss aber nicht seinen Ursprung in einer Krankheit haben, in jedem Fall stellt es die subjektive Komponente dar. Eine *Krankheit* kann «stumm», also ohne Symptome, aber trotzdem nachweisbar, weil quantifizierbar und biologisch sichtbar sein. *Störungen*

– z. B. *Essstörungen* – liegen häufig irgendwo zwischen beiden Polen. Die begriffliche Unterscheidung ist deshalb so wichtig, weil Placebos «nur» gegen Kranksein helfen.

Wird der Schmerz als eigenständige Krankheit behandelt, verschwimmt der Unterschied zwischen Krankheit und Kranksein. Verschwindet der Schmerz, schließen viele, die Krankheit sei geheilt worden, obgleich in Wirklichkeit womöglich nur die sie begleitenden unguten Gefühle, die Angst, die Wut oder der Kummer gelindert wurden und der Schmerz so seine Grundlage verlor.

Aus der ärztlichen Fallsammlung

Reizdarm

Viele gesunde Menschen haben ein Leben lang, vor allem aber in stressreichen Zeiten, Durchfall oder Verstopfung mit den dazugehörigen Bauchschmerzen. Viele akzeptieren die gestörten Verdauungsfunktionen als ganz normal (was auch meiner Ansicht entspricht) und behelfen sich mit den bekannten Hausmitteln, während andere auf der Suche nach den möglichen Ursachen von Arzt zu Arzt laufen. Ob jemand sich für den einen oder den anderen Weg entscheidet, muss etwas mit Angst zu tun haben. In einer entsprechenden Studie schrieben Patienten, die wegen ihrer Bauchschmerzen zum Arzt kamen, diese mit größerer Wahrscheinlichkeit dem Stress zu als vergleichbare Personen mit ähnlichen Beschwerden, die keinen Arzt aufgesucht hatten. Die Entscheidung, ärztliche Hilfe zu suchen, ist natürlich auch damit verbunden, dass Ärzten oft eine elterliche Rolle zugeschrieben wird.

Die meisten Ärzte können vor allem bei jungen Menschen einen Reizdarm durch bloßes Zuhören erkennen. Dennoch werden sie es aller Wahrscheinlichkeit nicht dabei bewenden lassen, denn sie haben gelernt, ihre Vermutungen durch diagnostische Maßnahmen zu untermauern. Ein allein an seinen Symptomen erkannter Reizdarm ist ihnen zu vage. Erst auf Papierstreifen dokumentierte Wellenmuster, die genau überprüft werden und von Hand zu Hand gereicht werden können, lassen die Diagnose in ihren Augen gesichert erscheinen. Tatsächlich hat man den Reizdarm inzwischen von einer bloßen Reaktion auf die normalen Belastungen im Leben zu einer waschechten Krankheit, nämlich zur *Reizdarmkrankheit* befördert. Auf ähnliche Weise ist die Anzahl anderer an ihren Symptomen (also dem, was der Patient sagt) erkennbarer Krankheiten geschrumpft, weil die Präzision der Technologie in der medizinischen Ausbildung einen so hohen Stellenwert hat. Jetzt hofft man, durch die Fortschritte in der Neurobiologie bald alle funktionellen Krankheiten morphologisch erklären zu können, indem man irgendwelche Abnormitäten im Gehirn oder in den Genen dafür verantwortlich macht.

Ulcus pepticum

Wenn es um auf Magensäureeinwirkung zurückgeführte Geschwüre im Verdauungstrakt geht, konzentriert sich die Diskussion auf die Dosierung und Einnahmehäufigkeit von Antibiotika oder säureunterdrückender Mittel sowie auf Schädigungen durch Aspirin, Rauchen und Alkohol. Am emotionalen Leben der betroffenen Patienten besteht kein Interesse mehr. Nur ältere Ärzte nicken noch zustimmend, wenn sie gefragt werden, ob Stress bei der Wiederkehr solcher Geschwüre eine Rolle spielt. Die emotionalen Aspekte werden wohl vor allem deshalb gern ignoriert, weil viele Ärzte meinen, in dieser Hinsicht ohnehin wenig ausrichten zu können. Emotionen sind schwer zu messen, Geschwürkrater dagegen viel einfacher zu inspizieren. Sie sprechen mit ihren Patienten daher nicht viel anders als William Osler und andere Vorgänger aus dem 19. Jahrhundert es vielleicht getan haben; würden sie sich allerdings auf Oslers über hundert Jahre alte Behandlungsmethoden verlassen, würden sich die Anwälte schnell an ihre Fersen heften. Psychologie und Psychiatrie mögen neue Einsichten in die Gründe zur Entstehung eines Geschwürs gegeben haben, die naturwissenschaftliche Medizin hat die Therapie solcher Geschwüre so optimiert, dass die behandelnden Ärzte ihren Patienten gar nicht mehr zuhören müssen und die Betroffenen infolgedessen immer weniger über sich selbst Bescheid wissen.

Colitis ulcerosa

Vor Jahren war die Genesung von einer Colitis ulcerosa ein äußerst langwieriger Prozess. Beide Seiten, Arzt und Patient, mussten sich große Mühe geben, Ursprung und Bedeutung der Entzündung zu verstehen, und man konnte sich nie ganz sicher sein, ob die Genesung auf den natürlichen Krankheitsverlauf oder die intensive Arzt-Patienten-Beziehung zurückzuführen war. Seitdem Steroide den Heilungsprozess beschleunigen, vereinfachte sich der Einsatz des Arztes immens; drei bis fünf Tage intravenöse Medikation bringen den gewünschten Effekt, auf den man früher Monate hatte warten müssen. Wer diese Krankheit hat, wird sehr viel schneller wieder gesund als früher, erfährt aber auch sehr viel weniger über sich selbst. Sein Arzt allerdings ist froh, nicht mehr im Leben des Patienten nach möglichen Ursachen suchen zu müssen. Beispiele wie diese stärken die Haltung, dass die Vorstellung des Patienten (und des Arztes) von dem, was ihm fehlen könnte, getrost ignoriert werden kann, sobald man in der Lage ist, das Problem mit einer Injektion oder einer Pille zu beseitigen.

Geist oder Gehirn

In der Vergangenheit sah man den Körper als Maschine und den Geist, nach Arthur Koestlers Platon-Übertragung, als «Gespenst in der Maschine». Heute gilt das Gehirn als der Computer, der die Körpermaschine steuert. Für Wunder oder Begeisterung ist in der modernen Medizin wenig Platz, stattdessen herrschen Vernunft und Objektivität. In der medizinischen Ausbildung gewinnen zukünftige Ärzte den Eindruck, dass geistige Ereignisse auf chemische Vorgänge im Gehirn zurückzuführen sind. Wenn sie lesen, dass die Kalziumzufuhr und Veränderungen in einem Enzym namens «zyklisches Adenosinmonophosphat» für das Erinnerungsvermögen beim Weichtier zuständig ist, erwarten sie, dass sich letztlich auch alle menschlichen Verhaltensweisen auf molekulare Ereignisse reduzieren lassen. Psychisches Kranksein wird so vom Resultat negativer sozialer Kräfte zur «biologisch begründeten Hirnkrankheit.»

Ärzte fragen nicht nach dem Sitz von Hoffnung, Angst oder freiem Willen, sondern hoffen darauf, dass sich alle Emotionen auf eine Suche im Computer des Gehirns reduzieren lassen. Ihnen gefällt die Vorstellung, dass selbst die Grammatik angeboren ist, eine hochspezialisierte, in jedem Neugeborenen angelegte Hardware, die man eines Tages sichtbar machen wird. Sie stimmen der Behauptung zu, dass «es keine Krankheit ohne körperlichen Sitz ... und keine Funktionen ohne Organe gibt». Und sie widersprechen dem Philosophen Stanley Cavell, der sagte: «Wir wissen nicht, ob der Geist sich am ehesten durch Phänomene wie Schmerz, Neid, die Arbeit an einem Puzzle oder durch ein Klingeln im Ohr bemerkbar macht.»

Die wissenschaftliche Medizin setzt darauf, dass eines Tages das gesamte menschliche Gehirn kartografiert, jedes Neuron in seinen Verbindungen erkannt und das Computernetzwerk offen gelegt ist und sich

5. Der Patient und seine Krankheit

herausstellen wird, dass Hoffnung, Liebe, Leidenschaft und all unsere Ziele im Leben in Wirklichkeit Teile eines von Neuronen gesteuerten Programmes sind. Depressionen sind dafür ein gutes, aktuelles Beispiel. Hielt man sie früher einmal für die Folge unterdrückter Wut, werden sie jetzt auf einen Fehler bei der Wiederaufnahme von Serotonin zurückgeführt, der sich durch entsprechende Chemikalien beheben lässt.[21] Und was jetzt schon für Depressionen gilt, so behaupten sie, wird einiges Tages auch auf Trauer, Freude, Heldenmut oder andere Gefühle zutreffen. Die detaillierte Anatomie und alle Verbindungen der 302 Neuronen im Gehirn eines einen Millimeter langen Wurms namens *C. elegans* konnten bereits vollständig erforscht werden. Die in 118 Typen unterteilten Neuronen sorgen für 8000 Verbindungen im Körper des Wurms. In der Analyse dieser Verbindungen sehen Reduktionisten den ersten Schritt zum Verständnis des menschlichen Geistes.

Ärzte und Wissenschaftler suchen nach Schaltkreisen und Programmen in einem komplizierten Computersystem – eine Metapher, die vor der Erfindung des Computers sehr unwahrscheinlich gewesen wäre. Deshalb ist durchaus denkbar, dass neue Entdeckungen auch zu neuen Modellen des Gehirns führen können, die sich z. B. an dem orientieren, was passiert, wenn sich plötzlich ein Fisch- oder Vogelschwarm wie ein einziger, aus unzähligen einzelnen Elementen bestehender Organismus fortbewegt oder plötzlich die Richtung ändert. Vielleicht funktioniert das Gehirn ja tatsächlich viel eher wie ein Schwarm Fische als wie ein Computer, und die Intuition findet ihre Analogie viel treffender in dem plötzlichen Aufwirbeln eines Vogelschwarms als im Aufleuchten von Computerschaltbahnen.

Selbst wenn wir die Funktionsweise des Gehirns verstanden haben, werden wir die Worte eines Dichters brauchen. W.H. Auden war kein Reduktionist, als er schrieb:

Wenn alles, was der beste Physiker
Über die Wahrheit weiß, auch wahr ist
...
Dann sind wir besser dran
Als der Große Nebel im All
Oder die Atome in unserem Hirn

---

21 Die beiden Ansätze zur Erklärung von Depressionen brauchen nicht inkompatibel zu sein. Das System zur Serotonin-Wiederaufnahme könnte durch genetische Faktoren gestört und daher für emotionalen oder psychischen Stress besonders anfällig sein.

Die Trennung von Geist und Gehirn ist verwirrend. Wie leicht wäre es, wenn Gedanken vom Gehirn abgesondert würden wie Insulin von der Bauchspeicheldrüse. Ist das Gehirn eine Drüse oder ein Computer? Träume lassen sich auf spezifische neuronale Aktivitäten zurückverfolgen, was nahe legt, dass einzelne Hirnstrukturen mit verschiedenen psychischen Funktionen und Verhaltensweisen zusammenhängen. Das menschliche Gehirn ist so viel größer und komplizierter als die des kleinen Wurms. Die so genannten kortikalen Säulen verlaufen auf sehr kurzer Strecke im menschlichen Gehirn hinauf und hinunter; es gibt mindestens 600 Millionen Säulen, jede enthält über 110 Neuronen, in einem solchen winzigen Bereich sind also allein schon 50 Milliarden Neuronen versammelt. Die Schaltkreise, von denen man annimmt, sie würden «Emotionen generieren, Emotionen mit Wahrnehmungen verbinden und einen Impuls für ein entsprechendes Verhalten geben», übersteigen mein Vorstellungsvermögen. Kernspinresonanztomographie (MRT) und Positronenemissionstomographie (PET) mit Hilfe radioaktiver Indikatormoleküle sollen uns dazu verhelfen, die Chemie des Gehirns mit «neuen Augen» zu sehen. Werden wir dort Nächstenliebe finden?

Der hinter solchen Ansätzen steckende anatomische Determinismus versucht, alle menschlichen Regungen auf Vorgänge im Gehirn oder Fehlern im genetischen Code zurückzuführen. Doch ein einziges verändertes oder abwesendes Gen ist nicht das Gleiche wie eine Krankheit, für die viel mehr erforderlich ist als ein bloßer Defekt. Tausende von Genen bilden ein Genom, sodass die anderen einen Fehler kompensieren können. Ebenso lässt sich ein Gen wohl kaum für Armut oder Depression verantwortlich machen, eine Tatsache, die Stephen Rose ein «integratives Verständnis der Beziehungen zwischen biologischen, persönlichen und sozialen Aspekten» anmahnen lässt. Krankheiten haben von ihrem Ursprung her sowohl biologische als auch soziale Komponenten. Auch wenn Alkoholismus oder Fettleibigkeit in unseren Genen angelegt sein mögen, unterliegen beide doch auch der Kontrolle unseres Willens. Wir sind nicht immer Gefangene unserer Eltern und ihrer Gene, es sei denn wir erben eine katastrophale Krankheit wie das Lou-Gehring-Syndrom.

Wie der Geist dem Gehirn entspringt, vermag ich mir nicht vorzustellen. Auch wo er seine Heimstatt hat, weiß ich nicht zu sagen. Ich meine aber weiterhin, dass Geist und Gehirn so verschieden sind wie Kranksein und Krankheit, und ich habe ein wenig Angst vor den Entdeckungen, die die Zukunft uns bringen mag.

5. Der Patient und seine Krankheit   **81**

Der Patient als Ganzes

Im Mittelalter beschränkten Ärzte sich auf den Versuch, den Körper zu reparieren; Geist, Verhalten, Religion und Seele überließen sie der Kirche. Auf ganz ähnliche Weise ignorieren moderne wissenschaftliche Reduktionisten die psychischen und psychosozialen Aspekte einer Krankheit. Nachdenklichere postmoderne Ärzte, die meisten von ihnen mit einer psychiatrischen Ausbildung, setzen sich seit langem für ein ganzheitliches Bild des kranken Menschen ein, haben bei der Durchsetzung dieses Modells aber nur mäßigen Erfolg, auch wenn es sich z. B. wie bei George Engel als biopsychosoziales Medizinmodell oder systemische Medizin präsentiert. Nach diesem Modell beeinflussen Körper und Geist einander wechselseitig, und ein Geschwür ist mehr als eine Veränderung in der Magenwand – es ist ein Zeichen des Zusammenbruchs einer Persönlichkeit mit ganz spezifischen sozialen, emotionalen und ökonomischen Belastungsfaktoren. Moderne Gastroenterologen schenkten solchen ganzheitlichen und kontextuellen Sichtweisen wenig Beachtung. Ihre Rechtfertigung fanden sie darin, mit dem Einsatz von Antibiotika Geschwüre auszumerzen.

Natur- und Geisteswissenschaft

Ärzte können an sozialen Systemen wenig ändern. Mit Blick auf die immensen sozialen Umwälzungen des 20. Jahrhunderts stehen sie unter dem Eindruck, dass die Sozialwissenschaften unsere Welt nur wenig beeinflussen konnten. In der Medizin dagegen finden sie den Nutzen des naturwissenschaftlichen Ansatzes bestätigt und freuen sich an den enormen Verbesserungen beim Wissen und bei den Methoden. Die Medizin weiß heute kaum mehr darüber, warum ein Alkoholiker trinkt, als vor fünfzig Jahren, aber sie kann mit einer Sonde in die Kanäle der Bauchspeicheldrüse sehen und mit Hilfe der Computertomographie ihre genauen Konturen abbilden. Ärzte durchsuchen Fachzeitschriften nach immer neuen Erklärungen und Behandlungsmöglichkeiten diverser Krankheiten, tun aber alles, was mit Menschen und der Gesellschaft zu tun hat, als unwissenschaftlich ab. Sie sind Pragmatiker, die nach Informationen suchen, die ihnen helfen, ihre Patienten zu behandeln, aber nicht die Geduld oder Zeit aufbringen, um diese Patienten wirklich zu verstehen.

Erst im Berufsalltag geht vielen dann die Bedeutung soziokultureller und ökonomischer Faktoren auf, mit denen umzugehen sie in ihrer

Ausbildung nicht gelernt haben. Wie junge Anwälte, die gerade von der Universität kommen und sämtliche Gesetze und deren theoretische Auslegung auswendig können, aber mangels Erfahrung noch nicht in der Lage sind, in einem Rechtsstreit für ihre Mandanten einen vorteilhaften Vergleich auszuhandeln, erlernen Medizinstudenten die Behandlung akuter Krankheiten, aber nicht den Umgang mit kranken Menschen. Der ganze Patient mit allen seinen Facetten, bleibt ein Phantom, bis er ihnen täglich in der Praxis oder Klinik begegnet. Nun erweist sich, dass es viel komplizierter ist, mit ganzen Menschen umzugehen als mit einer Krankheit. «Jeder Versuch zu verstehen, warum der Patient auf eine bestimmte Weise fühlt und agiert, schließt zwangsläufig die Frage danach ein, wie er das Geschehene subjektiv interpretiert und welche Bedeutung er den Ereignissen rund um seine Erkrankung beimisst ... Je stärker die Bedeutung der Krankheit und ihrer Symptome von unbewussten Faktoren beeinflusst wird, desto irrationaler, idiosynkratischer und unvorhersagbarer wird aller Wahrscheinlichkeit nach die sichtbare Reaktion des Patienten ausfallen» (Lipowski, 1969).

Geisteswissenschaften in der Medizin

Für ein soziales Krankheitsmodell ist der gesunde Menschenverstand nötig. Darum sind Romanciers und Dichter für Ärzte so wichtig; sie führen vor, wie es sich anfühlt, krank zu sein, sie porträtieren das Innenleben von Patienten. Schriftsteller sind die Erforscher einer anderen Welt, in der der Dichter Tod und Leben besser erklären kann als der Physiker. Der Romancier schenkt seinen ärztlichen Lesern die nötige Distanz, die sie brauchen, um über Tod und Leben zu reflektieren, ohne auf der Grundlage dieser Gedanken gleich agieren zu müssen.

Um Licht und Schatten auf den durch Röntgenstrahlen oder Computertomographie erzeugten Bildern richtig interpretieren zu können, ist Training, Erfahrung und Wissen erforderlich. Um ein Gedicht zu verstehen, muss man mehr als Buchstaben lesen können. Je mehr Lyrik man gelesen hat, desto tiefer gehen die Reaktionen, und umso reichhaltiger ist der erzielte Gewinn. Ein Gedicht zu lesen erfordert ebenso viel Erfahrung wie die Beurteilung eines MRI. Um seine Patienten zu verstehen, muss ein Arzt nicht unbedingt Henry James oder Dostojewski gelesen haben, aber belesene Ärzte sind sich mit größerer Wahrscheinlichkeit der vielen Schattierungen bewusst, die ein weniger belesener Arzt übersehen könnte. Wie das Altern schafft auch das Lesen einen Erfahrungsschatz.

Die Metaphern der Krankheit

Die in der Medizin vorherrschenden Metaphern – der Arzt als Wissenschaftler oder Soldat – lassen die Krankheit als greifbares Objekt und feindlichen Eindringling erscheinen. Der Film «Die Dämonischen» *(Invasion of the Body Snatchers)* brachte dies eindrücklich auf die Leinwand: Die Menschen werden sich selbst fremd, während außerirdische Wesen von ihren äußerlich unveränderten Körpern Besitz ergreifen und sie für ihre eigenen Zwecke umprogrammieren. Die Samenhülsen der Eindringlinge sind die Quelle der Krankheit, genau wie bei H. pylori. Was die Betroffenen selbst sagen, muss als unzuverlässig gelten, weil sie bereits von der Krankheit korrumpiert sind.

Patienten fühlen, was in ihnen vorgeht, finden dafür aber nicht immer die richtigen Worte. Die ihre Symptome interpretierenden Ärzte sind Teile einer medizinischen Kultur, in der das Auge wichtiger ist als das Ohr. Metaphern wie «geistiges Auge» machen deutlich, wie sehr wir uns in westlichen Kulturen seit jeher auf das Sehen verlassen.

In der Nachfolge von Wittgenstein stellt Arthur Kleinman die «geraden, regelmäßigen Straßen» der wissenschaftlichen Sprache den «gewundenen Gässchen» der Alltagssprache gegenüber: «Unsere Sprache können wir uns wie eine uralte Stadt vorstellen: ein Labyrinth kleiner Gässchen und Plätze, alter und neuer Häuser, unzähliger Anbauten aus den verschiedensten Epochen, und darum herum eine Vielzahl neuer Bezirke mit geraden, regelmäßigen Straßen und gleichförmigen Häusern.» Medizinische Theoretiker bewegen sich mit Vorliebe auf den «breiten, gut ausgebauten und übersichtlichen Vorstadtstraßen» der biophysikalischen Wissenschaft. Beim Gedanken an die «archaischen Wege der Medizin mit ihren gewundenen, engen, planlosen Gässchen durch ein Gewirr alter, windschiefer Altstadthäuser» sind sie eher peinlich berührt. Psychiaterinnen und Psychiater hören sich noch an, was ihre Patienten zu sagen haben, weil sie wissen, dass die Empathie durch das Gespräch gestärkt wird, doch auch sie sind von knauserigen Kostenberechnern belagert wie der Bischof von Bingen in seinem Mäuseturm am Rhein.

Patienten wahrnehmen

Patienten wollen Ärzten von der Erfahrung des Krankseins berichten, doch manche Ärzte (und auch manche Patienten) empfinden solche Gespräche als zu persönlich. Als sie im Rahmen eines Versuchs gebeten wurden, in die Patientenrolle zu schlüpfen, hatten College-Studentinnen und -Studenten keine Einwände dagegen, dass ihre Körper untersucht und sogar fotografiert wurden. Dass ihre Worte jedoch auf Band aufgenommen werden sollten, erschien ihnen als Eindringen in ihre Privatsphäre: «Das ist zu persönlich», protestierte einer der Teilnehmer. «Mein Arzt braucht doch nicht zu wissen, was ich denke.»

Die in einem Gespräch zum Ausdruck kommenden Gedanken sind wichtig, um die individuelle Erfahrung des Krankseins richtig zu verstehen. Gespräche sind intim, schließlich tragen viele «ihr Herz auf der Zunge». Wenn ich jemandem sage, was ich denke oder wovor ich mich fürchte, lernt er mich besser kennen, als wenn er meine Leber biopsiert, mein Herz operiert oder mein EEG interpretiert.

Sehen und sprechen

Ärzte sprechen häufiger miteinander über Krebs und seine Behandlungsmöglichkeiten als mit den betroffenen Patienten. Dies überlassen sie lieber Sozialarbeitern, Psychiatern oder Pflegekräften. An der Ärztekonferenz unserer Abteilung in Yale nehmen immer Pathologen und Radiologen teil, um uns Gastroenterologen Bilder und Strukturen zu erklären; Sozialarbeiter sind aber nicht da, und auch Psychiater werden so gut wie niemals eingeladen. Meine Kollegen wollen harte Fakten und objektive Bilder. Über technische Möglichkeiten, ihren Patienten zu helfen, wollen sie alles erfahren, nur nicht über die Erfahrung des Krankseins diskutieren. Und die Jungen, die sich noch in der Ausbildung befinden, lernen rasch, nach Bildern und nicht nach den Patienten zu fragen. Zum Glück zweifeln immer mehr postmoderne Ärzte daran, dass sich alle Krankheiten durch das An- oder Ausknipsen eines Schalters durch ein Gen erklären lassen.

Ärzte lieben es, Ausdrucke oder Bilder von dem, was sie gesehen haben, herumzureichen. Die durch diverse moderne Verfahren gewonnen Bilder werden ausgestellt wie Ikonen. Vom Schmerz des Patienten geben sie nur ein sterilisiertes Bild. Von den Qualen des Menschen, der uns von seinem Schmerz erzählt, vermitteln sie nichts.

5. Der Patient und seine Krankheit

Darum ist es auch so viel einfacher, sich – fern vom Patienten – in einer Röntgenabteilung Bilder anzuschauen, als jemandem zuzuhören, der über seine Schmerzen klagt. Denn wenn der Patient fertig ist, bleibt dem Arzt nur die Erinnerung an das Gesagte. Schickt man den Patienten zum Röntgen oder zur Endoskopie, hat man ein Bild, das man immer wieder anschauen und herumzeigen kann. Die Vorstellungen über bestimmte Krankheiten verändern sich mit den bildgebenden Verfahren, die diese Krankheiten zeigen. Die Beschwerden eines Patienten sind – zumindest für den Arzt – vergänglich. Die einmal gehörten Worte «verfliegen mit dem nächsten Windzug», wie Walter Ong es so schön formulierte. Röntgenbilder, Sonogramme, endoskopische Fotos, selbst Zahlen aus einem Labor sind da viel dauerhafter. Sie fixieren die Krankheit, verleihen ihr Realität. Vor allem aber geben sie ihr eine Gestalt, der man einen Namen geben kann.

Schon in uralten Zeiten hat es Ärzten besondere Freude gemacht, Krankheiten Namen zu geben. Im III. Buch der «Republik» kommentiert Platon: «Infolge von Faulheit und einer Lebensweise, wie wir sie beschrieben haben, füllen sich die Menschen mit Wasser und Winden wie ein See, dass die feinen Söhne Äskulaps genötigt sind, sich noch mehr Namen für Krankheiten wie Flatulenz und Katarrh auszudenken; ist nicht auch dies eine Schande? ‹Ja›, versetzte er, ‹das sind in der Tat neue und wunderliche Krankheitsbezeichnungen.›»

Vor langer Zeit warnte ein Neurologe: «Es ist oft besser, das von vielen Patienten bekundete Verlangen nach Nomenklatur nicht zu befriedigen, sondern ihnen zu erklären, dass mehr Irrtum als Wahrheit damit verbunden sein kann, Leiden einen definitiven Namen zu geben» (Gowers). Und Thomas Szasz formulierte: «Diagnosen sind keine Krankheiten.» Eine Diagnose mag Arzt und Patient zufrieden stellen, eine Krankheit wird deshalb nicht daraus. Was die eine Generation «Soldatenherz» nannte, bezeichnete eine andere als «neurozirkulatorische Asthenie»; heute sprechen wir vom «posttraumatischen Stress-Syndrom». So wie die Diagnose «Hysterie» verschwand, weil man beschloss, den unter diesem Begriff zusammengefassten Beschwerden andere Namen zu geben, müssen Ärzte und Laien gleichermaßen vorsichtig sein, sich nicht zu sehr auf die Suche nach einer spezifischen Diagnose zu versteifen. Eine bloße Namensgebung führt nicht zur Gesundung. Und auch die Tatsache, dass es durch das Einnehmen eines Antidepressivums zu einer Besserung kommt, ist kein zwingender Beweis dafür, dass eine Krankheit vorliegt. Dass sich das prämenstruelle Syndrom durch Prozac lindern lässt, heißt nicht, dass es eine Hirnkrankheit ist.

Ein per Endoskopie aufgespürtes und auf einem Foto festgehaltenes Geschwür glauben viele Ärzte mit größerer Zuversicht behandeln zu können als ein Geschwür, auf das sie nur aus den Berichten des Patienten geschlossen haben. Schlägt man vor, erst einmal zehn Tage lang die Dyspepsie zu behandeln, alle diagnostischen Verfahren bis dahin zu verschieben und nur die Patienten weiter zu untersuchen, die bis dahin keine Besserung zeigen, protestieren Akademiker, die Medizin sei eine Wissenschaft, und außerdem müsse man doch wissen, was man behandeln würde. Es ist ihnen nicht wohl, wenn sie etwas nur aus dem Gehörten ableiten sollen, es nicht aufgrund des Gesehenen beweisen können.

Auch die Kostenträger wollen sichtbare Beweise für das, was sie bezahlen sollen. Um den sie zum Zwecke der Kostendämpfung beaufsichtigenden Laien durch Bilder bestätigen zu können, was sie mit ihren Ohren bereits gehört haben, setzen Ärzte mehr diagnostische Verfahren ein als notwendig. Eine wirkliche Veränderung ist dies allerdings nicht, denn zu der Zeit, als sie sozusagen noch per Stücklohn bezahlt wurden, setzten sie mit Vorliebe auf das am höchsten bezahlte Diagnoseverfahren.

Die Krankheit sehen

Die explosionsartige Entwicklung bildgebender Verfahren erlaubt die Darstellung normaler und krankhafter anatomischer Phänomene auf immer detailliertere Weise. Wenn Ärzte sich jedoch Krankheiten nur im Hinblick auf deren anatomischen Ausdruck vorstellen können, riskieren sie, Krankheiten zu verdinglichen – sie nur noch als Ding denken zu können. Was wir dann erleben, ist der erneute Primat der Anatomie, so wie damals, als Anatomen damit begannen, Leichen zu sezieren und dem, was sie dabei fanden, Namen zu geben.

Ehe Röntgenstrahlen im Zuge einer ersten großen bildgebenden Revolution den menschlichen Körper für ärztliche Blicke öffneten, mussten Chirurgen von dem, was sie vorfanden, Zeichnungen anfertigen. Spekula hatten ihnen ermöglicht, in Vagina, Rektum und Rachen zu schauen, mit neueren Instrumenten erforschten sie Augen und Ohren. Röntgenbilder waren leicht zu verstehen – die Knochen sahen aus wie ein Skelett –, und doch zeigten die schwarzweißen Platten den lebenden Körper auf bis dahin nie gesehene Weise. Außerdem ermöglichten sie eine zuverlässigere Diagnose als bloßes Zuhören. Wie Joel Howell betonte, stärkte die Röntgentechnik die Vorstellung vom Körper als Maschine. Ich erinnere mich an die kleinen Porzellanstatuen, auf die sittsame Chinesinnen deuteten, um ihrem Arzt zu zeigen, wo es ihnen weh tat. Röntgenbilder boten eine ganz neue Chance, Beschwerden ohne Verletzung von Schamgrenzen genau zu lokalisieren. Sich Röntgenbilder anzuschauen, geht schneller und ist einfacher, als dem Patienten zuzuhören und das Gehörte zu analysieren. Dies wieder stärkt die Vorstellung, dass ärztliches Verständnis eher von verbesserten Techniken als von Reflexion oder Kommunikation herrührt. Eine Geschichte zu lesen ist etwas anderes, als sie von einem alten Mann zu hören, der sie seinem Enkel erzählt; all dies zeugt von einer Verschiebung weg von Intuition und Magie hin zu Wissenschaft und Vernunft.

Technische Fortschritte müssen aber nicht das große Schweigen zwischen Arzt und Patient nach sich ziehen. Anstatt ihrem Gegenüber klar zu machen, dass ihm wahrscheinlich nichts fehlt, man aber einige Untersuchungen machen wird, um ganz sicherzugehen, ordnen viele Ärzte solche Untersuchungen ohne Erklärung an. Wenn sie ergebnislos verlaufen, werden weitere Untersuchungen anberaumt, bis sich bei der Patientin oder dem Patienten das mulmige Gefühl einstellt, es müsse nur der richtige Test kommen, bis etwas Verborgenes, Bedrohliches in seinem Körper gefunden wird.

Wenn die erste Untersuchung keine Anhaltspunkte auf eine gefährliche Erkrankung ergibt, ist es jedoch eher unwahrscheinlich, dass selbst mit immer ausgefeilteren Untersuchungsmethoden doch noch etwas Ernsthaftes gefunden wird. Das stimmt natürlich nicht immer, doch die eher seltenen Ausnahmen sind eigentlich kein zwingender Grund dafür, routinemäßig alles zu überprüfen. Das ist der Punkt, an dem Placebos nützlich sein können und sich Antidepressiva wie Serotonin-Wiederaufnahmehemmer als hilfreich erweisen können, wenn es darum geht, Schmerzen zu lindern und weitere Untersuchungen unnötig zu machen.

Individuelle Sensibilität

Angesichts von Beschwerden, für die sie keine physiologischen Ursachen finden können, ist Medizinern klar geworden, dass manche Menschen für die inneren Vorgänge in ihrem Körper empfänglicher sind als andere. Denken wir an Künstler wie Schauspieler, Schriftsteller und andere kreative Menschen, die, um ihre Arbeit gut zu machen, für das Leben ganz besonders sensibel sein müssen. Es kann nicht überraschen, dass Menschen mit solchen Talenten auch für körperliche Funktionen sensibler sein können. Man spricht in diesem Zusammenhang inzwischen vom «viszeralen Schmerzsyndrom», zu den jüngsten Beispielen gehört das «sensible Herz». Kardiologen sind besonders eifrig, wenn es darum geht, für jeden Schmerz im Körper einen Sitz zu finden; wenn Menschen ohne Hinweis auf eine anatomische Abnormalität über Brustschmerzen klagen, sprechen diese Spezialisten von «erhöhter viszeraler Schmerzsensibilität», führen aber trotzdem Angiogramme durch.

Einer der sehr wichtigen Beiträge der komplementären Medizin besteht in der Verantwortung, die man den Patienten gibt, selbst etwas für sich zu tun – auch wenn damit in bestimmten Fällen nicht mehr gemeint ist, als sich bewusst dafür zu entscheiden, eine Schmerz- oder Missempfindung, für die der Arzt keine Ursache finden kann, schlichtweg zu ignorieren. Placebos helfen manchen Menschen, diesen gesunden Vorsatz in sich zu festigen.

Intuitive Diagnosestellung

Kliniker, die eine akute Entzündung der Gallenblase an ihren typischen Merkmalen erkennen können, sind verblüfft zu erfahren, dass klinische Merkmale weniger zuverlässig sein sollen als Ultraschall- und Isotopenuntersuchungen. Es kann ja sein, dass die behandelnden Fachleute sich nur auf Bilder verlassen sollten, doch die Abhängigkeit von Bildern kann auch ein Zeichen von Unerfahrenheit sein. Wenn junge Ärzte eine akute Appendizitis nur mit Hilfe einer Computertomographie zu erkennen lernen, wird sich dies darauf auswirken, wie diese Krankheit entdeckt und wahrgenommen wird. Bei jedem Schmerz zwischen Knie und Brust aufwändige Untersuchungen anzuordnen, nur um ohnehin eher unwahrscheinliche Erkrankungen auszuschließen, spricht eher für klinische Faulheit als echtes Bemühen um eine hilfreiche Diagnose. Werden bildgebende Verfahren auf diese Weise eingesetzt, geht das Wissen von einer akuten Cholezystitis oder Appendizitis als klinisch erkennbare Krankheit verloren. Schlimmer noch: Der Gedanke, dass man aus dem Gespräch mit dem Patienten etwas Nützliches erfahren kann, rückt in noch weitere Ferne.

Kategorien

Klassifikationen und Modelle sagen viel darüber aus, was in einer Gesellschaft als wichtig erachtet wird. In einem Land mit feuchtem

Klima gibt es viele genauere Spezifizierungen für den Begriff «Regen»: «Schauer», «Nieselregen», «Wolkenbruch», «Sprühregen» usw. Für Nomadenvölker in der Wüste sind diese Unterscheidungen bedeutungslos. Cynthia Ozick beschreibt die Verachtung der osteuropäischen Juden für die christliche Vielfalt an Begriffen für Messer: «Sie haben Schwerter, Lanzen, Hellebarden ... Entermesser, Spieße, Rapiere, Florette .. und noch zehn Dutzend mehr.»

Im Hinblick auf diagnostische Fehler haben westliche Ärzte nur Raum für zwei Kategorien, basierend auf der Anwesenheit oder Abwesenheit einer erkennbaren Krankheit. Es gibt keine Kategorie für sichtbar gemachte Probleme, die bei der betroffenen Person keinerlei Beschwerden verursachen, wie eine Zyste in der Leber, oder für die überhöhten Cholesterinspiegel bei älteren Menschen. Man verlässt sich zu stark auf sichtbare Abnormalitäten, ohne deren Bedeutung zu hinterfragen.

Interpretationen

Abweichungen bei der Interpretation sichtbar gemachter Befunde setzen der medizinischen Vision wichtige Grenzen. Auch wenn zwei Menschen dasselbe Objekt vor sich haben, unterscheiden sie sich in dem, was sie sehen oder was sie dazu sagen. Solange es um einfache Dinge geht wie einen gezeichneten Kreis, sind sie wahrscheinlich selten geteilter Meinung. In einer Studie über die Interpretation einer Reihe von Dias widersprachen sich zehn Pathologen jedoch in 20 bis 30 Prozent aller Fälle. Die Analyse von Fehlern beim Sehen und Beschreiben ist eine Wissenschaft für sich geworden; auch auf ein scheinbar so objektives Sinnesorgan wie das Auge können wir uns also nicht immer verlassen.

Patienten zuhören

Im Sprechen offenbart sich uns das Bewusstsein unseres Gegenübers. Doch das gesprochene Wort ist flüchtig, weshalb wir nicht einfach nur *hin*hören, sondern auch *zu*hören müssen. Das Gesehene und fotografisch Festgehaltene ist da von dauerhafterer Natur. Bilder können wir uns immer wieder anschauen, und vor dem geistigen Auge lässt sich Vergangenes einfacher vergegenwärtigen als vor dem geistigen Ohr. Wenige Ärzte (außer Psychiatern) haben je die Worte eines kranken Menschen für wichtig genug erachtet, um sie auf Band aufzunehmen – vielleicht, weil dies, wie die an einer entsprechenden Studie teilnehmenden College-Studenten mir klargemacht haben, als intimer empfunden wird als eine Leberbiopsie.

Wenn wir zuhören, gewinnen wir einen direkten Eindruck von der Person. Zuhören ist mit Unmittelbarkeit verbunden, zumindest wenn man sich persönlich gegenübersitzt. Eine Stimme am Telefon oder vom Band wirkt da schon anders: Wenn ich das Gesicht des anderen nicht sehe, muss ich mich noch mehr konzentrieren als sonst. Wie Ärzte Fragen stellen, ist ebenso wichtig wie das, was der Patient ihnen darauf sagt. Die Geschichte ändert sich bei jedem Erzählen, und sie wird anderen Ärzten unterschiedlich erzählt. Solche Abweichungen lassen das Gesagte in den Augen vieler weniger verlässlich erscheinen als die unveränderlichen Fakten eines Bildes.

Ich dagegen finde solche Wiederholungen der Geschichte besonders hilfreich, wenn ich vor einem Rätsel stehe, vor allem, wenn jemand auf die gewählte Therapie nicht anspricht. Der zweite Bericht ist häufig anders als der erste, und die neuen Elemente geben mir wichtige Hinweise. Mehr noch: Empathie und empathisches Zuhören fördern den Heilungsprozess, weshalb sie von postmodernen Ärzten auch zunehmend angestrebt werden. So wie Chirurgen ihre Fähigkeiten durch Erfahrung weiter entwickeln, kann man auch das Zuhören durch praktisches Üben weiter verbessern. Manche Menschen können, wahrscheinlich aufgrund ihrer natürlichen Empathie, schon von sich aus besser zuhören als andere, doch lohnt es sich in jedem Fall, an dieser Fähigkeit zu feilen. Gibt man einem Patienten Zeit zu reden, hilft ihm dies, Emotionen freizusetzen, die in unterdrückter Form die fraglichen Beschwerden nur verschlimmert hätten.

Emotion

Bilder lassen die Vorstellung von Krankheiten erstarren – schlimmer noch: Sie machen daraus etwas Steriles. Sie liefern die von Ärzten so hoch geschätzte Objektivität, lassen Krankheiten aber abstrakt erscheinen. Auf diese Weise geht nicht nur der Kontakt zu den Klagen kranker Menschen, sondern auch der zu den anderen Sinnen außer dem Sehvermögen – Geruch, Gehör, Berührung – verloren. Wordsworth bezeichnete die Poesie als «in der Stille erinnertes Gefühl». Auf einem Film ist eine Krankheit ebenso gefangen wie das Gefühl in der Dichtung (obgleich Dichtung wiederum auch Gefühle freisetzen kann). Bilder machen das Leid der Kranken für den Arzt erträglicher.

5. Der Patient und seine Krankheit

Früher musste der Radiologe seine Patienten berühren, um sie zu röntgen; moderne bildgebende Verfahren machen es möglich, Aufnahmen via Cyberspace zu einem Tausende von Meilen entfernt sitzenden Spezialisten zu übertragen. Als distanzierte Ratgeber sind Radiologen weniger denn je in Behandlung und Betreuung eingebunden. Niemand setzt den Patienten wieder zu einem Ganzen zusammen, nachdem man ihn mit MRI, US, CT, IDA (und wie die anderen mit Großbuchstaben abgekürzten Verfahren alle heißen mögen) auseinander genommen hat. Von der postmodernen Generation heißt es, sie sei anders; Ärzte, die mit der verwirrenden Vielfalt des Cyberspace aufwuchsen, haben möglicherweise mehr Geschick darin, das Einzelne und das Ganze zu sehen, als ihre älteren modernen Kollegen.

Der Arzt als Mediator

Der Arzt muss als Dolmetscher für die Probleme eines Patienten agieren, als Mittler zwischen Mensch und Maschine, zwischen Beschwerde und Bild. Um dies tun zu können, muss er an erster Stelle zuhören, was der Patient zu sagen hat. Blinde Ärzte gibt es, aber ich habe nie einen Arzt getroffen, der von Geburt an gehörlos gewesen wäre. Gehörlose Menschen können sicherlich hervorragende Radiologen oder Chirurgen sein, aber die Kommunikationsbarriere nicht durchbrechen, die viele als störend empfinden, wenn jemand nicht hören kann, was sie ihm sagen wollen. Ähnlich schwierig ist es, einem Schwerhörigen Lyrik vorzulesen. Die Stimme birgt so viel Aussagekraft. Von bildgebenden Verfahren faszinierte Ärzte sollten die durch den Wegfall langwieriger körperlicher Untersuchungen gewonnene Zeit als Chance sehen, ihren Patienten mehr zuhören und länger mit ihnen sprechen zu können. Statt dessen bestellen sie jedoch meist eher mehr Patienten ein oder ordnen mehr Untersuchungen an. Wenn ich dies zukünftigen Gastroenterologen sage, lächeln sie leider nur; in ihrer bisherigen Ausbildung hat man ihnen beigebracht, dass Bilder alles sind, was zählt.

Bild und Patient sind aber nicht gleichzusetzen. Marshall McLuhan drückte es anschaulich aus: «Stellen Sie sich vor, anstatt Sterne und Streifen aufzudrucken, würden wir die Worte ‹ Amerikanische Fahne › auf ein Stück Stoff schreiben und dies an einem Mast aufhängen. Die Bedeutung wäre vielleicht die gleiche, die Wirkung jedoch grundverschieden.»

Klinische Konferenz

Die vielfach in Mode gekommene klinische Konferenz oder Grand Round (eine interdisziplinäre Fallvorstellung) steht beispielhaft für den Wandel in der Medizin. Ursprünglich ging sie aus der Visite hervor, bei der der Chefarzt mit seinen Mitarbeitern und hinzugezogenen Spezialisten zum Krankenbett kam und der jeweilige Patient im Mittelpunkt der Besprechung stand. Als immer mehr Personen an solchen Fallbesprechungen teilnehmen wollten, zog die Grand Round in einen Hörsaal um. Die kranken Menschen wurden nun zu den Ärzten gebracht, damit diese sie sehen und mit ihnen sprechen konnten. Das Gespräch verlief persönlich, ausschließlich mündlich und war von seinem grundsätzlichen Wesen her patientenzentriert.

Allmählich wandelte sich das Ziel; es wurden immer weniger Problempatienten und immer mehr «interessante Fälle» diskutiert. Der Einzelne war jetzt weniger wichtig als seine Krankheit. Gleichzeitig wuchs das Bewusstsein für Patientenrechte; allzu persönliche Dinge in aller Öffentlichkeit zu besprechen, erschien als Verletzung der Privatsphäre. Den kranken Menschen selbst wurde in der Besprechung immer weniger Zeit eingeräumt, bis sie letztlich wie Ikonen ihrer selbst erschienen und nur noch der Form halber überhaupt anwesend waren. Im Grunde hätte jeder sie vertreten können, ihr Dabeisein brachte dem Verlauf der Konferenzen kaum noch einen Nutzen.

Vom Fall ist es nicht weit bis zur Statistik, einem weiteren wichtigen Rüstzeug des Reduktionismus. Fallvorstellungen sind in vielen Krankenhäusern zu Vorlesungen geworden, bei denen nur noch gelegentlich und pro forma die Geschichte eines erkrankten Menschen vorgestellt wird. Die vortragende Person zeigt auf an die Wand geworfene Bilder und liest von einem Skript ab. Die Logik eines schriftlichen Referats ist jedoch ganz anders als die eines gemeinsamen Gesprächs. Am Ende werden schriftliche Unterlagen verteilt. Ärzte vertrauen dem geschriebenen Wort fast ebenso blind wie Bildern und brauchen nur etwas gedruckt zu sehen, um es zu glauben.

Der Kult des Sehens

William Meyer spricht vom amerikanischen «Kult des Sehens»: «Das englische Ohr wurde vom amerikanischen Auge, das göttliche Werk von der göttlichen Sehkraft verdrängt.» Der amerikanische Adler mit seinen scharfen Augen, das mystische Auge auf dem Dollarschein, die Freiheitsstatue mit ihrer Lampe – all dies zeugt davon, dass in den

Vereinigten Staaten das Auge regiert. Auf ähnliche Weise findet sich das Augenmotiv von den frühen Dichtern, deren religiöse Erlebnisse oft visueller Natur waren, bis zu Ralph Waldo Emerson, der den Amerikaner als «durchsichtigen Augapfel» bezeichnete. Das Wort und die Rätsel des Unsichtbaren sind im modernen Amerika vom grellen Licht der Fernsehapparate überblendet. Vielleicht kehren sie mit dem schriftlichen Dialog in Form von E-Mails wieder zurück. Die Fixierung auf das Sehen ist jedoch keine amerikanische Besonderheit. Der gesamte naturwissenschaftliche Ansatz ist von dem abhängig, was Ong den «Hypervisualismus» nannte – nämlich von der Vorstellung, dass jegliche Wahrnehmung mit Hilfe von Schaubildern und Diagrammen auf das Sehen reduziert werden kann. Das Bild isoliert den Patienten jedoch von seinem Arzt, es bleibt äußerlich, während das per Schall übertragene Wort in den Zuhörer eindringt. Die wissenschaftliche Medizin vergrößert die Distanz zwischen Arzt und Patient und lässt den Arzt verstummen. Ärzte verspüren ein Gefühl des Triumphs, wenn sie auf einem Röntgenbild sehen, was sie vorausgesagt haben: Das Rätsel ist gelöst, das Problem wurde sichtbar gemacht. Einer sich langsam entfaltenden Geschichte zu lauschen und aus den Äußerungen des kranken Menschen selbst die Ursache des Schmerzes abzuleiten, bereitet den meisten weit weniger Befriedigung. Von den alten Griechen stammt die Aussage, das Auge sei für die Genauigkeit, das Ohr für die Wahrheit zuständig.[22] Um ein Bild zu verstehen, bedarf es organisierter vorgefasster Meinungen, Zuhören dagegen erfordert eine aufmerksame Synthese dessen, was der kranke Mensch von sich erzählt.

Was Care umfasst

Die meisten Ärzte suchen lieber nach einer Krank*heit* als ihren Patienten zuzuhören. Doch Krank*sein* lässt sich am besten durch Zuhören verstehen. Krankheit kann man mit Medikamenten behandeln, Worte wiederum können gegen Kranksein helfen. Kranksein kann man nicht in Bildern einfangen.

Studierende der Medizin lernen aus Lehrbüchern, was es über Krankheiten zu erfahren gibt. Beinahe ebenso viel könnten sie lernen, indem sie bei erfahrenen Ärzten, die kranke Menschen umfas-

---

[22] Hayden Pelliccia brachte mich auf dieses Zitat, das weder er noch ich haben zurückverfolgen können. Wenn jemand seine Herkunft kennt, möge er sich bei mir melden.

send betreuen, in eine Art Lehre gehen, sie begleiten und beobachten. Bildgebende Verfahren ersparen langwierige körperliche Untersuchungen, ermöglichen also mehr Zeit für das Gespräch. Zuhören ist viel schwieriger als sehen; es erfordert Zeit, Konzentration und aktives Engagement. Damit alle Sinne zusammenwirken können, müssen Ärzte aber ebenso gut zuhören wie hinsehen können.

Stephen Schmidt, Theologieprofessor an der Loyola University in Chicago, beschrieb in einem Gedicht über seine eigene Crohn-Krankheit, was Care alles umfasst:
Wenn Sie in mein Zimmer kommen (gekürzt)
Wenn Sie in mein Krankenhauszimmer kommen, müssen Sie wissen, dass ich das irdische, sinnliche Leben liebe, alles Schöne, das Reisen, das Essen, das Trinken, J&B Scotch ... die Liebe, das ergreifende Wunder der sexuellen Nähe ... dass ich die Crohn-Krankheit habe und drei Dünndarmresektionen hinter mir liegen ... dass ich chronisch krank bin und mich nach Heilung *(healing)*, nicht nach Behandlung *(cure)* sehne ... dass ich nur noch dorthin reisen kann, wo es moderne Technologie gibt ... dass ich Fallkonferenzen außerhalb meines Krankenzimmers hasse, Konferenzen, an denen keine Schwester teilnimmt, auch meine Frau nicht, meine Kinder nicht, mein Pastor nicht, nicht einmal ich selbst ... Besprechungen, die über meinen Kopf hinweggehen, um mich herum, aber nicht wirklich mit mir stattfinden ... dass ich Angst habe vor dem Älterwerden und nicht weiß, wie ich damit zurechtkommen werde, dass ich mich nach einem perfekten Tag sehne, nach nur 24 Stunden ohne Beschwerden, dass ich mich nach Besserung verzehre ... dass ich im Leid nach Sinn suche ... dass ich glaube und den Glauben verliere ... dass ich allmählich zu der Überzeugung gelange, dass der Sinn darin liegt, wie wir dem Leid entgegentreten, nicht darin, was wir daraus gewinnen, dass Gott, Glaube, Sinn, Sorge um den Nächsten, Liebe, Rettung das Wesen meines Daseins sind, dass ich mit Gott ringe ...
Wenn Sie in mein Zimmer kommen, ... müssen Sie all dies wissen, wenn Sie mich heilen *(heal)* und meinen Zorn über eine Krankheit ertragen wollen, die sich nicht mehr behandeln *(cure)* lässt, dass meine Tochter ebenfalls die Crohn-Krankheit hat und doch erst 33 Jahre alt ist, dass auch sie bereits ihre erste Operation hinter sich hat ... Wenn Sie in mein Krankenhauszimmer kommen ... halten Sie die Hoffnung am Leben, sie ist alles, was ich habe.

6. Was Placebos leisten können

Placebo-Reaktion und Placebo-Effekt bilden den aus zwei Szenen bestehenden Höhepunkt unseres Dramas. Diese beiden Szenen heißen Krank*sein* und Krank*heit*. Durch diese Unterteilung können wir zwischen der Reaktion des kranken Menschen auf das Placebo und dessen Wirkung auf die Krankheit (falls vorhanden) unterscheiden. Was der betroffene Mensch nach der Gabe eines Placebos fühlt, ist nicht mit der Remission einer Krankheit gleichzusetzen.

Der Placebo-Effekt ist definiert worden als «jede Wirkung, die einem Medikament oder einem Verfahren, nicht aber dessen pharmakodynamischen und spezifischen Eigenschaften zugeschrieben werden kann.» Weil man niemals sicher sein kann, woraus all diese Eigenschaften bestehen, definiert Howard Brody den Placebo-Effekt als «die Veränderung im Zustand des Patienten, die eher auf die symbolische Bedeutung der heilenden Intervention als auf die spezifischen pharmakologischen oder physiologischen Wirkungen dieser Intervention zurückzuführen ist.» Damit ist beschrieben, was ich als Placebo-Reaktion bezeichne: Die Reaktion der betroffenen Person, nicht die Reaktion der Krankheit steht im Vordergrund. Die Placebo-Reaktion ist eine geistige Veränderung bei der Person, die das Placebo bekommen hat. Weil Placebos auf das Kranksein, nicht die Krankheit wirken, ist es hilfreich, Placebo-Reaktion und -effekt voneinander zu unterscheiden. Die meisten geringfügigen Erkrankungen werden von selber besser, sodass jemand, der in dem Moment, in dem er sich am schlechtesten fühlt, etwas einnimmt, geneigt ist, die natürliche Remission auf das Medikament zurückzuführen. Selbst Krebs kann, wenn auch selten, spontan ausheilen, was bedeutet, dass mehr als eine einzelne Erfolgsgeschichte nötig ist, um mich davon zu überzeugen, dass ein Placebo-Effekt vorhersagbar und nicht bloß Zufall ist.

Behauptungen über Placebos

Schon vorher vorhandene Symptome

Ehe das Prinzip des Informed Consent bestimmte Experimente unmöglich machte, wurde häufig festgestellt, dass die Nebenwirkungen von Placebos in kontrollierten Studien denen der echten Medikamente ähnelten. Zwei Erklärungen boten sich an: (1) Diese Nebenwirkungen wurden gefunden, weil das Forschungsteam nach ihnen suchte, oder (2) es handelte sich um schon vorher vorhandene Beschwerden.

Um dies näher zu bestimmen, sagte man in den 1960er Jahren Teilnehmern mehrerer Studien, man wolle die Nebenwirkungen eines neuen Medikaments erforschen, verschwieg ihnen jedoch, dass sie in Wirklichkeit Placebos bekamen, und machte auch keine Angaben darüber, worin die Nebenwirkungen bestehen könnten. Viele gaben an, schon vor dem Versuch bestimmte Beschwerden gehabt zu haben. Verdauungsprobleme standen dabei im Vordergrund, vor allem Sodbrennen, Übelkeit und Bauchschmerzen waren keine Seltenheit; auch Benommenheit, verschwommenes Sehen, trockener Mund, Herzklopfen, Harndrang und Müdigkeit wurden angegeben. Nach der Einnahme des Placebos berichteten die Versuchspersonen, ihre früheren Verdauungsprobleme hätten sich verschlimmert. «Das einzige neu hinzugekommene Symptom war Erbrechen.» Müdigkeit, Benommenheit und andere Beschwerden nahmen ebenfalls mit der Anzahl der eingenommenen Pillen zu.[23]

Die an einem dieser Studien teilnehmenden Bewohner eines Altenheims waren von den Symptomen so beunruhigt, dass die Pflegekräfte darum baten, die Medikamente wegen ihrer negativen Auswirkungen absetzen zu dürfen. Diese sehr aufschlussreiche Studie kam zu dem Schluss: «Die Fähigkeit von Placebos, den Schweregrad solcher schon vor der Behandlung bestehenden Symptome zu intensivieren oder bei anderen, bei denen sie vorher nicht bestanden, neu hervorzurufen,

---

23 Die Experimente unterschieden sich darin, ob die Versuchspersonen über mögliche Nutzeffekte oder Nebenwirkungen informiert wurden. Soweit ich weiß, hat bis heute niemand versucht, den Nebenwirkungen eines Placebos mit einem anderen Placebo vorzubeugen; die einzige Ausnahme bilden Irving Kirschs Studien an der University of Connecticut. Herbert Benson's «Entspannungsreaktion» könnte eine ideale Technik für solche Studien sein.

6. Was Placebos leisten können

legt nahe, dass die Einnahme von Medikamenten die Aufmerksamkeit der Versuchspersonen so stark nach innen lenkt, dass manche Beschwerden, denen sie vorher keine oder nur geringe Beachtung schenkten, nun sehr intensiv wahrgenommen und als ‹ Nebenwirkungen› der eingenommenen Medikamente angesehen werden.» Auch in vielen anderen klinischen Studien ist die Placebo-Reaktion durch bereits vorhandene Beschwerden beeinflusst worden. Zusätzlich fanden Ärzte natürlich das, wonach sie suchten: Placebos, die mit Stimulantien verglichen werden, erhöhen Tatkraft und Puls, während Placebos, die im Vergleich zu Beruhigungsmitteln getestet werden, genau das Gegenteil bewirken. Ursache ist die Beeinflussbarkeit der Patienten, ein weiteres Beispiel für die große Bedeutung der Erwartungshaltung. Unterstützt wird diese Ansicht durch eine Analyse der University of Connecticut: Was depressive Menschen von einem Antidepressivum wie Prozac erwarten, spielt beim Erzielen einer positiven Reaktion eine große Rolle und wirkt doppelt so stark wie der eigentliche pharmakologische Effekt.

Krebsstudien

Einer der dramatischsten, bis heute vielfach zitierten Berichte über eine Remission durch ein Placebo wirkt im Rückblick weit weniger beeindruckend als zurzeit seiner Veröffentlichung.[24] Der Psychologe Bruno Klopfer erzählte die Geschichte zum ersten Mal vor mehr als vierzig Jahren in einer Ansprache in seiner Eigenschaft als Präsident der Society for Projective Techniques. Er hatte den Patienten selbst nicht kennen gelernt, sondern zitierte den Bericht eines sonst nicht weiter in Erscheinung tretenden Dr. Philip West.

Ein Patient unbekannten Alters namens Mr. Wright hatte eine generalisierte, «weit fortgeschrittene Krebserkrankung mit zahlreichen Lymphosarkomen. ... Riesige Tumoren von der Größe von Apfelsinen saßen in Nacken, Achselhöhlen, Lenden, Brust und Bauchraum.» Der Patient wurde von seinem engagierten Arzt mit Krebiozen behandelt, das in den 1950er Jahren vorübergehend als

---

24 Dieser Bericht ist in einem erstaunlichen Ausmaß als Beispiel für das Potenzial von Placebos akzeptiert worden. Für mich liegt in der Geschichte eine gewisse Wehmut, weil Andrew Ivy ein starker Befürworter von Krebiozen war, das inzwischen längst als völlig wirkungsloses Mittel gilt. Ivy war ein angesehener Gastroenterologe, den ich sehr bewunderte; bei den Nürnberger Prozessen gegen NS-Ärzte war er als medizinischer Berater tätig.

wahres Wundermittel gegen Krebserkrankungen galt. Nach nur einer Injektion schrieb der Arzt begeistert: «Was für eine Überraschung wartete auf mich! Ich hatte ihn fiebernd, nach Luft ringend, vollständig bettlägerig verlassen. Und jetzt stand er vor mir, spazierte über den Stationsflur und plauderte munter mit den Krankenschwestern ... Die Tumoren waren geschmolzen wie Schneebälle auf einem heißen Ofen, in nur wenigen Tagen waren sie auf die Hälfte ihrer ursprünglichen Größe zusammengeschrumpft!»
Dann las der Patient jedoch in der Zeitung, dass Krebiozen völlig wirkungslos sei. «Diese Meldung verstörte unseren Mr. Wright merklich. In den Wochen darauf begann er, den Glauben an diese letzte, für ihn bis dahin lebensrettende Hoffnung zu verlieren. Als in den Zeitungen weitere negative Berichte erschienen, schwand seine Zuversicht zusehends. Nach zwei Monaten praktisch vollkommener Gesundheit erlebte er einen Rückfall in seinen ursprünglichen Zustand, war sehr niedergeschlagen und bedrückt.»
Daraufhin beschloss der Arzt, «das Risiko einzugehen und den Quacksalber zu spielen. Absichtlich lügend, riet ich ihm, nicht zu glauben, was in den Zeitungen stand, das Medikament sei in Wirklichkeit höchst viel versprechend ... Ich würde ihn nun mit einer neuen, verbesserten und doppelt starken Zubereitung aus Krebiozen behandeln. In Wirklichkeit bestanden die Injektionen aus nichts weiter als frischem Wasser. Die Ergebnisse dieses Experiments waren für uns unglaublich ... Die Tumoren schmolzen, die Flüssigkeit in der Brust verschwand, er konnte wieder gehen.» Die Wasserinjektionen wurden angesichts dieser Erfolge fortgeführt, zwei Monate lang blieb der Patient symptomfrei. Dann «erschien die abschließende Bewertung der American Medical Association (AMA) – landesweite Tests hatten ergeben, dass Krebiozen für die Krebsbehandlung nutzlos war ... Wenige Tage nach diesem Bericht wurde Mr. Wright wieder ins Krankenhaus eingewiesen ... zwei Tage später war er gestorben» (Klopfer).
Offenbar gab es zu diesem Fall keine objektiven Daten, nur den Bericht aus zweiter Hand. Nicht nur war der Arzt unbekannt, die Geschichte wurde zudem mit einem solchen Enthusiasmus präsentiert, dass vieles möglicherweise auf subjektive Interpretation zurückzuführen war. Als Tatsache kann wohl gelten, dass der Patient sich besser fühlte, doch ohne genauere Dokumentation des Krankheitsverlaufs sollten wir die Schlussfolgerung, dass Placebos die objektiven Manifestationen einer Krebserkrankungen zum Verschwinden bringen können, ohne genauere Überprüfungsmöglichkeit nicht akzeptieren.

6. Was Placebos leisten können 99

Von einem anderen Fall berichtete im allgemeinen Weihnachtsjubel vor einigen Jahren meine Heimatzeitung, der *New Haven Register*: Eine Frau lebte dank bestimmter Visualisierungstechniken nach der zwei Jahre zurückliegenden Diagnose eines Pankreaskrebses ohne größere Beschwerden – viel länger, als es unter diesen Umständen zu erwarten gewesen war. Allerdings stellte sich heraus, dass man zu der Diagnose nicht durch Biopsien, sondern durch Palpation gekommen war, eine Technik, die kaum präziser ist als das Werfen einer Münze. Die Patientin war dankbar, ich jedoch blieb skeptisch.

Manchmal verlangsamt sich das Wachstum eines Tumors, oder er verschwindet sogar, ohne dass irgendjemand die Gründe dafür nennen kann.[25] Insgesamt kommt dies aber so selten vor, dass die meisten Berichte von Spontanheilungen bei Krebs Zweifel aufkommen lassen. Vor einiger Zeit trug man an der University of Illinois 176 Berichte von Fällen zusammen, in denen Krebsgeschwüre nachgewiesenermaßen verschwunden oder zumindest kleiner geworden waren. Eine solche spontane Regression definierte man als «teilweises oder vollständiges Verschwinden bösartiger Tumoren in Abwesenheit jeglicher Behandlung» bzw. nach einer Behandlung, die zur Erklärung der Veränderung nicht herhalten kann. Mehr als die Hälfte der Remissionen betrafen Krebserkrankungen der Nieren, des Nervensystems, der Haut (malignes Melanom), der Gebärmutter und der Eierstöcke. Leider gab niemand an, wie lange die spontane Regression jeweils anhielt bzw. ob sie dauerhaft war. Die Berichte wurden meist kurz nach dem Eintritt der Verbesserung veröffentlicht, ihr Tonfall war deutlich von der Begeisterung der beteiligten Ärzte gefärbt.

Berichte von spontanen Regressionen zeigen, wie viel Vorsicht nötig ist, wenn es um die Wirksamkeit therapeutischer Maßnahmen bei Krebserkrankungen geht. Manche Tumoren verschwinden oder schrumpfen aus ungeklärten Gründen, Dauerhaftigkeit und Vorhersagbarkeit der Besserung sind ausschlaggebend. Angaben über die Dauer der Besserung fehlen häufig in Berichten über erfolgreiche Behandlungen, sei es mit alternativen oder schulmedizinischen Methoden. Auch wenn die Rückbildung zu einem bestimmten Zeitpunkt nachgewiesen ist, müssen Aussagen über den langfristigen Bestand dieser Erfolge von Befürwortern einer Behandlungsform eingefordert werden.

Laien und auch manchen Ärzten ist nicht ganz klar, wie schwierig

---

25 Rose Papac, eine hoch qualifizierte Onkologin aus Yale, fasst den aktuellen Kenntnisstand über spontane Regression bei Krebserkrankungen zusammen.

es manchmal für Pathologen ist, sich auf das Vorliegen eines Krebstumors festzulegen. Krebszellen können mit rasch wachsenden, ansonsten jedoch völlig harmlosen, mit «Reparaturarbeiten» beschäftigten Zellen verwechselt werden. Auch dies kann für manche Unstimmigkeit bei der Bewertung von Therapieergebnissen verantwortlich sein. Bei jeder behaupteten Wunderheilung sollte das Material von mehreren Fachleuten begutachtet werden.

Die Geist-Körper-Connection

Lange Zeit hat man in Medizin und Psychologie versucht, die Geist-Körper-Hypothese zu untermauern. Man wollte zeigen, dass Menschen ihre Gesundung willentlich herbeiführen oder zumindest kraft ihrer Gedanken ihr Immunsystem stimulieren können. Schließlich, so die Argumentation, ist die Hirnanhangdrüse in das Gehirn eingebettet und überwacht und kontrolliert so viele Hormone und neurologische Verbindungen, dass sie auch in der Lage sein sollte, ganze Armeen von Immunzellen auszuschicken, um dem Krebs den Garaus zu machen. In diesem Zusammenhang vergleiche ich die pathologischen Kräfte des Krebses gern mit der Europa verwüstenden Naziarmee: Innerhalb kürzester Zeit überrannte sie kleine Länder von Norwegen bis Griechenland. Die Macht des Geistes über das Immunsystem ist wahrscheinlich ebenso gering einzuschätzen wie damals die Fähigkeit der Niederländer, ihre deutschen Besatzer zurückzuschlagen.[26]

Doch die Menschen wollen das Gefühl haben, ihr Schicksal selbst in die Hand nehmen zu können; im Hinblick auf die Überwindung von Krebs offenbart die medizinische Literatur einen hartnäckigen, teilweise irrealen Optimismus mit langjähriger Tradition. David Spiegel et al. aus Kalifornien zeigten, dass Frauen mit Brustkrebs, die gegen die Krankheit ankämpften und eine optimistische Grundhaltung behielten, länger lebten als andere, die niedergeschlagen und eher passiv blieben. Ihre Schlussfolgerung, dass psychologische Unterstützung die Überlebenschancen verbessert, bekam viel Beifall und war mit einem enormen Zustrom an Stiftungsgeldern verbunden – teilweise, wie ein Skeptiker meinte, weil Stiftungen öffentlichkeits-

---

26 Ich übergehe hier eine Reihe anderer Kontrollmechanismen und entzündliche Mittel wie Zytokine, die zugleich als Immunmodulatoren und als Neurotransmitter agieren. Sie im Detail zu behandeln, würde uns zu weit abführen und hätte für meine Hauptargumentation auch keine weitere Bedeutung.

6. Was Placebos leisten können 101

wirksame Meldungen brauchen, um zu zeigen, dass ihre Gelder gut angelegt sind, teilweise aber auch, weil sie bestätigt, was alle in der Zeitung lesen und glauben wollen. Wir alle lechzen nach medizinischen Wundern, und natürlich gibt es sie auch immer wieder. Schlagzeilen bejubeln jedoch häufig bloß vorübergehende Erfolge und ignorieren die möglicherweise darauf folgenden Fehlschläge. Während im 19. Jahrhundert die Gläubigen auf Pilgerreisen Heilung suchten, pilgern die Patienten des 20. Jahrhunderts zu Ärzten und Psychologen, wo sie im Grunde nach der gleichen Erlösung suchen wie früher in Quebec beim Heiligtum von St. Anne de Beaupré.
Wir alle brauchen Zuversicht, und wir brauchen den Austausch mit Menschen, die in der gleichen Lage sind. Das Forschungsteam um David Spiegel ist optimistisch, und die Frauen – wir alle – wollen ihnen glauben. Wenn Studien wie die aus dem Jahre 1996 im *Journal of the National Cancer Institute* veröffentlichte davon berichten, sie hätten keine Verbindung zwischen Depressionen oder irgendwelchen anderen psychischen Zuständen und dem Überleben nach Brustkrebs finden können, fügen die Autoren die ungewöhnliche Einschränkung an, vielleicht hätten sie Fehler gemacht oder subtile Veränderungen nicht angemessen wahrgenommen. Diese rituelle Absicherung nährt die Hoffnung der Öffentlichkeit ähnlich wie die Aussage eines Arztes, es gebe «immer Hoffnung», um einem todkranken Menschen nicht den Mut zu nehmen. Veränderungen, die so subtil sind, dass sie ausgefeilter psychologischer und statistischer Methoden bedürfen, um wahrgenommen zu werden, können für das Überleben nach einer Krebserkrankung wohl kaum erheblich sein. Die Soldaten der niederländischen Armee mögen wendiger gewesen sein als die Horden der Nazis, allein durch Überzahl wurden sie dennoch überwältigt. Weil wir aber alle optimistisch sein wollen, werden die Pilgerreisen weitergehen, und Skepsis wird nichts weiter auslösen als Verärgerung.
Wenn man gesund ist, macht die Geist-Körper-Connection Sinn, und auch bei Kranksein kann sie helfen. Im Notfall können wir uns sogar dazu bringen, einen anderen Menschen zu lieben, eine Krebserkrankung aber können wir nicht allein durch Willenskraft oder bloße Hoffnung besiegen. Placebos mögen Symptome lindern, gegen Krankheiten helfen sie nicht. Für die Brustkrebspatientinnen ausschlaggebend war die Anzahl der betroffenen Lymphknoten und der Status ihrer Östrogenrezeptoren. Auch das Befolgen eines Therapieplans war wesentlich. Die Frauen, die sich am diszipliniertesten an die ärztlichen Ratschläge hielten, waren meist auch die mit dem stärksten Kampfgeist und der größten Eigeninitiative auf der Suche nach der bestmöglichen Therapie. Frauen, die kämpften, taten, was

ihnen ihre Ärzte sagten, und das hat offenbar noch immer mehr Vor- als Nachteile. Das chemotherapeutische Behandlungsprogramm wiegt schwerer als die Macht der Gedanken.

Der Journalist Bill Moyers diskutierte einmal mit Michael Lerner, dem Gründer und Präsidenten des kalifornischen Commonweal Cancer Help Program, der sich eingehend mit diesem Thema befasst hatte. Moyers sagte: «Parallel hierzu könnte man annehmen, dass die Konzentration auf den Heilungsprozess dem Körper helfen würde, den Krebs zu eliminieren.» Mit dem Heilungsprozess meinte er alle so genannten heilenden Interventionen. Lerner widersprach vernünftigerweise dieser Schlussfolgerung: «Einen solchen Krankheitsverlauf vollständig umzukehren, ist äußerst schwierig. Die Schulmedizin hat für metastasierenden Krebs keine Behandlung. Und wenn wir uns all die Leute anschauen, die bei Krebs die unterschiedlichsten alternativen Heilmethoden einsetzen, finden wir relativ wenige, gut dokumentierte Fälle, in denen es gelang, eine Krebserkrankung völlig umzukehren, und in denen sie später nie wiedergekommen ist.»

Physiologische Auswirkungen von Placebos

Die meisten Menschen akzeptieren die Vorstellung, dass Placebos beeindruckende physiologische Veränderungen auslösen, z. B. den Blutdruck oder hohe Blutzuckerwerte senken können. Die frühen Laborversuche, die diese Vorstellung begründeten, geben jedoch Anlass zur Skepsis.

Viele der Studien wurden in den 1940er Jahren mit Tom durchgeführt, einem Mann mit einer dauerhaften Öffnung an der Bauchwand zum Magen, sodass dessen Inhalt leicht zu untersuchen war. Bauchbeschwerden und die Rötung der Magenfalten folgten bei ihm auf die Einnahme von «drei großen, imposant aussehenden roten Kapseln». Tom geriet unter beachtlichen Stress. «Nach der Einnahme von Substanzen, die besondere Ängstlichkeit auszulösen schienen, hatte er häufig Bauchkrämpfe und Durchfälle, die nicht der Wirkung des Medikaments zugeschrieben werden konnten. Diese Störungen begannen nach einem Experiment, bei dem er 0,015 gm Prostigmin eingenommen hatte. In diesem Fall gingen die Krämpfe und Durchfälle zweifellos auf die pharmakologische Wirkung des Medikaments zurück.» Die roten Kapseln dagegen enthielten «nur Stärke und Laktose». Nach deren Einnahme bemerkte Tom «leichte Bauchkrämpfe und ein dringendes Bedürfnis nach Darmentleerung. ... Sein Stuhl

6. Was Placebos leisten können 103

war dünn, und sein Gesicht blieb eine halbe Stunde lang gerötet. Er äußerte sich ängstlich über den Inhalt der Kapseln, woraufhin man ihm versicherte, sie hätten nur Milchzucker enthalten.» Inzwischen wissen wir, dass Laktose bei vielen Menschen Durchfall auslösen kann, können also nicht mehr sicher sein, dass das Placebo tatsächlich inaktiv war. An den Schlussfolgerungen der 1940er Jahre könnten Intuition oder Erwartungshaltung der Beobachter beteiligt gewesen sein. Auch Tom, der als Assistent in dem gleichen Labor arbeitete, in dem man ihn untersuchte, ist womöglich von der Erwartungshaltung seiner Vorgesetzten nicht unbeeindruckt geblieben. Ärger erhöhte Toms Magensekretion wahrscheinlich auch stärker als frisches Wasser, denn Tom «mochte es gar nicht, wenn er mit subkutanen Nadeln gestochen wurde.» Wasserinjektionen, die bei der Versuchsperson emotional auf große Ablehnung stoßen, sagen wenig über die Eigenschaften von Placebos aus. Eher bestätigen sie die Wirkung psychischer Reize auf die Magensekretion.

Die Wirkung von Placebos auf die normale Physiologie unterscheidet sich doch sehr von ihrer Wirkung auf die Pathophysiologie einer Krankheit. Studien über pathophysiologische Veränderungen bei kranken Personen, die außerhalb eines klinischen Versuchs Placebos als Therapie bekommen haben, sind mir unbekannt.

Emotionen beeinflussen normale physiologische Aktivitäten; die Magensekretion verstärkt sich bei Angst oder Wut. An der Entwicklung eines Geschwürs sind jedoch Kräfte beteiligt, die die Pathophysiologie so stark vorantreiben, dass sie jeden beobachtbaren Placebo-Effekt überrennen. Zwar konnte der Widerwille gegen eine Injektion Toms Magensekretion verstärken, doch Schlussfolgerungen dahingehend, dass die Sekretion von Patienten mit Zwölffingerdarmgeschwüren ähnlich beeinflussbar ist, sind wenig überzeugend. Sicherlich können starke Emotionen die normale Physiologie beeinflussen; Beweise dafür, dass die von Placebos ausgelösten Emotionen irgendeinen Effekt auf die zu einer Krankheit führende Pathophysiologie haben, stehen jedoch noch aus.

Es gibt viele andere Beispiele. Ultraschall bei Schmerz und Schwellung nach Zahnbehandlungen erwiesen sich unabhängig davon, ob das Gerät angeschaltet war oder nicht, als gleichermaßen effektiv, solange das Gerät ein Geräusch von sich gab, dass alle Beteiligten glauben ließ, dass es angeschaltet sei. Und eine Salbe ohne pharmakologisch wirksame Inhaltsstoffe konnte bei Patienten Schmerzen lindern, die von da an starke Placebo-Reaktionen zeigten.

Versuchsperson oder Patient

Für die Zeit, die sie in einem Labor verbringen, um Pillen zu schlucken und über deren Wirkung zu berichten, werden Versuchspersonen bezahlt. Der australische Forscher Michael Josepe mahnte zur Vorsicht: «Solche Studien, ja jegliche Forschung über den Placebo-Effekt, sollte nicht mit Nicht-Patienten durchgeführt werden. Laborversuche sind mit klinischen Situationen nicht gleichzusetzen. ... Ein Forscher ist kein Therapeut, eine Versuchsperson ist kein Patient, und ein Labor ist keine Klinik.» Die Intention von Forschern unterscheidet sich grundlegend von der kranke Menschen behandelnder Ärzte.

Placebo-Reaktionen eines kranken Menschen mit Symptomen sind ganz anders einzuschätzen als die einer Versuchsperson in einem Forschungslabor. Ein Medikament für ein Symptom zu bekommen, mit dem man sich schon lange herumplagt, ist etwas ganz anderes, als auf Anweisung eines Wissenschaftlers hin eine Pille zu schlucken, von der einem gesagt wurde, sie habe möglicherweise Nebenwirkungen wie Müdigkeit, Übelkeit oder Kopfschmerz. Werden alle nichtphysiologischen Auswirkungen als Placebo- und alle unangenehmen Nebenwirkungen als Nocebo-Effekte bezeichnet, werden diese Unterschiede nicht immer deutlich. Viele so genannte unerwünschte Wirkungen von Placebos waren auch schon vor dem Versuch vorhanden und treten durch die verstärkte Aufmerksamkeit während der Studie erst in den Vordergrund.

Ein Patient mit chronischen Schmerzen, der durch Placebo-Spritzen Erleichterung erfährt, kann ganz anders reagieren als eine Versuchsperson, die solche Erfahrungen bis dahin noch nicht gemacht hat. Die erste einer Reihe von Injektionen bestimmt häufig darüber, wie jemand anspricht. Menschen sind so verschieden, ihre persönliche Geschichte und ihre emotionalen Erfahrungen individuell so unterschiedlich, dass jeder Einzelne auf Placebos anders reagiert.

Blutzucker

Immer wieder wird behauptet, Placebos könnten bei Diabetikerinnen und Diabetikern den Blutzuckerspiegel senken. Dies mag durchaus der Fall sein – die ursprüngliche Studie zu dem Thema, auf die sich alle berufen, gab diese Schlussfolgerung allerdings nicht her. Eine Gruppe von Diabetespatientinnen und -patienten wurde sechs Monate lang mit einem aktiven Medikament behandelt. Danach «wurde das Medikament durch ein äußerlich nicht als solches erkennbares Placebo ersetzt, ohne dass die Betroffenen darüber informiert worden waren.» Im Boston der 1960er Jahre wurde Informed Consent noch nicht für notwendig erachtet.

Viele der Patienten behielten ihre Blutzuckerwerte auch langfristig sehr gut unter Kontrolle. Sie kamen regelmäßig in die Klinik und hatten eine enge Beziehung zu ihren Ärzten, was dafür spricht, dass eine gute, individuelle Betreuung *(care)* bei Diabetes bereits viel ausrichten kann. Nirgendwo hat jedoch irgendjemand dokumentiert, dass die Einnahme des Placebos niedrigere Blutzuckerwerte zur Folge hatte. Dass dies möglich wäre, soll nicht bestritten werden, aber es liegen schlichtweg keine Daten vor. Kontrollierte Studien zeugen von einer erstaunlich guten Schmerzlinderung oder Ausheilung von Zwölffingerdarmgeschwüren, sobald die Betroffenen regelmäßig betreut werden. In klinischen Studien muss daher unbedingt zwischen der positiven Auswirkung einer individuellen therapeutischen Betreuung und tatsächlichen physiologischen Placebo-Effekten unterschieden werden.

Andere Störungen

Vielfach heißt es, Placebos könnten aufgrund psychosomatischer Zusammenhänge Krankheitsprozesse stoppen, die Suggestion sei dabei ebenso wichtig wie die Pillen selbst. Die Daten, auf die sich diese Behauptungen stützen, halten einer modernen Überprüfung jedoch nicht stand. Placebos brachten demnach bei vielen Beschwerden Linderung, darunter Husten, Stimmungsschwankungen, Angina pectoris, Kopfschmerz, Seekrankheit, Angst, Bluthochdruck, Asthma, Depression und Erkältung – alles vertraute Probleme, die an die Beschwerden erinnern, die sich auch mit den Methoden der alternativen Medizin meist gut behandeln lassen. Einige Veröffentlichungen liefern nachprüfbare Hinweise auf Behandlungserfolge bei Schmerz, Husten, Stimmungsschwankungen, Angina pectoris und Erkältung; keine stichhaltigen Beweise liegen für Kopfschmerzen, Seekrankheit, Asthma, Bluthochdruck, Depression oder hohen Blutzuckerwerten vor. H.R. Bourne gab dazu den folgenden einleuchtenden Kommentar: «Bei diesen Krankheiten ist der Prozentsatz der Patienten, die durch Placebos Linderung erfahren, nicht so hoch, aber in praktisch jeder Studie gibt es eine beachtliche Anzahl von Patienten, denen durch eine Placebobehandlung geholfen werden kann. Einer Studie, in der es keine Reaktion auf Placebos gibt, könnte fast schon auf dieser Grundlage mangelnde Objektivität unterstellt werden.»

Überinterpretation

In ihrem einflussreichen Buch *Lügen. Vom täglichen Zwang zur Unaufrichtigkeit* impliziert Sissela Bok, dass Placebos sogar töten können, wenn sie schreibt: «Am schlimmsten aber ist, dass die Kinder, die Antibiotika nicht vertragen, schwere, manchmal sogar tödliche Reaktionen auf solche unnötigen Verschreibungen zeigen.» Antibiotika können bei Unverträglichkeit lebensgefährlich sein, ob sie als Placebos eingesetzt werden oder nicht; aus diesem Grund sollten sie auch nie als Placebos zur Anwendung kommen. Wenn ein als Placebo verordnetes Antibiotikum tatsächlich einmal tödlich wirkt, kann man daraus jedoch nicht die verallgemeinernde Schlussfolgerung ziehen, die Einnahme reiner Placebos könne tödlich enden.

Übertrieben sind auch die Schlussfolgerungen im folgenden Beispiel: «Placebo-Reaktionen können denen auf aktive Medikamente ähneln, und zwar nicht nur im Hinblick auf das Endergebnis, sondern auch im Reaktionsverlauf. Dazu gehört ein Gipfeleffekt nach einer bestimmten Anzahl von Stunden nach der Einnahme, ein Kumulationseffekt durch gesteigerte Symptomlinderung bei der langfristigen Einnahme, ein Residualeffekt nach dem Absetzen und ein Nulleffekt bei Wiedereintritt der Symptome» (Lasagna). In der zugrunde liegenden Studie ging es lediglich um die schmerzlindernde Wirkung von Aspirin und Placebos bei Patienten mit verschiedenen chronischen Krankheiten, denen man sagte, das verordnete Medikament würde Appetit und Tatkraft steigern. Beide Gruppen erfuhren eine deutliche Linderung ihrer Beschwerden. Das Forschungsteam beschrieb Effekte, die wie pharmakologische aussahen, konzentrierten sich dabei aber auf Schmerzempfindung und andere subjektive Phänomene, für die keine objektiven Messungen möglich sind. Bei den Schlussfolgerungen sollte man deshalb lieber vorsichtig sein.

Was gemessen werden soll

Um Placebo-Reaktionen einschätzen zu können, muss auch entschieden werden, was gemessen werden soll: eine objektive Krankheit, der Rückgang von Symptomen, eine Veränderung in Form und Größe eines Organs oder eine Linderung von Schmerz und Leidensdruck. Ich behaupte, dass die Linderung von Schmerz und Leidensdruck auf der ganz persönlichen Ebene das zentrale Thema ist. Vielleicht können Placebos auch Krankheiten positiv beeinflussen, auch wenn es dafür außer subjektiven Berichten keine Beweise gibt. Dass Placebos

Schmerz lindern können, stimmt in jedem Fall. Um genau zu schauen, welche Schmerzarten unter welchen Umständen gelindert werden können, ist es wichtig, Schmerz auf vernünftige Weise zu klassifizieren (siehe Kapitel 7). Leid, Angst und viele andere Faktoren tragen zu dem bei, was Menschen als Schmerz bezeichnen. Jemand, dessen Schmerztoleranz auf dem Zahnarztstuhl schon einmal durch verhaltenstherapeutische Maßnahmen erhöht worden ist, weiß, dass diese Art von Schmerz kurzlebig und leichter auszuhalten ist, weil man sich sagen kann, dass etwas (ein schadhafter Zahn) wieder in Ordnung gebracht wird; ein Patient mit chronischem Kopfschmerz dagegen macht sich womöglich große Sorgen, dass er einen Hirntumor haben könnte. Der Versuchsperson, deren Arm unter einer Wärmelampe im Labor schmerzt, kommen vielleicht Zweifel an ihrem Entschluss, sich freiwillig für eine wissenschaftliche Studie zur Verfügung zu stellen, während eine Patientin mit Ischiassyndrom sich vor chronischen Problemen fürchtet. Placebos wirken bei Patienten und Versuchspersonen auf unterschiedliche Weise; ihre Wirkung ist von diesen und anderen Faktoren abhängig. Die Umstände, unter denen Schmerz ausgelöst oder gelindert wird, spielen eine ebenso große Rolle wie die Persönlichkeiten der von Schmerzen betroffenen Menschen.

Akuter und chronischer Schmerz

Im Allgemeinen scheint es mir so zu sein, dass der chronische Krankheiten begleitende Schmerz ausführlicher erforscht wurde als der bei akuten Krankheiten; Schmerzspezialisten sind in diesem Punkt aber vielleicht anderer Meinung. Bei Patienten mit akuten lokalisierten Muskelkrämpfen verschafften Injektionen mit Kochsalzlösung in den schmerzhaften Bereich größere Erleichterung als ein lokales Narkotikum, was die Ausführenden zu der Frage brachte, ob sie vielleicht in Wirklichkeit bloß Akupunkteure waren. Dank des neu geschaffenen Office of Alternative Medicine an den National Institutes of Health werden in den USA jetzt immer mehr Studien dieser Art durchgeführt.

Doch innerhalb welcher zeitlichen Grenzen können wir eine Besserung als Folge einer Placebogabe verbuchen? Ein bis zu einer Stunde später sinkender Blutzuckerwert scheint als Effekt noch plausibel – jedenfalls eher als ein Wert, der erst nach über sechs Monaten zur Norm zurückkehrt. Die Frage, was als Placebo-Reaktion angesehen werden kann, hat Forscher seit William James immer wieder beschäftigt. Placebos wirken normalerweise relativ schnell, während organische Erkrankungen eher langsam auf therapeutische Maßnahmen reagieren – eine Tatsache, die es schwierig macht, zwischen natürlicher Entwicklung und langfristigen Folgen eines Placebos oder einer alternativmedizinischen Intervention zu unterscheiden. Schmerzstudien dokumentieren meist innerhalb von Minuten oder Stunden eingetretene Veränderungen. Sollten Endorphine bei der Schmerzlinderung eine Rolle spielen, könnte es eine schnelle und eine langsame Reaktion geben. Es kann also sein, dass wir nicht über das Gleiche sprechen, wenn wir alle Reaktionen dieser Art auf die Gabe eines Placebos zurückführen. Praktisch arbeitende Ärzte sind meist an einer langfristigen – Tage oder Wochen, nicht bloß Stunden andauernden – Schmerzlinderung interessiert, doch um der Placebo-Reaktion irgendeinen Sinn abringen zu können, müssen wir zwischen kurz- und langfristigen Wirkungen unterscheiden.

Kranksein, nicht Krankheit lindern

Meine Beschäftigung mit der Placeboforschung hat mich davon überzeugt, dass sich viele Beschwerden durch Placebos lindern lassen, doch habe ich wenig Beweise für objektive Verbesserungen bei organischen Krankheiten gefunden. Beim Anblick der Haufen aus weggeworfenen Krücken und Brillen in Lourdes soll George Bernard Shaw ausgerufen haben: «Aber wo sind die Holzbeine und die Glasaugen?»

Drei Arten von Krankheiten

Krankheiten lassen sich in drei Kategorien unterteilen: (1) *harmlose* Krankheiten, die relativ rasch kommen und gehen und bei denen sich zahlreiche Interventionen als hilfreich erwiesen haben; (2) *hartnäckige* Krankheiten, die längere Zeit andauern und bei denen verschiedene Interventionen helfen können; und (3) *schwer behandelbare* Krankheiten, die sich der medizinischen Behandlung widersetzen, obwohl sie ihrer von allen am meisten bedürfen. Ehe wir Behandlungversuche beurteilen, sollten wir – unabhängig von der jeweiligen Behandlungsmethode – Beweise dafür verlangen, dass die angeblich erfolgreich behandelte Krankheit auch tatsächlich vorlag, vor allem, wenn für den Erfolg ungewöhnliche oder innovative Ansätze verantwortlich gemacht werden.

Symptome lassen sich in den meisten Versuchen lindern, doch per

Definition sind Symptome – z. B. bei Migräne, Seekrankheit, Rheuma, Dysmenorrhö, postoperativem Schmerz, Kopfschmerz nach Lumbalpunktion, Ischiassyndrom und ähnlichem – eher subjektiv als objektiv. Nirgendwo habe ich Beweise für eine objektive Verbesserung organischer Krankheiten bei einem Placeboversuch gefunden.

Das soll nicht heißen, dass bei Krankheiten keine Verbesserung durch Placebos auftreten kann, doch die bisher vorliegenden Berichte sind (mit Ausnahme solcher Probleme wie Ulcus pepticum, wo eine Verbesserung in kontrollierten klinischen Studien die Regel ist) nicht überzeugend. Ich glaube, dass diese Art der Heilung eher auf die klinische Situation als auf die Placebos als solche zurückzuführen ist, doch andere sind da anderer Meinung. Warzen scheinen auf alle möglichen Behandlungsmethoden anzusprechen, und es wird behauptet, fettarme Ernährung könne verstopfte Arterien wieder freimachen, doch unterliegen solche Studien oft der Tendenz zur Überinterpretation und subjektiven Einschätzung.

Bluthochdruck thematisiert die Unterscheidung von Krankheit und Kranksein ähnlich wie das Reizdarmsyndrom. Bei jedem Menschen kann der Blutdruck bei Aufregung, Anspannung, Angst oder anderen starken Emotionen ansteigen. Seit Jahren raten Experten, nur anhaltend hohen Blutdruck als Krankheit zu bezeichnen. Vor kurzem hat sich jedoch gezeigt, dass der so genannte Weißkittel-Hochdruck, eine vorübergehende Verkrampfung der Arterien beim Anblick eines den Blutdruck messenden Arztes, bei manchen Menschen zu dauerhaftem Hochdruck führen kann. Behauptungen über Erfolge der einen oder anderen Hochdrucktherapie müssen auch daraufhin geprüft werden, wann die Kontraktion der Blutgefäße dauerhaft wurde und ob sich anatomische Abnormalitäten durch die verschiedenen Maßnahmen rückgängig machen oder verhindern lassen. Wenn pathophysiologische Phänomene anatomische Veränderungen nach sich ziehen, ist es schwer, überzeugende Hinweise darauf zu finden, dass man diese Prozesse durch Hoffnung, Liebe oder Placebos umkehren kann. Viele Studien mit Patienten an der «Schwelle zum Bluthochdruck» zeigen übereinstimmend, dass eine Gewichtsabnahme den Blutdruck senken kann. David Eisenberg et al. stellten fest, dass Entspannungstechniken den Blutdruck effektiver senken als gar keine Therapie, aber nicht wirksamer waren als ein Placebo. Irwin und Jack Tessman, die sich mit Statistiken auskennen, stießen bei der Überprüfung mancher auf Zitate gestützter Behauptungen in diesem Zusammenhang auf bemerkenswerte Freiheiten bei der Auslegung der Daten; ungerechtfertigte Verallgemeinerungen fanden sie im Überfluss. Nicht alle Menschen mit Bluthochdruck können über einen Kamm geschoren werden.

Meine Behauptung, dass Placebos auf Persönlichkeiten und ihr Kranksein, nicht aber auf objektiv messbare Krankheiten wirken, wirft konzeptuelle Probleme auf. Die Wirkung von Placebos könnte auf Veränderungen bei den Neurotransmittern beruhen, die entsprechende Rezeptoren besetzen und dadurch bestimmte Kanäle öffnen oder schließen, die das Gehirn dazu veranlassen, seine Grundeinstimmung zu wechseln, was dann wiederum die Krankheit beeinflussen könnte. Ein plötzlicher Schreck kann zum Tod führen, auch Wodu kann Menschen umbringen, und negative Einflüsse können selbst gesunde Menschen stark beeinträchtigen. Manche Menschen kämpfen gegen ihre Krebserkrankung, andere sterben aus Angst, wieder andere überleben durch eisernen Willen noch bis zu ihrem Hochzeitstag, bis Weihnachten oder bis sie schließlich aufgeben.

Bluthochdruck, Asthma und einige andere klinische Probleme können durch Suggestion, durch Placebos, durch das Zeremoniell des Arztbesuchs, durch eine Entspannungsreaktion oder viele andere nichtspezifische, aber hilfreiche Methoden gelindert werden. Die meisten verhaltenstherapeutischen Strategien haben sich als effektiver erwiesen als gar keine Therapie, häufig sind sie jedoch nicht effektiver als das, was andere eine Placebotherapie nennen mögen. Eine gewisse Unsicherheit eingestehend, ordne ich all diese Probleme eher funktionellen als organischen Kategorien zu. In Studien zur medikamentösen Therapie von Herzinsuffizienz zeigten jedoch über ein Viertel bis zu einem Drittel der Patienten in der Kontrollgruppe verringerte Symptome und «eine signifikante Abnahme des Auswurfvolumens sowie einen erhöhten Pulmonalarterienverschlussdruck». Auch Veränderungen in der Funktion sind also durchaus messbar, Hinweise auf strukturelle Veränderungen des erkrankten Organs sehe ich allerdings nicht. Viele nehmen voller Hoffnung Zuflucht zu der Erkenntnis, dass Krankheiten immer multifaktoriell sind und dass eine Veränderung der Erwartungshaltung die Neurochemie eines Patienten verändern kann. Stressreduktion durch gezielte Entspannung mag die Menge der ausgeschütteten Katecholamine und damit auch die Wahrscheinlichkeit von Arrhythmien senken. Asthma lässt sich durch Beruhigung lindern. Suggestion und Zuspruch, Hoffnung und ein befreiendes Lachen können sich auch bei Krankheit als hilfreich erweisen. Jedenfalls hoffe ich das.[27]

---

27 Ein Patient mit Fibromyalgie z. B. könnte von einem seinen Kampfgeist einbeziehenden Behandlungsprogramm profitieren. Mitglieder von Selbsthilfegruppen überwinden häufig ihre Beschwerden. In den 1960er Jahren enthielten sich einige meiner Patienten über längere Zeit des Alkohols, als

6. Was Placebos leisten können

Die Neurobiologie als Retter

Bei der Beschäftigung mit Problemen dieser Art kam William James 1890 zu dem Schluss, dass «ein gewisses Maß an Hirnphysiologie in der Psychologie vorausgesetzt oder einbezogen werden muss... Mentale Zustände führen auch zu Veränderungen bei der Form von Blutgefäßen, zur Beschleunigung oder Verlangsamung beim Puls oder zu noch viel subtileren Veränderungen bei Drüsen oder inneren Organen. Will man diese alle ebenso berücksichtigen wie die erst *nach einiger Zeit* auftretenden Prozesse, die in Gang kamen, weil der fragliche mentale Zustand einmal da gewesen ist, kommt man unweigerlich zu dem allgemeinen *Prinzip, dass es keine mentale Modifikation ohne Begleitung oder Folge körperlicher Veränderungen gibt.*»

Die neurobiologische Forschung ermöglicht die Vorstellung, dass Emotionen als Programme im Gehirn in ihren Bahnen durch Worte, durch Symbole oder durch Placebos beeinflussbar sind. Auf diese Weise spendet die Neurobiologie allen Ärzten Trost, die sich nach mechanistischen Erklärungen sehnen. Alle Sinneswahrnehmungen verändern die Hirnfunktion; riechen, schmecken, sehen, hören und tasten sind physiologisch miteinander verbunden. Wenn Emotionen nicht mehr sind als eine komplexe Anordnung von Hirnfunktionen, müssten Worte und Symbole auf die Physiologie – oder gar auf eine Krankheit – wirken können, einfach weil der Mensch so konstruiert ist und mit seinen Rezeptoren nur auf die passenden Reize wartet. Die Reaktion auf eine Krankheit könnte sich als ebenso wichtig erweisen wie die Krankheit selbst. Auch wenn ich Gefahr laufe, mich dadurch als Reduktionist zu erweisen, neige ich dazu, fürs Erste dennoch eine willkürliche Trennungslinie zwischen Krankheit und Kranksein zu ziehen.

Gerade weil Placebos gegen Kranksein mehr ausrichten als gegen Krankheit, sind sie für das ärztliche Selbstverständnis und unsere Vorstellungen von Gesundheit und Krankheit so wichtig. Außerdem helfen sie zu erklären, warum alternativmedizinische Ansätze in vielen Fällen so erfolgreich Beistand leisten können.

Placebos können kranken Menschen helfen, doch der Effekt auf organische, strukturell bedingte, biomedizinisch erklärbare Krankheiten ist unbewiesen. Die erfreulichen schulmedizinischen Fortschritte bei der Behandlung von Krankheiten – organischen Proble-

sie zu den Black Panthers stießen. Ihre Abstinenz deute ich im Zusammenhang mit dieser neuen Gruppenzugehörigkeit und denke an Josiahs Royces Worte zur Loyalität (siehe Kapitel 14).

men, die man sehen, messen oder fotografieren kann – werden nicht im gleichen Maße von Fortschritten beim Umgang mit dem Kranksein, mit Schmerz und Leid begleitet, obwohl 80 Prozent aller Menschen, die ärztliche Hilfe suchen, genau mit solchen Problemen in die Praxen kommen. Es sind diese 80 Prozent, denen alternative Ansätze, Christian Science, Placebos und andere therapeutische Interventionen helfen können. Sie stellen eine sehr große Gruppe dar; die Hilfe durch solche Alternativen ist deshalb sehr wichtig.

Unterstützt wird diese Aussage durch Studien über den Einfluss sozialer und psychischer Faktoren auf die Überlebensraten von Patienten mit verschiedenen Krebserkrankungen. «Ist der Erkrankungsprozess erst einmal in Gang gekommen, setzt die Biologie des Tumors alle potenziellen Einflüsse von Lebensstil und psychosozialen Variablen außer Kraft.» So sehr wir das Gegenteil erträumen mögen, die Daten sprechen für ernüchterndere Tatsachen.

Wer auf Placebos reagiert

Etwa ein Drittel jeder willkürlich zusammengestellten Versuchsgruppe reagiert auf Placebos. In kontrollierten Studien verwendet man große Mühe darauf, zu Placebo-Reaktionen neigende Versuchspersonen auszuschließen, um so schlüssigere Ergebnisse erzielen zu können. Später geben Ärzte das aktive Mittel dann an kranke Menschen aus, von denen ein Drittel auch durch ein Placebo Erleichterung erfahren hätte. In diesem Zusammenhang hört man dann das Argument, die Behandelnden könnten nicht voraussagen, wer auch auf ein Placebo reagieren würde, müssten also deshalb jeden mit einem aktiven Medikament behandeln. Im Gegensatz dazu könnte man auch dafür plädieren, abhängig von der Dringlichkeit der klinischen Situation zuerst das preisgünstigste Medikament oder gar ein Placebo oder eine alternative therapeutische Intervention auszuprobieren.

Ein Vorschlag, der wahrscheinlich nicht auf viel Gegenliebe stoßen wird, besteht z. B. darin, Ulcuspatienten nur eine Woche lang mit einem aktiven Medikament zu behandeln und dann zu schauen, ob das Geschwür anschließend weiterhin so schnell ausheilt wie mit fortgeführter Behandlung. Ich vergleiche diesen Ansatz gern mit dem Schlitten fahren im Winter: Hat man den Schlitten erst einmal über den Rand des Abhangs geschoben, fährt er aller Voraussicht nach von selbst bis ganz nach unten – oder zumindest so weit, wie der Schnee reicht.

6. Was Placebos leisten können 113

Auf der Suche nach der Placebo-Persönlichkeit

Menschen, die auf Placebos reagieren, können nicht nach ihrer Persönlichkeit, ihrem kulturellen und sozioökonomischen Status, ihre Beeinflussbarkeit oder ihrer Neigung zur Ängstlichkeit klassifiziert werden; auch Geschlecht, Alter und Intelligenz spielen keine Rolle. A.K. Shapiro (1971) beschreibt sie als der Tendenz nach «entgegenkommend, religiös, hypochondrisch, ängstlich, weniger gebildet, häufig Abführmittel benutzend, besorgt, auf Medikamente mit atypischen Reaktionen reagierend, depressiv, abhängig, neurotisch; extrovertiert und so weiter.» Unbestimmte Ängstlichkeit, gepaart mit Stress, sind die Charakteristika, von denen man glaubt, dass sie am wahrscheinlichsten mit einer klinischen Placebo-Reaktion korrelieren.

Niemand hat bisher vorhersagen können, wer in experimentellen Studien auf ein Placebo reagiert und wer nicht. In einer Studie wurde depressiven und ängstlichen Patienten in ambulanter psychiatrischer Behandlung ein grünes Placebo gegeben. In der anschließenden Stunde sollten sie ihre Reaktion beobachten und notieren. Die Kontrollpersonen wurden lediglich gebeten, eine Stunde in einem ruhigen Raum zu verbringen und auf ihre Symptome zu achten. Personen, die vorher ohne Beschwerden waren, hatten nichts, was sich hätte bessern können und zeigten deshalb auch wenig Veränderung. Versuchspersonen mit leichten Ängsten berichteten in jedem Fall von Verbesserung, diejenigen mit starken Ängsten fühlten sich schlechter, wenn sie nichts einnahmen und spürten durch das grüne Placebo eine deutliche Verbesserung. Suggestion und Beruhigung haben offenbar dazu beigetragen.

Klinisch arbeitende Ärzte halten vor allem ängstliche Personen für prototypische Placebo-Kandidaten. Je größer die Angst, desto wahrscheinlicher, dass die Betroffenen auf ein Placebo reagieren; bei Zahnschmerzen trifft dies ziemlich sicher, bei psychoneurotischer Somatisierung aber nicht immer zu. Das so genannte autonome Bewusstsein, neuerdings «viszerale Hypersensibilität» genannt, ist bis heute nur unzureichend definiert. Es bedeutet, dass manche Menschen sich der inneren Vorgänge in ihrem Körper stärker bewusst sind als andere. Man sollte meinen, dass es sich auf die Placebo-Reaktion auswirkt, dies ist aber nicht der Fall.

Dagegen scheint die Bereitschaft zur Kooperation eine Rolle zu spielen, denn Collegestudenten mit Angst und Depressionen reagierten auf Placebos besonders positiv, wenn sie darauf bedacht waren, ihre Behandler zufrieden zu stellen. Die Literatur über Placebo-Reaktionen in der Psychotherapie ist so umfangreich, dass ich davon ausgehe, dass kein einzelner Persönlichkeitstyp für solche Reaktionen prädestiniert zu sein scheint. Der Kontext, in dem das Placebo verordnet wird, könnte sich als wichtigster Faktor erweisen.

Menschen, die auf Placebos nicht reagieren, beschreibt Shapiro als von der Tendenz her rigide und beherrscht, «streng, autoritär, stereotyp, zur Leugnung neigend und nicht an psychologischen Vorgängen interessiert.»

Eingeweihte Patienten

Darüber, welchen Effekt Placebos auf Menschen haben, denen man sagt, dass sie ein Placebo bekommen, ist nur wenig bekannt. In einer Studie erklärte man 15 neu ins Krankenhaus aufgenommenen Neurotikern: «Vielen Menschen in Ihrer Lage haben so genannte Zuckerpillen geholfen, und wir haben das Gefühl, dass auch Ihnen solche Zuckerpillen helfen könnten. Wissen Sie, was eine Zuckerpille ist? Es ist eine Pille ohne medizinische Wirkstoffe. Ich glaube, diese Pille wird Ihnen helfen, weil sie schon so vielen anderen geholfen hat. Wären Sie bereit, diese Pille auszuprobieren?»

Eine Woche später ging es 13 der 14 Patienten, die das Placebo genommen hatten, besser; insgesamt hatten die Symptome um 41 Prozent nachgelassen. Allerdings wäre es nicht unproblematisch, diese Ergebnisse aus einer Studie mit neurotischen Patienten zu verallgemeinern. Sie alle hatten an einem einstündigen therapeutischen Gespräch teilgenommen, das vermutlich auch nicht ohne Folgen blieb, und es gab keine Kontrollgruppe. Die Durchführenden selbst waren sich nicht sicher, ob die Placebobehandlung eine Form der Psychotherapie war oder ob die Besserung vom Glauben der Patienten an den Therapeuten abhing. Immerhin legt diese wichtige Studie nahe, dass Placebos auch wirken können, wenn man die Betroffenen in die Absicht, ihnen ein Placebo zu geben, einweiht. Dies entspricht meiner eigenen Praxis, wie ich sie zu Beginn dieses Buches beschrieben habe.

Der gesunde Menschenverstand sagt uns, dass Menschen mit einer zur Abhängigkeit neigenden Persönlichkeit, die an andere (vor allem an Ärzte) glauben, eher von einem Placebos profitieren als Menschen, die eher zurückhaltend und skeptisch sind. Oder dass Kontakt und Kooperation suchende Menschen, die andere gern zufrieden stellen, auf ein von ihrem Arzt verabreichtes Placebo besser reagieren als auf irgendwelche Pillen, die sie ganz allein zuhause eingenommen hätten. Es kann aber auch sein, dass jemand einmal auf ein Placebo reagiert und später nicht, z. B. eine Frau, die nach einer Niederkunft sehr gut auf ein Placebo anspricht, in anderen Lebenssituationen aber keine Placebowirkung verspürt. Die «Placebo-Persönlichkeit» hat man also bisher noch nicht gefunden. Nicht jeder Mensch reagiert auf Placebos, doch warum dies so ist, lässt sich nur schwer erklären, vor allem, wenn die verantwortlichen Mechanismen in unserem neuroendokrin-analgetischen System angesiedelt sind. Was ist es genau, was manche Menschen so gut auf Placebos reagieren lässt?

Vor einigen Jahren gab man in einem Versuch Medizinstudenten Placebos und erklärte ihnen, es handele sich entweder um ein Stimulans oder ein Beruhigungsmittel, man würde ihnen aber nicht sagen, wer von ihnen das eine oder andere bekäme. Anschließend wurden entweder rosa oder blaue Kapseln verteilt. 30 Prozent gaben an, eine Wirkung des Medikaments verspürt zu haben; Beruhigung wurde sechsmal so oft genannt wie Erregung. Die blauen Kapseln wurden häufiger mit einer beruhigenden Wirkung in Zusammenhang gebracht als die rosafarbenen, und je mehr Kapseln jemand genommen hatte, desto stärker war der Effekt. Diese Beeinflussbarkeit angehender Fachleute erinnert uns daran, wie vorsichtig wir mit Placebo-Reaktionen umgehen müssen. Die Umstände sind in jedem Einzelfall anders, und die Rückkehr in einen eher kindlichen Zustand durch eine ernsthafte Erkrankung verstärkt aller Wahrscheinlichkeit nach die Placebo-Reaktion. Bei großer Angst und starkem Schmerz ist sie am ausgeprägtesten.

Die meisten von uns werden im Laufe ihres Lebens irgendwann einmal durch ein Placebo Hilfe erfahren. Das Bedürfnis nach Gemeinschaft und freundschaftlicher Hilfe in Zeiten der Not ist mehr als menschlich. Nur die wenigsten von uns sind echte Einzelgänger.

7. Placebos bei Schmerzen

Unter den Beschwerden, die sich mit Placebos lindern lassen, ist der Schmerz von besonderer Bedeutung. Gleichzeitig ist er mit der häufigste Grund für einen Arztbesuch. Um uns näher mit dem Schmerz beschäftigen zu können, brauchen wir eine genauere Definition als die bloße Aussage: «Schmerz tut weh.»

Was ist Schmerz?

1979 definierte ein dem Studium des Schmerzes besonders verschriebenes öffentliches Gremium, die International Association for the Study of Pain, Schmerz als «eine unangenehme sensorische und emotionale Erfahrung, die mit tatsächlichen oder potenziellen geweblichen Schädigungen verbunden ist oder mit Bezug auf solche Schädigungen beschrieben werden kann.» Die meisten Schulmediziner stellen sich vor, dass der Schmerz an den Nervenfasern entlang rattert wie ein Zug von New Haven nach Grand Central Station; um den Patient von seinem Leid zu erlösen, bräuchten wir bloß die Lok zum Entgleisen zu bringen oder auf ein Abstellgleis zu rangieren. Sie sind tagtäglich mit Patienten konfrontiert, die – sei es im Rücken, im Bauch oder im Kopf – chronische Schmerzen haben, und sie haben erlebt, wie gut Antidepressiva solche Schmerzen lindern können. Während die einen darauf schwören, das Serotonin mit Hilfe solcher Mittel in den neuralen Spalt zurück zu verweisen (eine wissenschaftliche Beschreibung dessen, warum der Schmerz weggeht), suchen andere Spezialisten in der Körperöffnung oder dem Organ, das sie am besten kennen, weiter nach dem Sitz des Schmerzes.[28]

---

28 Das neurologische Netzwerk ähnelt den Gleisen elektrischer Eisenbahnen, die ineinander gefügt werden müssen, damit Neurotransmitter wie Serotonin die Nervenbahnen passieren und Schmerzfasern aktivieren können. Werden diese Neurotransmitter in die Schranken ihres Herkunftsorts ver-

7. Placebos bei Schmerzen

Akuter und chronischer Schmerz

Den Begriff «Schmerz» benutzt man für akute ebenso wie für chronische Phänomene, obwohl beide im Grunde recht unterschiedlich sind. Die Grenzlinie zwischen beiden wird von Experten bei sechs Monaten gezogen; akuter Schmerz ist meist mit einer geweblichen Schädigung verbunden, während dem chronischen Schmerz – also dem Schmerz, der länger als sechs Monate andauert – diese objektive Grundlage häufig fehlt.

Akuter Schmerz folgt gut erkennbaren neuralen Verbindungen, von denen manche im Gehirn aufwärts führen, um den Schmerz ins Bewusstsein zu rufen, andere abwärts, um den Schmerz an seiner Quelle zu hemmen. Chronischer Schmerz ist rätselhafter, sein Ursprung oft schwer fassbar. Ich stelle es mir so vor, dass der akute Schmerz über Modulatoren verfügt, die dem chronischen Schmerz fehlen; in ihm verfestigt sich der Kummer, der kein Ventil in Tränen findet. Für die moderne Wissenschaft und Technologie stellt der chronische Schmerz einen ständigen Vorwurf dar. Theologen finden Sinn im Schmerz, Märtyrer sehnen sich förmlich danach, doch Ärzte – jedenfalls Gastroenterologen – sind in der Koprologie besser beschlagen als in der Eschatologie. Leider ist chronischer Schmerz etwas, von dem viele Ärzte meinen, er ließe sich überwinden, wenn die Betroffenen sich nur zusammenreißen würden. In ihrem Buch *Der Körper im Schmerz* schrieb Elaine Scarry: «Schmerz zu haben bedeutet Gewissheit; von Schmerz zu hören bedeutet Zweifel.» Dieser Spruch sollte jederzeit sichtbar auf jedem Arztschreibtisch stehen.

Schmerz als Strafe, Schmerz als Kummer

Ein alter Praktiker riet uns Medizinstudenten, Patienten mit chronischem Schmerz zu fragen: «Was haben Sie getan, dass Sie so eine Strafe verdienen?» Dabei sollten wir eine Hand auf das Knie des Patienten legen, um der Frage die Härte zu nehmen. Es sollte vielleicht ein Witz sein, aber seine Botschaft war klar: Wir alle, Ärzte und

wiesen, kann eine Schmerzlinderung eintreten. Da Ärzte Schmerz als Signal für potenziell bedrohliche körperliche Vorgänge deuten, versuchen sie, seinen Charakteristika sehr präzise auf den Grund zu gehen. Die von den Betroffenen selbst gewählten Adjektive sind weniger wichtig als die ärztliche Frage, wann der Schmerz kommt oder geht und was ihn verbessert oder verschlechtert.

7. Placebos bei Schmerzen

Patienten gleichermaßen, versuchen Schuld zuzuweisen, vermuten, dass sich unter dem Mantel des Schmerzes Scham und Schuldgefühle verbergen.

«Schmerz» ist ein Signalbegriff, den Patienten einsetzen, um die Aufmerksamkeit ihres Arztes zu erlangen, wenn sie in Wirklichkeit eine andere Art von Leid meinen, das manche als existenziellen Schmerz bezeichnen, weil er sich nicht lokalisieren lässt. Der berühmte britische Theologe C. S. Lewis schreibt: «Schmerz hat zwei Bedeutungen ... A) Eine bestimmte, wahrscheinlich von darauf spezialisierten Nervenfasern übermittelte Empfindung ... [und] B) Jede körperliche oder mentale Erfahrung, die dem Patienten Missbehagen bereitet.» Schmerz im letzteren Sinne, so fügt er hinzu, ist synonym mit «Leid, Qual, Kummer, Not oder Bedrängnis» – eine Definition, die Mediziner ignorieren.

Ärzte streiten darüber, ob der Schmerz seinen Ursprung in der Peripherie – im Arm, im Bein oder wo auch immer er gefühlt wird – hat oder ob er erst im Kopf entsteht, eine Frage, auf die wir im späteren Verlauf dieses Kapitels noch eingehen werden. Dass bestimmte Antidepressiva, die so genannten Serotonin-Wiederaufnahmehemmer, helfen können, spricht für die Vermutung, dass Schmerz im Gehirn wahrgenommen wird. Geist und Gehirn sind für das Spüren und Ertragen von Schmerz ebenso wichtig wie der Körper; im Umgang mit chronischem Schmerz haben sie besondere Bedeutung. Das Gegenteil von Schmerz ist nicht etwa Glück, wie einmal jemand meinte, denn Glück bedeutet, mit dem, was ist, rundum zufrieden zu sein. Wer keinen Schmerz verspürt, ist nicht unbedingt glücklich; erst wer chronischen Schmerz erlebt hat, weiß die zuvor als selbstverständlich empfundene Schmerzfreiheit zu schätzen. Das Gegenteil von Schmerz ist Taubheit, Empfindungslosigkeit.

Um das unscheinbare Wort Schmerz scharen sich Heilige ebenso wie Sadisten. In seiner wundervollen Meditation über den Schmerz, *Culture of Pain*, vergegenwärtigt uns David Morris den Heiligen Sebastian, der die Augen ruhig zum Himmel richtet, obwohl sein Körper von Pfeilen durchbohrt ist. Eigentlich müsste er sich vor Schmerzen winden, doch seine Gelassenheit stößt uns direkt auf die Frage, wo der Schmerz wahrgenommen wird, in der Zentrale (dem Gehirn) oder in der Peripherie (den Nerven). Auf ewige Glückseligkeit hoffend, demonstriert der Heilige, wie Schmerz moduliert und dadurch überwunden werden kann. Auch der Psychoanalytiker Carl Gustav Jung wusste dies: Er riet Ärzten, die Probleme ihrer Klienten neu zu deuten, um ihnen dabei zu helfen, im Leiden einen Sinn zu finden, auch wenn dieser Sinn nur in dem Kreuz liegt, das sie zu tragen haben.

7. Placebos bei Schmerzen

Eine Beziehung zwischen Märtyrern und Patienten mit funktionellen Krankheiten tritt in der ärztlichen Praxis nicht selten zu Tage. Funktionelle Beschwerden sind bei Frauen häufiger als bei Männern; das mag an den Beschränkungen von Frauenbiografien liegen, die ihnen bis vor einiger Zeit außer Mutterschaft und Häuslichkeit kaum Ventile ermöglichten. Als ich dieses Kapitel schrieb, kam eine junge Geschäftsfrau mit Dyspepsie und «Blähbauch» zu mir, deren Beschwerden vor mehreren Jahren am Muttertag begonnen hatten. Es stellte sich heraus, dass sie damals gerade auf der Karriereleiter aufgestiegen war, kurz vor Einsetzen der schmerzhaften Beschwerden jedoch zu dem Entschluss gekommen war, dass ihr Platz zuhause bei ihren beiden Kindern sei. Es könnte ein Zufall gewesen sein, doch ich bezweifele dies ebenso wie die Annahme, dass es hilfreich gewesen wäre, einen bösen H. pylori in ihrem Magen auszurotten.

Morris erzählt von einer anderen jungen Frau mit chronischem Schmerz in einem schwer verletzten Bein. «Mit einem Krückstock und einer dicken Metallklammer ... kam sie steif und unbeholfen» in die Schmerzklinik. Nach Annahme der Ärzte lag die Quelle des Schmerzes «tief im Bein unter dicken Schichten von Narbengewebe», was sofort die Frage aufwirft, ob sie vorher Tänzerin war oder eine besonders schöne Frau, die den Verlust ihrer Ganzheit nicht verwunden hat. Ihr hartnäckiger Schmerz – ihre Bitterkeit? – ging ganz bestimmt nicht nur auf die C-Fasern in ihrem Bein zurück.

Auch Sexualität hat mit Schmerz zu tun, das wussten sowohl der Marquis de Sade, der uns den Sadismus brachte, als auch Leopold Sacher-Masoch, der für de Sades bereitwillige Opfer sorgte. Um dies zu verstehen, braucht man nur die Anzeigen in billigen Zeitungen zu studieren, in denen Schmerz und sexuelle Erregung verherrlicht werden. Andere suchen den Ursprung des Schmerzes und vieler anderer Schwierigkeiten in wiederholtem Missbrauch in der Kindheit, hinterfragen allerdings nicht immer, ob dieser real oder eingebildet war.

Wie der bekannte Kommentator sozialer Prozesse Ivan Illich betonte, liegt die Schwierigkeit bei der Behandlung von Schmerzen darin, dass das gesamte Problemfeld von der Medizin vereinnahmt, also «medikalisiert» wurde. Sie versteht Schmerz «als systemische Reaktion, die sich verifizieren, messen und regulieren lässt. Nur der in dieser objektivierten Form wahrgenommene Schmerz gilt als Diagnose, die der spezifischen Behandlung bedarf.» Der Schmerz, auf den der medizinische Apparat anspringt, unterscheidet sich grundlegend von den Gefühlen der Trauer, Schuld, Sünde, Qual, Furcht und Beeinträchtigung, des Hungers oder des Missbehagens, die viele mit «Schmerz» übersetzen.

Häufig heißt es, chronischer Schmerz sei «wortlos». Ich glaube, dass er eher ein Schrei in einer Fremdsprache ist. Schmerz ist ein Zeichen, ein Computer-Icon, hinter dem sich Dateien voller Kummer verbergen. Schmerz verläuft nicht nur an den C-Fasern entlang. Wer chronischen Schmerz mit Schmerzmitteln behandelt, läuft Gefahr, seine Übersetzung misszuverstehen.

Der Schmerzpatient

Menschen mit chronischem Schmerz, im medizinischen Jargon als «Schmerzpatienten» bekannt, machen die ungelösten Probleme deutlich. Erfahrene Praktiker wissen implizit, wie sehr die Reaktion auf eine Krankheit oder Verletzung von dem jeweiligen Patienten abhängt und wie sehr ein scheinbar geringfügiges Problem manche Menschen behindern kann. Während der eine trotz schwerer Erkältung unbeirrt weiter arbeitet, legt der andere mit den gleichen Symptomen sich eine Woche lang ins Bett. Hypochonder sind Laien und Ärzten gleichermaßen bekannt; schon die Griechen wussten von ihnen ein Lied zu singen. In *Der Staat* erzählt Platon von Herodikos, einem Turnlehrer, der «Turnkunst und Heilkunst durcheinander mischte und damit zuerst und hauptsächlich sich selbst und später dann noch viele andere quälte..., denn er hatte den schleichenden Tod erfunden, eine tödliche Krankheit, die er mit Hingabe pflegte, und da eine Genesung außer Frage stand, verbrachte er sein gesamtes Leben als ewig Kränkelnder; machte sich um seine Gesundheit die größten Sorgen und quälte sich ab, ob er nicht die gewohnte Lebensweise überschreite; doch er war zäh und erlangte mit Hilfe der Wissenschaft ein hohes Alter.»

Der scheinbar gesunde, von unerklärlichen Schmerzen geplagte Patient ruft sicher andere Gefühle hervor als der Patient mit Pankreaskrebs, einer extrem schmerzhaften Krebserkrankung, der dennoch so weit wie irgend möglich am aktiven Leben teilnimmt und weiter arbeitet, wie es der verstorbene Kardinal Joseph Bernardin von Chicago so tapfer demonstrierte. Menschen empfinden und interpretieren Schmerz auf sehr unterschiedliche Weise, und nicht alle sind einer einfachen neurologischen Deutung zugänglich, selbst wenn die Ursache in einer Krebserkrankung liegt. Ärzte mögen solche Erkrankungen entdecken und objektiv einschätzen, doch die Betroffenen sind auch dann auf ihren Schmerz zurückgeworfen, wenn niemand ihn deuten und behandeln kann.

Akuter Schmerz hat nicht nur schlechte Seiten. Er signalisiert uns, dass etwas nicht stimmt und der Behandlung bedarf. F.D. Hart dagegen lenkt den Blick auf die «kleinen Märtyrer.» «Patienten mit chronischem, durch nichts abschüttelbarem Schmerz müssen lernen, mit diesem Schmerz zu leben und spirituelle Fähigkeiten entwickeln, um ihn erträglich zu machen... Relativ wenig Patienten mit chronischem Schmerz bitten ihren Arzt um Tod und Erlösung, nur sehr wenige nehmen sich selbst das Leben.» Für sie «wird SCHMERZ in Großbuchstaben geschrieben, nach einer Weile ist er fast ein alter Freund ... Es handelt sich nicht mehr um ein medizinisches oder psychisches, sondern um ein soziales, die Persönlichkeit betreffendes Problem. Der SCHMERZ wird nicht nur zum alten Freund, sondern zu einem wesentlichen Teil – oder besser: zu einem Partner der eigenen Existenz.» Der chronische Schmerz als Lebensbegleiter gewinnt eine Eigendynamik. Natürlich treten Depressionen bei chronischen Schmerzpatienten häufiger auf, und natürlich gibt es in dem Zusammenhang den üblichen Streit darüber, was zuerst da war, das Huhn oder das Ei.[29]

Den meisten Ärzten ist klar, wie unterschiedlich die Reaktion auf Schmerz ausfallen kann. In seinem Buch *The Puzzle of Pain* kommentierte Ronald Melzack: «Der Begriff ‹Schmerz› beschreibt, wie wir inzwischen glauben, eine Kategorie komplexer Erfahrungen, nicht eine einzige spezifische Wahrnehmung, die nur im Hinblick auf ihre Intensität Abweichungen kennt. In Wirklichkeit fasst er eine endlose Vielfalt unterschiedlicher Empfindungen zusammen» (Melzack 1973). Schmerz ist keine für sich stehende Erfahrung, die auf einen fest definierten Reiz zurückgeführt werden kann. Wie das Sehen und Hören ermöglicht er vielmehr eine komplexe Wahrnehmungserfahrung, die von der individuellen Geschichte der betroffenen Person, dem Sinn, den sie dem Schmerz beimisst, und ihrer jeweiligen Geisteshaltung abhängig ist. Melzack fährt fort: «Auf diese Weise wird Schmerz zu einer Funktion des gesamten Individuums, die seine gegenwärtigen Gedanken und Ängste ebenso einschließt wie seine Hoffnungen für die Zukunft.» Viele neue Aspekte der Physiologie der Schmerzwahrnehmung geben weitere Hinweise darauf, dass die Placebo-Reaktion hauptsächlich im Gehirn erfolgt.

Melzack, mit Patrick Wall einer der Väter der «Gate-Control-Theorie», die ich später noch kurz vorstellen möchte, hat unser Verständnis des Schmerzerlebens enorm erweitert. Er geht von der Exis-

---

29 Ein legendärer Patient dachte, er würde sterben, als sein langjähriges Sodbrennen durch die neuen H2-Blocker plötzlich verschwand. Er dachte, das ständige Feuer in seinem Bauch fache die Dampfmaschine an, die ihn am Laufen hielte, und dass sein Leben zu Ende sei, wenn das Feuer versiege.

tenz einer genetisch im Gehirn angelegten, durch die kontinuierliche Wahrnehmung der Peripherie dann aber weiter ausgeprägten Neuromatrix aus, die als Basis für die Wahrnehmung des eigenen Körpers dient und für die Interpretation nervlicher (Schmerz-)Impulse verantwortlich ist: «Wärme und Kälte sind nicht per se vorhanden, außerhalb unseres Körpers verändert sich lediglich die Temperatur. Die Wahrnehmung von Wärme und Kälte ist eine Funktion des Gehirns, nicht eine Funktion der jeweiligen Grad Celsius.» Wir könnten uns fragen, ob Melzacks Konzept der Neuromatrix vielleicht dem Ursprung des Geistes oder Denkens im Gehirn vergleichbar ist.

Ärzte, die Probleme mit dem Schmerz haben, sobald er mehr als ein von C-Nervenfasern übermittelter Sinneseindruck darstellen soll, müssen sich den Unterschied zwischen Schmerz als Sinneseindruck und Schmerz als Wahrnehmung klarmachen. Schriftsteller kennen diesen Unterschied seit langem: «'Dieser neue Schmerz von dir, welches Wort passt wohl am besten auf ihn? Pochend? Stechend? Rasend? Brennend? ... Nein, ein Wort reicht ihm nicht aus. Er braucht eine kleine Geschichte. Er hat seine eigenen Regeln. Eine kleine Geschichte, die mit Worten beginnt wie ... das Ledermesser eines Schusters ... ein in tausend Stücke zersprungener Spiegel ... das sich gerade erst bildende Eis ... die scharfen, kleinen Steine, die in deinen Körper stachen, als du noch ein Kind warst'» (Shalev).

Viszerale Hyperalgesie oder «veränderte sensorische Wahrnehmung viszeraler Sinneseindrücke» lautet der hoch gestochene biomedizinische Begriff, der erklären soll, warum manche Menschen für die inneren Vorgänge in ihrem Körper empfindlicher sind als andere. Andere hoch wissenschaftliche Berichte beschwören die «regionalen Manifestationen erhöhter Erregbarkeit spinaler Neuronen» – etwas, das der gesunde Menschenverstand als ganz normale Reaktion auf Schreck oder Angst beschreiben würde. Am Ende solcher Forschungen mögen neu entdeckte Mechanismen stehen, Ursachen werden auf diese Weise nicht gefunden. Die Dichter wissen da schon mehr.

Schmerz und Kultur

Dank medizinethnologischer Forschungen wissen wir, dass Menschen aus anderen kulturellen Traditionen mit Schmerzen und anderen körperlichen Missempfindungen höchst unterschiedlich umgehen. Ein besonders eindrückliches Beispiel ist die so genannte Couvade: In manchen Gesellschaften legt sich der Ehemann einer schwangeren Frau ins

Bett und stöhnt vor Schmerz, während seine Frau in aller Gelassenheit ihr gemeinsames Kind zur Welt bringt. Wenn mir gelegentlich ein Patient erzählt, dass ihm häufig übel ist, und sich auf Nachfrage herausstellt, dass er bald Vater wird, denke ich an diese Geschichte als Schlüssel zur psychischen Komponente seiner Dyspepsie.

Dass der kulturelle Hintergrund Einfluss auf das Schmerzerleben hat, ist inzwischen bekannt: Amerikanische Immigranten mediterraner Herkunft beschreiben Schmerzen, die Nordeuropäer höchstens als warm bezeichnen, häufig als «brennend heiß». Vor 50 Jahren waren Nachfahren der englischen Pioniere im Umgang mit Schmerzen sehr viel stoischer als vergleichbare Neuankömmlinge. Patienten jüdischer Herkunft wollten unbedingt wissen, wo der Schmerz herkam, während italienische Einwanderer sich mit der Schmerzlinderung vollauf zufrieden gaben. Ihre Enkel leiden unter Kopf-, Bauch- und Rückenschmerzen jedoch genauso stark wie die heutigen Nachfahren der ersten Pilgermütter und -väter, ein deutlicher Hinweis darauf, wie wichtig die Kultur für die Schmerzwahrnehmung ist.

Außer vorhergegangenen Schmerzerfahrungen und kulturellen Faktoren sind die Bedeutung der Situation und die ihr geschenkte Aufmerksamkeit – einschließlich Angst und Suggestion ausschlaggebend dafür, wie intensiv der Schmerz empfunden wird und wie der Einzelne darauf reagiert.

David Morris fasst die biokulturellen Aspekte des Schmerzerlebens wie folgt zusammen: (1) Schmerz ist mehr als ein medizinisches Phänomen, nicht nur Nerven und Neurotransmitter sind daran beteiligt; (2) Schmerz hat historische, psychische und kulturelle Dimensionen; (3) die Bedeutung, die der Patient dem Schmerz beimisst, ist für das Erleben chronischen Schmerzes von fundamentaler Bedeutung. Indem er sich auf die sozialen und kulturellen Aspekte konzentriert, übergeht Morris unbewusste und psychische Determinanten. Dennoch ist sein Ansatz hilfreich, lenkt er die Aufmerksamkeit doch darauf, wie Konflikt, Stress und emotionales Trauma etwas, das als lokale Verletzung begann, in schier endloses Leid verwandeln kann.

Natürliche Schmerzstiller

Zwei unterschiedliche, eng miteinander verwobene natürliche Systeme sind in der Lage, Schmerz zu lindern: (1) ein hoch komplexes *neurologisches* Netzwerk und (2) ein *hormonelles* Repertoire endogener Opiate, die im Körper ausgeschüttet werden. Je mehr wir darüber erfahren, desto stärker wird sich vermutlich zeigen, dass beide Systeme in Wahrheit eine Einheit bilden. Für unsere gegenwärtigen Zwecke ist es aber vorteilhaft, sie sich als getrennte, aber gleichberechtigte Komponenten vorzustellen.[30]

Das neurologische Netzwerk

Kleine Nervenfasern, die berühmten C-Fasern, transportieren Schmerzimpulse, können dabei aber von größeren Nervenfasern, die neben ihnen zum Rückenmark verlaufen, gehemmt werden. Die kleinen, für die Schmerzwahrnehmung verantwortlichen Nervenfasern lassen sich durch zahlreiche Reize wie Hitze oder den chemischen Begleitreaktionen einer Entzündung aktivieren; je häufiger der Reiz gegeben wird, desto schneller erfolgt die Schmerzreaktion.

Auch das sympathische Nervensystem spielt bei der Schmerzwahrnehmung eine Rolle; der genaue Mechanismus, durch den eine Verletzung zu den unangenehmen Empfindungen einer Kausalgie führen kann, sollen uns hier aber nicht beschäftigen. Die Ausschüttung von Katecholaminen, insbesondere Serotonin, ist wichtig und unterstreicht, warum Antidepressiva solche wirksamen Schmerzstiller sind.

Ein Mechanismus in den Dorsalhörnern des Rückenmarks fungiert als Tor *(gate)*, das den Informationsfluss zwischen peripheren C-Fasern und zentralem Nervensystem verstärken oder vermindern kann. Die großen Fasern am Rückenmark können das Tor schließen und damit die Schmerzwahrnehmung hemmen. Die Stimulation dieser Fasern könnte die Wirkung von Massage, Akupunktur oder gar Gegenreizmitteln erklären. Ob der Vorgang neuronal oder hormonell oder – noch wahrscheinlicher – aus einer Mischung von beidem ausgelöst wird, ist zunächst sekundär; in jedem Fall bietet er eine plausible Erklärung dafür, wie Placebos die Schmerzwahrnehmung beeinflussen könnten.

---

30 In jedem Physiologie-Lehrbuch finden Sie mehr Details, als hier angegeben werden können. Entscheidend ist, dass Schmerz mehr ist als das, was Sie im Gehirn merken, nachdem man Sie in den Arm gekniffen hat. Er ähnelt eher einer polyphonen Musik, einer unüberhörbaren Symphonie, deren Akkorde und Kadenzen zu physiologischen Reaktionen führen. So wie bestimmte Akkorde nach einem weiteren Akkord verlangen, um den Hörer zufrieden zu stellen, wird Schmerz von einzelnen Individuen unter verschiedenen Umständen unterschiedlich interpretiert.

Von den großen Fasern, die die Schmerzwahrnehmung durch das Schließen oder Öffnen des Tors beeinflussen können, führen andere Verbindungen zu einem zentralen Kontrollbereich im oberen Gehirn. Dieser wiederum beeinflusst durch abwärts verlaufende Fasern die modulierenden Eigenschaften des spinalen Tors. Die zentrale Kontrollinstanz kann das Tor öffnen oder schließen und die Schmerzschwelle dadurch erhöhen oder senken. Wichtig ist, dass das Tor «vor dem Hintergrund früherer Erfahrungen» geöffnet oder geschlossen wird, *ehe* das für die Schmerzwahrnehmung und -reaktion verantwortliche System aktiviert wird. «Die Gate-Control-Theorie geht auch davon aus, dass psychische Prozesse wie frühere Erfahrungen, Aufmerksamkeit und Emotion die Schmerzwahrnehmung und -reaktion beeinflussen, indem sie auf den spinalen Tormechanismus einwirken. Einige dieser psychischen Vorgänge könnten das Tor öffnen, andere könnten es schließen» (Melzack 1973).

Das zentrale Netzwerk des Gehirns überwacht und verändert die Schmerzwahrnehmung. Diese ist damit sehr viel mehr als die im Rahmen der überholten Spezifizitätstheorie vorgestellte mechanistische Abfolge von Reiz und Reaktion, die eine Relation von eins zu eins zwischen spezifischem Schmerzrezeptor auf der Haut, der Größe des betroffenen Nervs und dem durch ihn ausgelösten Schmerzreiz unterstellte. Dennoch suchen Ärzte, wenn Menschen über Schmerzen im Arm, im Bauch oder in einem anderen Körperteil klagen, noch immer nach einer punktuellen Quelle, die sich mit einer einzigen therapeutischen Intervention bezwingen lässt. Dabei lassen sie alles außer Acht, was wir über die Gate-Control-Theorie, über die Rolle der Endorphine sowie über den herausragenden Einfluss zentraler Hirnbereiche auf die Schmerzwahrnehmung wissen. Neuere Hinweise legen sogar nahe, dass eine Gewebsverletzung zu langfristigen Veränderungen im Gehirn führen kann, die die Schmerzwahrnehmung beeinflussen, indem sie eine Art Schmerzgedächtnis herausbilden, das durch unter anderen Umständen folgenlos bleibende Reize aktiviert werden kann. Die Aminosäure Glutamat spielt bei alledem eine wichtige Rolle.

Schmerz ist mehr als ein Sinneseindruck. Wie man sich *mit* dem Schmerz fühlt, ist ebenso wichtig wie das Erleben seiner Intensität. Schmerzreize beeinflussen sowohl sensorische als auch emotionale Prozesse; vermutlich sind daran Schaltkreise im Mittelhirn, das so wichtig dafür ist, wie Schmerz empfunden wird, beteiligt.

Die Stimulation diskreter Hirnbereiche erhöht auch die Schwelle, ab der Schmerz verspürt wird. Das Ausmaß des Schmerzes ist von der Intensität des Reizes abhängig, die Verarbeitung des Schmerzes und seine Deutung dagegen hängt wesentlich mit psychischen Prozessen zusammen. Diese beeinflussen die *Schmerzschwelle*, die darüber entscheidet, welche Reizintensität notwendig ist, damit man Schmerz verspürt, aber auch die *Schmerztoleranz*, also die Zeitspanne, die verstreicht, bis ein Reiz als Schmerz erkannt worden ist. Beecher fasste die Bedeutung von Placebos im Hinblick auf diese Vorgänge wie folgt zusammen: «Die beeindruckende Wirkung von Placebos spricht für die Ansicht, dass Medikamente, die in der Lage sind, subjektive Reaktionen und Symptome zu verändern, größtenteils auf die Reaktionskomponente des Schmerzerlebens Einfluss nehmen.»

Hormone

Der gesunde Körper versucht, ein konstantes Gleichgewicht zu wahren: Blutzucker- und Mineralienwerte werden innerhalb einer sehr engen Bandbreite gehalten. Tritt eine Veränderung auf, kommen sofort ausgleichende Mechanismen ins Spiel. Fällt z. B. der Natriumwert, senkt die gesunde Niere ihre Natriumausscheidung, bis der normale Wert wieder erreicht ist. Fieber hilft, Infektionen zu bekämpfen; gleichzeitig versucht der Körper, seine Temperatur wieder auf ein normales Maß zu bringen.

Es kann daher nicht überraschen, dass auch Schmerzsignale eigene Kompensationssysteme in Gang setzen. Starker Schmerz stimuliert endogene schmerzstillende Systeme, neutralisiert sie aber auch gleich wieder, sobald sie aktiviert worden sind. Man kann sich das z. B. so vorstellen, dass Morphium als Schmerzmittel wirkt, der Schmerz sich gegen zu viel Morphium jedoch wieder durchzusetzen versucht. Das muss auch der Grund dafür sein, warum Menschen, die von einem Beruhigungsmittel eine Überdosis eingenommen haben, hellwach sind und ruhelos im Zimmer auf- und ablaufen. Schlaflosigkeit könnte das physiologische Antidot bei Sedation sein, ebenso wie Schmerz als physiologisches Antidot bei Analgesie fungiert und Empfindungslosigkeit als Gegenpol des Schmerzes gelten kann.

Jede Entzündung bringt ihr eigenes Gegenmittel mit. Die Immunzellen in den Nerven des entzündeten Gewebes bilden Opioidpeptide und aktivieren damit ein endogenes, den Schmerz an der Peripherie stillendes System. Schon in so kleinen Mengen, dass es keinen allgemeinen systemischen Effekt hat, ins Kniegelenk gespritztes Morphium kann daher postoperativen Knieschmerz effektiv bekämpfen. Allgemein lässt sich Schmerz durch kleine Opioidmengen wirksam stillen, wenn sie eher vorbeugend eingesetzt werden, und das Gleiche scheint auf die Behandlung an der Peripherie zuzutreffen: Den

Schmerz lokal zu blockieren, ehe er schlimmer wird, kann mehr Linderung bringen.

Wahrscheinlich geht die Wirkung vieler altmodischer Heilmittel wie Senfpflaster, Kartoffelwickel oder auch Einreibemittel wie Wick VapoRub neben dem wohltuenden Effekt von Berührung und Massage darauf zurück, dass sie solche lokalen peripheren Opioidrezeptoren stimulieren.

Opiate sind Arzneimittel mit Inhaltsstoffen des Schlafmohns. Den meisten dieser natürlichen Mittel wirkt Naloxon entgegen, ein bemerkenswert hilfreiches Antidot zu narkotischer Überdosierung. *Opioide* ist die Bezeichnung für alle Komposita natürlichen oder synthetischen Ursprungs, deren Wirkung im Körper durch Naloxon neutralisiert werden kann.

Natürlich vorkommende Opiate lindern Schmerz, indem sie seine Neurotransmission hemmen; vermutlich werden Membrankanäle von Zellen geöffnet oder geschlossen. Zum Glück brauchen wir dies nicht genauer zu wissen, um mögliche Placebomechanismen zu verstehen. Opioide und Opiate, seien sie endogen gebildet oder oral bzw. per Injektion von außen zugeführt, docken an natürliche Opioidrezeptoren in Gehirn, Darm und anderen Teilen des Körpers an und führen so zur Schmerzstillung. Durch eine gewisse Schmerzintensität werden die wartenden endogenen opiaten Systeme angeregt: starker Schmerz kurbelt sie schneller und gründlicher an. Dies macht Sinn, weil Schmerz ein Warnsignal ist; würden wir ihn einfach ignorieren und uns nicht darum scheren, dass wir uns an einem heißen Ofen die Finger verbrennen können, wäre dies eher schädlich als vorteilhaft.

Endorphine sind natürliche Opiate, die man im ganzen Körper findet. Ihre direkte Messung im Liquor cerebrospinalis kann sehr aufschlussreich sein. In einer Studie waren die Endorphinspiegel von Patienten mit chronischem Schmerz nur halb so hoch wie die schmerzfreier Kontrollpersonen; wurde der Schmerz durch ein Placebo gelindert, verdoppelten sich die Werte. Versuchspersonen, die durch das Placebo keine Erleichterung erfuhren, zeigten keine Veränderung. Wer auf Placebos reagiert, könnte also von vornherein geringere Endorphinmengen im Liquor cerebrospinalis aufweisen und die Wirkung eines Placebos könnte mit der Erhöhung der Mengen zusammenhängen, aber diese Vermutung müsste erst in weiteren Studien überprüft werden.

Andererseits sollten solche Studien nicht zu ernst genommen werden, da es im Hinblick auf die opioiden schmerzstillenden Systeme keine genauen Messtechniken gibt. Manche werten die Verschlimmerung des Schmerzes durch Naloxon als Hinweis auf die schmerzstillende Wirkung von Endorphinen. Doch während manche Studien den Schluss auf eine Endorphine stimulierende Wirkung von Placebos nahe legen, stellen andere dies in Frage, weil sie letztlich auf indirekten Schlussfolgerungen beruhen. So verstärkte sich der Zahnschmerz bei Patienten, die auf ein Placebo reagierten, durch Naloxon wieder; bei Patienten, deren Schmerz nicht auf ein Placebo ansprach, war dieser Effekt nicht beobachtet worden.[31] Doch selbst wenn wir Opioide genau messen könnten, wüssten wir dadurch noch immer nichts über die Bedingungen ihrer Freisetzung. Eine blaue Pille könnte Endorphine stärker stimulieren als eine rote, eine im Krankenhaus genommene Tablette zu höheren Werten führen als eine aus der Apotheke und so weiter. Vielleicht können wir dennoch etwas von dem Geheimnis erahnen, warum ein Mensch einem anderen helfen kann, indem er ihm solche Pillen verschreibt, auch wenn wir nicht erklären können, wie dies genau geschieht. Gottfried Leibniz sagte vor langer Zeit, dass wir, wenn wir durch ein riesengroßes Gehirn spazierten, uns zwar all seine Schaltkreise anschauen könnten, aber doch nicht verstehen würden, wo Hoffnung und Glaube angesiedelt sind. Die Reduktionisten würden kontern, bei einem solchen Spaziergang würden wir immerhin die Schaltkreise blinken sehen.

Mechanismen der Schmerzlinderung

Alles in allem gibt es also mindestens drei Mechanismen der endogenen Schmerzlinderung, zwei neurologische und eine hormonelle, die eng miteinander verzahnt sind: (1) bestimmte Bereiche im Gehirn hemmen die Schmerzwahrnehmung durch absteigende, das Gehirn erreichende Informationen kontrollierende Pfade; (2) neurale Schaltkreise in der Wirbelsäule hemmen die Schmerzübertragung an das Gehirn durch eine Art Tor, das teilweise auch für die schmerzlindernde Wirkung von Akupunktur oder Gegenreizmittel verantwortlich sein muss; (3) schließlich spielen opioide Schaltkreise sowie nichtopioide, mit dem sympathischen Nervensystem verbundene schmerzlindernde Systeme und Hormone wie Katecholamine und Cholecystokinin eine bedeutende Rolle bei der Schmerzreduktion.

Medikamente stillen Schmerz auf verschiedene Weise. Sie (1) blo-

---

31 Endorphine lassen sich heute nicht verlässlicher messen als früher. Neueste Studien konzentrieren sich auf die Wahrnehmung, da die Techniken zur Messung von Endorphinen zu unpräzise sind.

ckieren die Schmerzübertragung; (2) sie stimulieren schmerzunterdrückende Mechanismen; oder (3) wirken zentral mit dem Ziel einer allgemeinen Schmerzunempfindlichkeit. Mittel wie Aspirin, Paracetamol und nicht-steroidale anti-entzündliche Mittel blockieren die Übertragung von der Peripherie her. Im Gegensatz dazu wirken Opiate wie Morphium und Codein zentral auf das Gehirn, um schmerzunterdrückende Mechanismen zu aktivieren.

Schmerzlinderung durch Placebos

Sehr wahrscheinlich ist offenbar, dass die Wirkung von Placebos an Aufmerksamkeit und Wahrnehmung ansetzt. Daran sind jedoch nicht nur Endorphine beteiligt, denn eine Endorphinstimulation müsste mit einer allgemeinen Schmerzunempfindlichkeit einhergehen – d. h. die Linderung des Schmerzes in der einen Hand müsste die Empfindlichkeit der andere Hand herabsetzen –, und das ist nicht der Fall. Zwar gehört die Freisetzung von Endorphinen offenbar mit zur Placebo-Reaktion, doch wissen wir noch nicht, welche Rolle sie ganz genau spielt. Die bisherigen Beobachtungen lassen darauf schließen, dass Placebos weder durch lokale noch zentrale Mechanismen wirken, sondern eher die Aufmerksamkeit vom Schmerzreiz ablenken können. Zweifellos wird sich herausstellen, dass daran mehrere verschiedene Mechanismen beteiligt sind. Schmerzlinderung ist eine sehr komplizierte Angelegenheit: Stress z. B. verschlimmert bei manchen Menschen den Schmerz, während er anderen dabei hilft, ihn zu ignorieren.

Eines Tages wird es vielleicht möglich sein, näher zu beschreiben, was eine «Heiler-Persönlichkeit» ausmacht; dass ein Heiler bei seinen Patienten Endorphine besser stimulieren kann als ein anderer, heißt aber noch nicht, dass seine Interventionen tatsächlich erfolgreicher sind. Umgekehrt kann es sein, dass manche Patienten mehr Endorphine bilden als andere, doch können uns solche Messungen von den für die Placebo-Reaktion verantwortlichen Prozessen derzeit nicht mehr als eine Ahnung vermitteln. Ein wichtiges Merkmal der Schmerzlinderung – den Triumph des Placebos – kennen wir allerdings aus Beobachtung: Dass ein Mensch einem anderen manchmal allein schon dadurch helfen kann, dass er es versucht.

Die daran geknüpfte Erwartung spielt ebenfalls eine große Rolle. Menschen unterscheiden sich von Tieren dadurch, dass sie an die Zukunft denken. Die Erwartung einer klinischen Verbesserung kann zur Verbesserung führen. Dies scheint insbesondere auf funktionelle Probleme wie Bluthochdruck zuzutreffen. Vielleicht sollte man Patienten gezielt lehren, ihre Erwartung einzusetzen. Hoffnung kann helfen.[32] Ein Schlüssel zur psychischen Gesundheit kann im Festhalten an Illusionen liegen – eine Überlegung, die auch für die Placebo-Reaktion Relevanz besitzt. Illusionen lassen sich in drei Kategorien unterteilen: (1) Selbsterhöhung, also die Tendenz, die eigenen Erfahrungen und Einstellungen in einem positiven Licht zu sehen; (2) ein übertriebenes Gefühl der persönlichen Kontrolle über das Geschehen; und (3) unrealistischer Optimismus im Hinblick auf die Zukunft. Zusammen genommen erinnern sie an das, was erfahrene Psychiater als Anhaltspunkte für eine gute Prognose werten. Natürlich spiegelt auch eine solche Prognose wieder zurück. So sind die Erwartungen von Lehrern ausschlaggebend dafür, wie ihre Schüler in der Schule abschneiden: ein Schüler, von dem der Lehrer meint, dass er dumm ist, zeigt weniger gute Leistungen als ein anderer, von dem der Lehrer eine hohe Meinung hat. Jeder von uns kennt die «sonnigen Gemüter», die nur glückliche Erinnerungen haben und unglückliche Ereignisse, wie wir alle sie erleben müssen, erfolgreich ausblenden. Viele dieser Menschen, darunter mein eigener Vater, leben heiter und gesund bis ins hohe Alter. Optimistische Erwartungen können Menschen helfen, länger und glücklicher zu leben. Wer mit Placebos zu tun hat, darf auch dies nicht vergessen.

---

32 Was mich von Benson, Weil und anderen anerkannten Praktikern unterscheidet, ist meine Skepsis im Hinblick darauf, wie weit die Wirkung von Hoffnung oder Glaube bei funktionellen Probleme, die zu dauerhaften strukturellen Veränderungen geführt haben, tatsächlich gehen kann. In Lourdes wird nur eines von 40.000 Wundern von der katholischen Kirche anerkannt. Angesichts dieser Zahlen frage ich mich, welche Relation säkulare Heiler ihren Anhängern versprechen können.

8. Autonomie und Verantwortung

Die Berichte des Schriftstellers Norman Cousins und des Herausgebers und Arztes Franz Ingelfinger bilden gegensätzliche Pole eines Spektrums. Cousins beschreibt begeistert die Selbstheilungskräfte, die ein kranker Mensch mit Unterstützung eines wohlwollenden Arztes in sich mobilisieren kann, während Ingelfinger den Frieden ausmalt, der entstehen kann, wenn man andere für sich sorgen lässt, auch wenn man selbst mehr als die meisten anderen über die tödliche Krankheit weiß, die man in sich trägt. Als Herausgeber des *New England Journal of Medicine* veröffentlichte Ingelfinger Cousins ersten Bericht; Ingelfingers eigene Geschichte wurde nach seinem Tod in der gleichen Zeitschrift abgedruckt. Obgleich beide Autoren auf diese Weise miteinander verbunden sind, könnten ihre Botschaften kaum unterschiedlicher sein. In eine wiederum ganz andere Richtung weist die Geschichte eines dritten Patienten, auf die ich am Ende dieses Kapitels eingehen möchte.

Norman Cousins: Ein schreibender Patient

1976 fand Norman Cousins weite Beachtung mit einem Bericht über seine Erkrankung, der den meisten Ärzten so unergründlich wie eine Teufelsaustreibung erschienen wäre, wäre er nicht im altehrwürdigen *New England Journal of Medicine* erschienen. Sowohl von Menschen, die nach einem Schlüssel zur Selbsthilfe suchten, als auch von Ärzten, die wegen ihrer Betonung technischer Lösungen ein schlechtes Gewissen hatten, wurde Cousins Bericht bereitwillig aufgegriffen.

Cousins rätselhafte Erkrankung

Über einen Zeitraum von zehn Jahren hinweg litt Cousins unter Schmerzen und allmählich immer stärker werdenden Versteifungen verschiedener Körperteile wie Nacken, Arme, Hände, Finger und Beine. Während eines sehr aufreibenden Krankenhausaufenthalts, so schreibt er, «konnte man sich nicht auf eine genaue Diagnose einigen», auch wenn es einen «allgemeinen Konsens» gab, dass er «eine schwere Kollagenose» hatte. Ein Experte gab ihm hinsichtlich einer Genesung nur eine Chance von «eins zu fünfhundert». Da ich die Untersuchungsergebnisse, auf denen diese Diagnosen beruhten, nicht kenne, erscheinen sie mir so nebulös wie die eines Medizinmannes. Jedenfalls überzeugte Cousins angesichts dieser niederschmetternden Prognose seine Ärzte, ihm intravenös extrem hoch dosiertes Vitamin C zu spritzen.

Der Rest der Geschichte wurde zu einem medizinischen Klassiker. Um seinen Lebenswillen zu aktivieren und «alle positiven Emotionen in geballter Ladung zum Einsatz zu bringen», zog Cousins vom Krankenhaus in ein Hotel um und ließ sich einen Videorekorder sowie einen riesigen Vorrat an Aufnahmen alter Komödien besorgen. «Lauthalses Gelächter» verschaffte ihm bald die ersehnte Erleichterung, meinten Cousins und sein Arzt übereinstimmend. Am Ende mehrerer Wochen mit hoch dosierter Ascorbinsäure und ebenso hoch dosiertem Gelächter wurde er durch eine Remission belohnt.

Rationale und irrationale Medizin

Cousins Geschichte unterstreicht den Gegensatz zwischen rationaler und irrationaler Medizin, der viele Ärzte verstört, sobald sie an Placebos und alternative medizinische Ansätze denken. Cousins Zustand besserte sich, so viel ist sicher, doch gibt es kaum Beweise für einen Kausalzusammenhang zwischen Therapie und Genesung. Die Gründe, die Cousins für die Wahl seiner Therapie anführt, stützen sich auf populäre Binsenweisheiten («Lachen ist gesund», «Vitamin C ist gesund»), der mögliche Effekt steht ohne Einbettung in eine Gesamtsicht der Dinge für sich. Irgendein Grund für unser Tun lässt sich aber immer finden.

Sidney Kahn meinte dazu treffend:

> Aus einer Fülle von Vermutungen, Einflüssen, Spekulationen, Hypothesen, Möglichkeiten und Mutmaßungen hat Cousins durch seine idiosynkratische Orientierung und wahllose Nebeneinanderstellung willkürlich einige herausgegriffen: Allergie, Verklumpung der roten Blutkörperchen, Placebo-Effekt, Endorphine, Vitamin C, Zelloxidation, Stimulation unbekannter biochemischer Effekte der

Hirnanhangdrüse durch psychische Prozesse etc. Aus diesen Bausteinen hat er ein Gebäude konstruiert, das aber nur eines von vielen ist, die er mit gleicher Berechtigung ebenso gut hätte konstruieren können... Und dann verpasst er diesem Gebäude auch noch den Anstrich der Wissenschaftlichkeit, verwendet wissenschaftliche Daten und Begriffe für unwissenschaftliche Zwecke und verbindet wissenschaftliches Material auf künstliche, lineare Weise, um daraus ungerechtfertigte Schlussfolgerungen zu ziehen.

Ärztliche Verantwortung

Auch wenn diverse Scharlatane sich bei der Wissenschaft bedienen, wenn es darum geht, ihre Behandlungsmethoden zu begründen, wäre es für einen approbierten Arzt ungleich schwerer, solche Maßnahmen ohne genauere Absicherung durch Fakten anzuordnen. Meine Frau mag ihren Freundinnen ebenso wie mir bei einer Erkältung unbefangen Vitamin C empfehlen, ich als Fachmann muss den Rat, den ich anderen gebe, sorgfältig abwägen. Cousins Arzt erlaubte seinem prominenten Freund, über seine Therapie frei zu entscheiden; hätte sich Cousins dazu entschlossen, sich einen Finger abzuschneiden, um seine Erkrankung zu überwinden, hoffe ich, sein Arzt wäre dagegen eingeschritten.

In der Psychiatrie erzählt man sich von einer Patientin, die große Angst hatte, vom Heiligen Geist befruchtet zu werden, diese Wahnvorstellung aber vollständig verlor, nachdem man ihre Gebärmutter entfernt hatte. Vermutlich war Cousins Arzt zu dem Schluss gekommen, dass die Vitamin C-Injektionen harmlos seien und sich die äußerst düstere Prognose nicht weiter verschlechtern könnte. Die Sache ging gut aus, aber wir wissen nicht, was hinter der Remission steckt: ein Placebo-Effekt, eine ganz natürliche Entwicklung oder ein psychopharmakologischer Nutzen, der der weiteren Erforschung bedarf.

Ärzte haben hinterfragt, ob Cousins tatsächlich eine schwere chronische Krankheit hatte oder sein Kranksein eine vorübergehende Erscheinung war, die auch von allein wieder verschwunden wäre. Da meines Wissens nach kein objektiver Bericht über Cousins Erkrankung veröffentlicht wurde, werden wir in dieser Hinsicht weiter rätseln müssen. Ich schrieb Mr. Cousins und bat ihn, in seine Krankenakte Einsicht nehmen zu dürfen. Er schickte mir liebenswürdiger Weise eine signierte Ausgabe des aus dem Artikel entstandenen Buches *(Der Arzt in uns selbst)*, in dem ich allerdings keine relevanten

Daten fand. Ich schrieb an seinen Arzt, doch mein Brief kam zurück. Daraus muss ich schließen, dass der berühmteste Fall einer erfolgreichen Selbstheilung in den 1970er Jahren nicht mehr bleiben wird als der subjektive Bericht eines Patienten, der die öffentliche Meinung enorm beeinflussen konnte, einfach weil er so bekannt war. Ich deute seinen Bericht als Geschichte eines Mannes, der der Ratlosigkeit seiner Ärzte entfloh und so dem natürlichen Lauf der Dinge die Möglichkeit gab, sich frei zu entfalten, ungehindert durch weitere diagnostische Maßnahmen und Medikamente mit ihren vielfachen Wirkungen – und Nebenwirkungen.

Wie Florence Ruderman es formulierte: «Dies könnte häufiger der Wert des ‹ Placebos › sein: Es befreit den Patienten von der weiteren Einnahme erprobter oder erst in der experimentellen Phase befindlicher Arzneien, die die Abwehrkräfte des Körpers ausschalten oder eigene Krankheiten erzeugen – deren schädlichen Wirkungen also größer sein können als ihr Nutzen.»

Möglicherweise hatte Cousins einfach das Glück, rechtzeitig das Krankenhaus verlassen zu haben.

Hilfreiche Emotionen

Wie die meisten anderen Ärzte komme ich zu dem Schluss, dass Cousins von selbst genesen ist. Die Videofilme vertrieben ihm angenehm die Zeit, aber das Lachen allein hat ihn sicher nicht gesund gemacht. Doch auch wenn wir mit seinen Prämissen nicht übereinstimmen, warf Cousins doch wichtige Fragen auf. Die meisten Ärzte sehen Cousins wohl als, wie er selbst es formulierte, « Nutznießer eines Mammuteinsatzes selbstverschriebener Placebos». Doch Cousins stellte eine sehr wichtige Frage: «Ist es möglich, dass Liebe, Hoffnung, Glaube, Lachen, Zuversicht und Lebenswille therapeutischen Wert haben?» In seinem Buch *The Healing Heart* schrieb er, dass «das Lachen nur eine Metapher für die gesamte Bandbreite positiver Emotionen» gewesen sei. Später hatte er Zweifel, was die Gewichtung betraf: «Positive Emotionen habe ich nie als Ersatz für wissenschaftliche Behandlung betrachtet. Meiner Meinung nach bereiten sie den medizinischen Maßnahmen jedoch einen äußerst günstigen Boden.»

In ein ähnliches Horn stieß Neal Miller: «In welchem Maße wirken Lachen, Schönheit, Liebe, Zuneigung, Erfolg oder gar die Fähigkeit, seine Wut auszudrücken, Stressoren entgegen? Und in welchem Maße haben sie einen unabhängigen, positiven Effekt auf die Gesundheit?» Über die Auswirkungen angenehmer oder unangenehmer Begleitum-

8. Autonomie und Verantwortung 137

stände einer Therapie ist bisher eher wenig geforscht worden. Fast hat man den Eindruck, in der Forschung gehe man wie selbstverständlich davon aus, dass der normale menschliche Zustand angenehm und Stress abnorm sei. Was aber hat es mit der Chemie der Zuversicht auf sich?

Cousins hatte seine Krankheit ebenso wie seine Therapie zu jedem Zeitpunkt völlig unter Kontrolle: «Eine der tragischsten Auswirkungen des Krankseins ist jedoch das Gefühl – das realistische Gefühl –, die Kontrolle über das eigene Leben zu verlieren ... Der kranke Mensch wird absichtlich hilflos gemacht, man verweigert ihm jegliche Kontrolle über alles, was mit seinem Kranksein oder seiner Betreuung zusammenhängt.» Nach der Auffassung von Priscilla Norton, einer Freundin von Cousins, liegt das eigentliche Paradox an Cousins Geschichte darin, dass es ihm eigenartiger Weise im «normalen Leben» an Humor mangelt. Sie fragt sich, ob das «lauthalse Gelächter» einem ansonsten sehr ernsten Menschen einen wohltuenden Ausgleich brachte.

Der wissenschaftliche Ansatz würde all diese Hypothesen in kontrollierten Studien und physiologischen Beobachtungen im Labor testen. Ein eher irrationaler, wenn auch empirischer Ansatz würde in unseren Kliniken auf einem Sonderkanal nur noch alte Komödien senden. Leider hat es über den therapeutischen Nutzen von Humor zwar schon eine fachliche Diskussion, aber keine rationalen Studien gegeben. Komödien sind amüsant und können niemandem schaden – von ein paar Rippenbrüchen durch Lachattacken einmal abgesehen. Ich selbst sehe für mein Leben gern alte Komödien, wenn auch nicht unbedingt ihrer vermeintlichen Heilkräfte wegen, sondern weil sie einfach Spaß machen. In Gesundheitssendungen nach Cousins' Rezept könnten sich Ernährungswissenschaftler und Gesundbeter mit Komikern und Ärzten abwechseln, die jeweils ihre eigenen therapeutischen Programme anpreisen, je nachdem, ob sie sich dabei auf die Marx Brothers, die drei Stooges oder einen ihrer modernen Erben stützen. (Allerdings wohl eher nicht auf Woody Allen, dessen ewige Zweifel manchen kranken Menschen womöglich noch kränker machen könnten.)

Letztlich bringt es nichts, allzu lange über Cousins' Fall nachzugrübeln; seine Geschichte unterscheidet sich letztlich wenig von den Berichten über Genesung durch Verwünschung, Wodu oder andere Zauberkünste. Vor allem wissen wir nicht genug über seine ursprüngliche Erkrankung. Ich bezweifele, dass das *New England Journal of Medicine* einen solchen Bericht veröffentlicht hätte, wäre er von einem weniger berühmten Patienten geschrieben worden. Auch ein Arzt wäre mit einer Fallgeschichte, die so wenig Fakten bietet, nicht durchgekommen. Ärzte schulden einander präzise Beschreibungen und eine Offenlegung aller maßgeblichen Fakten.

Das Selbstbestimmungsrecht des Patienten

Cousins' Fall wirft Fragen zur ärztlichen Verantwortung und möglichen Grenzen der Autonomie des Patienten auf. Wie viel soll der Patient selbst entscheiden dürfen? Die weit verbreitete Ansicht, das primäre Ziel der Medizin liege darin, die persönliche Autonomie des erkrankten Menschen wieder herzustellen, läuft letztlich darauf hinaus, den Patienten nach erfolgreicher Behandlung dahin zurückzuschicken, wo er vor seiner Erkrankung herkam. Alles über eine bloße «körperliche Reparatur» Hinausgehende könnte unter dieser Prämisse als Bevormundung ausgelegt werden – nach dem Motto: Ich will, dass der Arzt meine Herzkranzgefäße oder meinen Rücken wieder herstellt, meine Neurosen möchte ich aber gern behalten. Ivan Illich führte uns vor Augen, wie sehr Medizin und Ärzteschaft unsere Gesellschaft medikalisiert haben.[33] Patienten mit einer Lungenentzündung oder einem Geschwür wollen einfach wieder gesund werden. Dass jemand mich oder einen Kollegen gebeten hätte, seine Autonomie wieder herzustellen, ist mir nie zu Ohren gekommen. Bei einer Colitis ulcerosa vor die Wahl zwischen einer Psychotherapie oder Steroidbehandlung gestellt, entscheiden sich die meisten folgerichtig für die Steroide, ohne sich weiter um ihre Autonomie zu kümmern. Das Aushandeln solcher Lösungen fällt in den Bereich der Arzt-Patienten-Beziehung.

Das Selbstbestimmungsrecht des Patienten muss gegen die ärztliche Verantwortung abgewogen werden. Wird die Autonomie zu stark in den Vordergrund gestellt, kann es mit der professionellen Verantwortung von Ärzten Konflikte geben. Meinetwegen können Sie es Bevormundung nennen, aber Ärzte sind nun einmal Experten, die offiziell approbiert wurden, um ihr Spezialwissen anzuwenden. Würden Ärzte nicht erkennen, dass sie in der Regel mehr über die fragliche Krankheit wissen als ihre Patienten, wäre dies mit einem beklagenswerten Verzicht auf fachliche Autorität verbunden. Auch wenn in letzter Zeit verstärkt versucht wurde, Patienten bei Entscheidungen

---

33 Ivan Illich, Marxist, Jesuit, Weltreisender und scharfsinniger Sozialkritiker hat viele hochinteressante Ansichten über die moderne Gesellschaft, die sich in seinem zuerst 1975 in Großbritannien veröffentlichten Buch *Medical Nemesis (Die Nemesis der Medizin)* versammelt finden.

über ihre Gesundheit zu gleichberechtigten Partnern zu machen, existiert die viel beschworene Gleichheit in vielen Arzt-Patienten-Begegnungen nicht, und es wäre auch töricht so zu tun, als würde oder müsste es sie unbedingt in jedem Fall geben. Der Patient ist krank, meist sehr beunruhigt und besorgt; in dem Maße unterscheidet er sich von der Person, die er vor seiner Erkrankung war. Im Bemühen um die Wiederherstellung seiner Gesundheit kann der Arzt nicht immer so agieren, als handele es sich bei dem Patienten stets um einen gut informierten, gleichberechtigten Entscheidungsträger. Dies gilt vor allem in Phasen akuten Krankseins, doch auch bei chronischen Verläufen kann eine gewisse Ungleichheit fortbestehen. Der Patient braucht Hilfe, sonst wäre es gar nicht nicht erst zu der Arzt-Patienten-Begegnung gekommen. Lawrence Henderson formulierte treffend: «Ein Patient, der im Sprechzimmer seinem Arzt gegenübersitzt, ist selten in einem Zustand, in dem er die genaue Bedeutung einer logischen Aussage einzuschätzen weiß ... Er wird von Ängsten und vielen anderen Gefühlsregungen bewegt, die gemeinsam mit der Vernunft durch die Worte und Sätze des Arztes, dessen Benehmen und dessen Ausdruck laufend modifiziert werden.» All diese Gefühle schmälern weder die Tatsache, dass die Geschichte des Patienten wichtig ist, noch die Notwendigkeit, die Absichten und Wünsche des Patienten zu berücksichtigen. Sie zeigen aber doch, dass das medizinische Wissen und sorgfältige Handeln eines Profis gefragt ist.

An dieser Stelle könnten wir die berechtigte Frage stellen, warum Placebos unbedingt von Ärzten verschrieben werden sollten. Kranke Menschen könnten sich doch auch selbst mit Placebos versorgen, an deren Wirkung sie glauben, genau wie Cousins das so eindrücklich vorexerziert hat. Ehe sie eine ärztliche Sprechstunde aufsuchen, haben die meisten Betroffenen jedoch meist schon mehrere Hausmittel ausprobiert, von denen die Mehrzahl zumindest teilweise als Placebos angesehen werden können. Wird ärztliche Hilfe in Anspruch genommen, kommt automatisch die ärztliche Verantwortung ins Spiel. Alternativmedizinische Angebote versuchen, die Lücke zu schließen.

Franz Ingelfinger: Ein Arzt als Patient

Franz Ingelfinger, selbst Experte für Krankheiten der Speiseröhre, entwickelte ausgerechnet an diesem Organ eine Krebserkrankung, sodass seine behandelnden Kollegen davon ausgehen mussten, dass er mehr darüber wusste, was zu tun sei, als sie selbst. Irgendwann erhob sich die Frage, ob er Bestrahlungen oder eine Chemotherapie bekommen sollte. Weil er selbst ein bekannter Fachmann auf diesem Gebiet und außerdem Herausgeber der führenden medizinischen Fachzeitschrift war, fragte man ihn, welchen Weg er einschlagen wwolle. Zusätzlich gaben ihm befreundete Ärzte widersprüchliche Ratschläge. «Infolgedessen», schrieb Ingelfinger,

> wurden nicht nur ich, sondern auch meine Frau, mein Sohn und meine Schwiegertochter (beide selbst Mediziner) und andere Angehörige immer verwirrter und verzweifelter. Als das ewige Hin und Her schier unerträglich geworden war, sagte schließlich ein weiser Freund zu mir: «Was du brauchst, ist ein Arzt.» Er riet mir, all die Informationen, die bisher aus den verschiedensten Quellen auf mich eingestürzt waren, zu vergessen und jemanden zu suchen, der die Sache in die Hand nehmen könnte, der mir sagen würde, was zu tun sei, und auf ganz patriarchalische Art und Weise die Verantwortung für meine Behandlung übernehmen würde. Ich befolgte seinen ausgezeichneten Rat, und sofort verspürten meine Angehörigen und ich eine immense Erleichterung.

Ingelfinger – Wissenschaftler, Herausgeber und Arzt – musste die Entscheidungen anderen, seinem Wohl verpflichteten Fachleuten überlassen, wie auch immer sein «Wohl» zu definieren war. Ingelfinger wusste sich auszudrücken und war bis zum Ende in der Lage, seinen Willen kundzutun. Er war in der medizinischen Welt zuhause, besaß deshalb dort auch sehr viel mehr Macht als Cousins, und die Kollegen, die ihn betreuten, hatten allen Grund, sich große Mühe zu geben. Ihnen war klar, dass ihr Ruf davon abhängen würde, wie sie diesen Fall meistern würden. Das ist natürlich nicht der Regelfall, und es könnte vorkommen, dass im Namen des Selbstbestimmungsrechts weniger bekannte Menschen leiden, weil sie nicht in der Lage sind, sich mitzuteilen, oder ihre Ärzte nicht bereit sind, ihnen zuzuhören.

Der unbekannte Patient

An sich wohl gemeinte Gleichheit kann fatale Folgen haben, wenn Ärzte sich aufgrund ihres überlegenen Wissens nicht manchmal auch durchzusetzen verstehen, wie der folgende Fall verdeutlichen mag.

In einem Plädoyer für die Gleichheit zwischen Arzt und Patient erzählte ein bekannter Ethiker, als junger Arzt habe er einen «alten Mann» einmal eher sterben lassen als ihn diagnostischen Verfahren

8. Autonomie und Verantwortung 141

zu unterwerfen, die dieser strikt abgelehnt habe. Der Patient war ein 66jähriger, vorher stets gesunder Mann, der unter einer durch Röntgenaufnahmen bestätigten Lungenentzündung litt. Als sein Zustand sich unter einer Antibiotika-Behandlung nicht besserte, legte eine Laboruntersuchung eine Krebserkrankung nahe. Der Patient verweigerte trotz «starken Drucks» empört weitere unangenehme diagnostische Maßnahmen und wollte schließlich auch keine Routineuntersuchungen mehr über sich ergehen lassen. Ein Psychiater kam zu dem Schluss, dass er im vollen Besitz seiner geistigen Kräfte sei und die Gefährlichkeit seiner Krankheit sehr wohl verstünde, also eine rationale Entscheidung träfe, wenn er die Untersuchungen verweigerte. Bei den behandelnden Ärzten kam es daraufhin zu einigen Meinungsverschiedenheiten. Es war klar, dass er, wenn er diese Krise überlebte, zu einem normalen Leben zurückkehren könnte und nicht dauerhaft behindert bliebe oder ständiger pflegerischer Betreuung bedürfte. In der Überzeugung, dass der Patient eine bewusste, rationale Entscheidung getroffen hatte, als er weitere Maßnahmen verweigerte, ließen seine Ärzte ihn sterben. Sein Fall wurde als Beispiel für das Selbstbestimmungsrecht präsentiert: «Die intellektuelle und emotionale Stärke, die er brauchte, um dem mächtigen medizinischen System zu widerstehen, das ihn von seinen Maßnahmen überzeugen, ja ihn gar dazu zwingen wollte, muss enorm gewesen sein. Schließlich konnte er in Würde sterben ... Es macht mich traurig, dass er seine letzten geistigen und körperlichen Energien auf langwierige Debatten mit seinen Ärzten verwenden musste» (Siegler).

Ein Arzt, der sich seiner eigenen beruflichen Verantwortung sicherer gewesen wäre, hätte sich vielleicht auf den Standpunkt gestellt, dass ein 66jähriger Mann mit anhaltenden Atemproblemen und einer schweren, auf die Behandlung nicht ansprechenden Lungenentzündung womöglich nicht in der Lage ist, eine rationale Entscheidung zu treffen, wenn auch eventuell nur aus dem einen Grund, dass sein Gehirn nicht ausreichend mit Sauerstoff versorgt war. Drei Tage vor seiner Einweisung ins Krankenhaus war er noch gesund gewesen und hatte keinerlei chronische Krankheit gehabt.

Bei den Überlegungen der Ärzte spielte auch das Alter des Patienten eine Rolle: «Bei einem jüngeren Patienten hätte ich eine genauere ‹Überprüfung des psychischen Zustands› verlangt und darauf bestanden, dass ein ‹toxisches Delirium› und eine akute Depression sorgfältig ausgeschlossen wird ... Bei einem jüngeren Patienten hätte ich vielleicht anders gehandelt.» Allein schon das kathartische Gehabe macht es mir unmöglich, die Argumente als gerechtfertigt anzuerkennen. Der beteiligte Arzt schrieb: «Ich gebe zu, dass mein klinisches

Urteil, dass die Krankheit rasch voranschritt und aller Wahrscheinlichkeit nach tödlich war, mich beeinflusst hat.» Der Primat des unantastbaren Selbstbestimmungsrechts eines kompetenten Erwachsenen siegte über das klinisch offenbar eindeutige Urteil.

Ein angemesseneres Vorgehen hätte darin bestehen können, die notwendigen Verfahren durchzuführen, den Patienten entsprechend zu behandeln und einen möglichen Rechtsstreit gelassen in Kauf zu nehmen. Für den Außenstehenden scheint der Mann vor allem Angst vor Schmerzen gehabt zu haben. Anstatt mit dem Patienten über seine Angst zu sprechen und ihm entsprechende Hilfsangebote zu machen, wurde die Angst im Namen der Gleichheit zwischen Arzt und Patient zur treibenden Kraft des Geschehens und führte schließlich zum Tode. Dass ein Gericht einem durch die Behandlung seiner Ärzte auch gegen seinen Willen gesundetem Mann Anspruch auf Schadensersatz zuerkennen würde, ist doch ziemlich unwahrscheinlich. Fragen der Autonomie und Gleichberechtigung hätten in einer Situation, in der es um Leben und Tod ging, keine alles bestimmende Rolle spielen dürfen. Jetzt, wo ich dies schreibe, bin ich 74 und weiß, dass der inzwischen ebenfalls gealterte Arzt die Rolle des Alters bei seiner damaligen Entscheidung neu bewertet. Sein Eingeständnis kann uns allen eine Lehre sein.[34]

Letztlich gilt es, die Gleichberechtigung des Patienten und die berufliche Integrität des Arztes miteinander in Einklang zu bringen. Es gibt auch begründete Autorität. Einen katholischen Arzt wird man nicht bitten, eine Abtreibung vorzunehmen, und die Gleichberechtigung des Patienten stößt bei dem, was sein Arzt als Mensch und Fachmann als vernünftig akzeptieren kann, auf ihre Grenzen.

Patienten sind nicht immer gleichberechtigte Partner und können es auch gar nicht sein. Ihr Interesse an Gesundung ist ungleich größer als das Interesse ihrer Ärzte daran, ihre Gesundheit zu fördern. Das alte Sprichwort sagt, ein Arzt, der sich selbst behandele, habe einen Dummkopf zum Patienten und einen Dummkopf zum Arzt. Wenn dies richtig ist – und ich glaube, alle Ärzte würden dem zustimmen –, sind auch Patienten im Hinblick auf die eigene Gesundheit längst nicht immer in der Lage, ohne Führung eines Arztes angemessene

---

[34] Ärzte gehören zu den schlimmsten Vertretern der Altersdiskriminierung. Bei ihrer täglichen Arbeit haben sie ständig mit Schwachen und Kranken zu tun. Alte Menschen sind mit größerer Wahrscheinlichkeit als Junge gebrechlich, verwirrt und hilfsbedürftig; von Ärzten werden verwirrte ältere Patienten daher allzu bereitwillig mit allen alten Menschen gleichgesetzt.

8. Autonomie und Verantwortung 143

Entscheidungen zu treffen. Ingelfinger und Cousins verdeutlichen unterschiedliche Facetten dieses Problems. Auf jeden Fall sollten wir auch weiterhin solche Geschichten erzählen und über sie nachdenken.[35]

Wir sehen also: Das Pendel schwingt zurück. Weder die völlige ärztliche Bevormundung noch die totale Patientenautonomie können das Ideale sein. Um die Unzulänglichkeiten beider Pole auszugleichen, betont Davis Thomasma das Prinzip der Nächstenliebe, das Handeln zum Wohl des anderen als Antwort auf seinen Hilferuf. Dabei berücksichtigt er die Werte des Arztes, der bei der Betreuung eines kranken Menschen nicht umhinkommt, Entscheidungen zu treffen. Indem er dabei Entscheidungen ohne Zutun des Patienten vermeidet, zeigt er Respekt für dessen Interessen. Thomasma erweckt auch die Vorstellung vom wichtigen Aspekt der moralischen und charakterlichen Festigung in der medizinischen Ausbildung zu neuem Leben. Ich glaube, dass Ärzte mehr sein müssen als passive Wegweiser: Sie haben das Fachwissen und die Erfahrung, die nötig ist, um kranken Menschen zu helfen, zu ihrem Wohl aus eigener Sicht die beste Wahl zu treffen.

---

35 Diese Geschichten sind Beispiele für die Pathographie, die auf das medizinische Denken inzwischen großen Einfluss hat. Pathographie erzählt die Krankheitsgeschichte eines Menschen, manchmal aus der Sicht des Betroffenen, manchmal aus der Sicht des behandelnden Arztes, der auf diese Weise seinen Kollegen etwas von seinem Wissen vermitteln will. Ann Hawkins hat sie mit den Bekehrungsgeschichten im Amerika des 17. Jahrhunderts verglichen. Viele der Geschichten enden als Parabeln mit vielfältigen Interpretationsmöglichkeiten. Selbst Medizinethiker kehren dazu zurück, sprechen dann allerdings von Kasuistik. Als Beweismittel werden Fallgeschichten dennoch weiter verspottet, auch wenn man mit Fug und Recht sagen kann, dass etwas, das einmal geschehen ist, auch immer wieder geschehen kann.

9. Einwände gegen Placebos

Einwände gegen Placebos gehen größtenteils auf ethische Bedenken zurück. Die meisten Ethiker wenden sich strikt gegen Placebos, während Ärzte mit größerer Wahrscheinlichkeit den selektiven Einsatz von Placebos zum Wohle kranker Menschen befürworten. Der Begriff *Ethiker* meint jemanden, in der Regel einen Philosophen, der systematisch darüber nachdenkt, was richtig und was falsch – oder zumindest: was besser oder schlechter – ist. Der Begriff ist ähnlich gebildet wie z. B. *Physiker*, soll also vermitteln, dass ein Ethiker in der gleichen Beziehung zur Ethik steht wie der Physiker zur Physik. In der Medizin sind *Ethiker* meist Menschen, die beurteilen, wie Ärzte mit Patienten umgehen, selbst aber kaum mit Patienten zu tun haben.[36]

Wahrheit und Lüge

Die meisten ethischen Einwände gegen Placebos gründen auf dem Anspruch, dem kranken Menschen stets die Wahrheit zu sagen. Seit Jahrzehnten ist dies in der biomedizinischen Ethik ein immer wiederkehrendes Thema. Vor allem im Hinblick auf sterbende Menschen war das Bild lange Zeit vom patriarchalischen Arzt beherrscht, der die Fakten zurückhält, um die Situation ganz unter Kontrolle zu haben. Das grelle Licht, das von der Frage: «Soll man sterbenden Menschen über ihren Zustand die Wahrheit sagen?» ausging, strahlte auch in das Halbdunkel aus, das Placebos umgibt. Gegen manche dreiste Behauptungen alternativer Praktiker sind mir merkwürdigerweise seltener Einwände von Ethikern zu Ohren gekommen.

36 Ethiker zeigen Optionen auf, wägen die Möglichkeiten ihrer Rechtfertigung ab und spekulieren über ihre Folgen. Physiker suchen nach natürlichen Gesetzen, ohne diese aber selbst zu erfinden – in dieser Hinsicht unterscheiden sie sich von Ethikern, die ohne Konsens über die zu entdeckende Wahrheit auskommen müssen.

9. Einwände gegen Placebos

Der sterbende Patient

Lange Zeit schirmten wohlmeinende Ärzte sterbende Menschen vor der Verzweiflung ab, die sie als sichere Folge der ehrlichen Aufklärung wähnten. Typisch dafür ist der Bericht von Leo Davidoff, einem bekannten Neurochirurgen:

> Hatte der Patient einen äußerst bösartigen Tumor, sage ich den Angehörigen, dass ein Tumor gefunden und entfernt wurde... Ob ich dies auch dem Patienten sage oder nicht, hängt davon ab, was er wissen will. Das Gespräch könnte wie folgt ablaufen:
> Patient: «Nun, Herr Doktor, wie ist es gelaufen?»
> Arzt: «Gut, gut, es ist gut gelaufen.»
> Patient: «Haben Sie alles entfernen können, was nicht dorthin gehört?»
> Arzt: «Ja, es ist alles draußen.»

Seitdem hat sich weithin durchgesetzt, sterbenden oder tödlich erkrankten Patienten die Wahrheit zu sagen. Es gibt eine umfangreiche Literatur zu diesem Glaubenssatz und seinem amerikanischen Apostel, Richard Cabot vom Massachusetts General Hospital in Boston.

Cabot, ein überragender Arzt und Lehrer betonte stets, dass man auch ohne Worte täuschen kann:

> Wie vermutlich jeder Arzt wurde ich dazu angehalten, Placebos einzusetzen, also Zuckerpillen oder Injektionen mit ein paar Tropfen Wasser (von dem der Patient meinte, es sei Morphium) und ähnliches zu geben, um über die Psyche auf die Symptome des Patienten einzuwirken... Erst nachdem ich schon viele solcher Placebos verschrieben hatte, ist mir in den Sinn gekommen, dass ich, damit sie wirklich wirken können, den Patienten hinters Licht führen muss ... Nehmen wir an, ich würde jemandem sagen: ‹ Diese Pille gebe ich Ihnen nur wegen ihrer psychischen Wirkung. Auf den Magen wirkt sie nicht.› Würde der Patient unter diesen Umständen von dem Placebo profitieren? Nein, der Effekt kommt nur unter der Vorbedingung der Täuschung zustande. Nur wenn wir uns wie Quacksalber benehmen, kann unser Placebo erfolgreich sein. (Cabot 1978)

Wie viele andere argumentierte Cabot außerdem, dass Patienten, die für ein Symptom eine Pille bekommen haben, diese dann auch für alle anderen Beschwerden erwarten. Er erzählte die folgende Geschichte:

9. Einwände gegen Placebos 147

«Eine bedauernswerte Frau klagte, sie habe eine Eidechse im Bauch, die Bewegungen des Tieres wären deutlich zu spüren und würden ihr das Leben unerträglich machen. Ein Arzt nach dem anderen hatte ihr versichert, dass dies unmöglich sei, in einem menschlichen Körper könne keine Eidechse leben, sie würde sich das nur einbilden und müsse versuchen, nicht mehr daran zu denken. Doch all diese Erklärungen und Beruhigungen waren vergebens.» Dann sagte ihr ein Arzt, er könne ihr ein chemisches Mittel geben, dass die Eidechse auflösen würde, sodass sie diese durch die Niere ausscheiden könne. Der Arzt gab ihr Methylenblau, das dem Urin eine dunkelblaue Farbe verleiht. «Die Frau nahm die Substanz, stellte zu ihrem Erstaunen und ihrer großen Freude fest, dass ihr Urin sich blau verfärbte, war ganz sicher, dass die Eidechse sich aufgelöst hatte, und war von dem Augenblick an frei von allen Symptomen.»

Aber nach einer Weile kehrten die Beschwerden zurück. «Eine andere Eidechse war herangewachsen», fuhr Cabot fort, und die Patientin «ging zu einem anderen, ehrlichen Arzt, dem sie die ganze Geschichte erzählte ... Er stellte fest, dass ihr Magen zu viel Säure produzierte, die für das nagende und kratzende Gefühl, das die Frau mit einer Eidechse in Zusammenhang brachte, verantwortlich war. Er behandelte das Problem, das sich allmählich besserte, und danach wuchs nie wieder eine Eidechse im Bauch der Frau heran.»

Der ehrliche Arzt in dieser Geschichte muss Cabot selbst gewesen sein, allerdings wissen wir nicht, wie lange er die Patientin anschließend begleitete. Seine Vorstellung von zuviel Säure ist längst überholt. Messungen der Magensäure haben sich diagnostisch gesehen als so wenig aussagekräftig erwiesen, dass man sie heute gar nicht mehr vornimmt. Die Angst vor einer Eidechse ersetzte Cabot durch den Glauben an wissenschaftliche Messungen.

Ich kann mir vorstellen, dass der Behandlungserfolg eher von kurzer Dauer war. Trotzdem ist faszinierend, wie in diesem Fall die Vorstellung einer wahrscheinlich durch ihre europäisch-bäuerliche Herkunft geprägten Frau und die Herangehensweise eines wissenschaftlich geschulten Bostoner Arztes aufeinander prallen. Um seiner Patientin zu helfen, zwang Cabot ihr mit seiner Therapie auch gleich sein ganzes Glaubenssystem auf. In Kapitel 10 gehe ich auf die Rolle der Eidechse in der Volksmedizin ein; vor dem Hintergrund war die Vermutung der Patientin längst nicht so abwegig, wie die moderne Medizin meinen mag.

Jedenfalls spricht Cabot sich gegen Placebos aus und plädiert dafür, Patienten unter allen Umständen jederzeit die Wahrheit zu sagen. Er ist auch der Begründer der so genannten CPC-Übungen, bei denen ein Arzt seine Diagnose eines Falles referiert und anschließend ein Pathologe die bei der Autopsie gefundene «korrekte» Auflösung gibt. Sein gemeinsam mit Russell Dicks, dem damaligen Seelsorger am Massachusetts General Hospital, geschriebenes Buch *The Art of Ministering to the Sick*, ist für mich mehr als fünfzig Jahre lang eine Richtschnur gewesen, ein Buch, das ich in Abständen immer wieder gelesen und unzählige Male an Studierende empfohlen habe. Cabots scharfe Kritik an allem, was nicht seinem Ideal von einer hundertprozentigen Wahrhaftigkeit entspricht, erscheint mir dennoch selbstgerecht, wenn nicht gar scheinheilig.

Vor einigen Jahren las ich einen Bericht über Richard Cabot und seinen Bruder Hugh. Beide haben in Harvard Medizin studiert. Hugh Cabot, ein etwas nüchternerer Professor der Chirurgie an der University of Michigan, wurde mit den Worten zitiert: «Es gibt Dummköpfe, heillose Dummköpfe und meinen Bruder Richard.» Richards positive Ausstrahlung und seine absolute Gewissheit machten ihn zu einem idealen Lehrer. Er muss viel gesunden Menschenverstand besessen haben, denn schon 1947 schrieb er über Bluthochdruck: «Menschen mit unvermeidlichen finanziellen oder häuslichen Sorgen und Menschen, die ihren Lebensunterhalt mit körperlicher Arbeit verdienen müssen, sterben in der Regel innerhalb von ein oder zwei Jahren.»

Anders als seine spätere Heiligsprechung vermuten lässt, hatte Richard jedoch nicht immer recht. So empfahl er z. B. bei Drogensucht eine intensive Laxativakur – ein Behandlungsprogramm, das andere als «Durchfall, Delirium und Verdammnis» beschrieben. Er glaubte an das Zölibat und war stolz auf seine zölibatäre Ehe.

Erhellend für sein Beharren auf unbedingter Wahrhaftigkeit im Umgang mit kranken Menschen ist die Geschichte eines weiteren Bruders, Ted Cabot, der in der Zeit vor der Entdeckung des Insulins langsam und qualvoll an Diabetes starb. «Ted, seine Eltern und Richard stimmten darin überein, dass Richard handeln und Teds Leid ein Ende setzen sollte. Mehrere Tage vor der verabredeten Zeit verabschiedete sich Ted von seiner Mutter, die später schrieb, dieser Abschied habe ihr so viel gegeben, dass sie ‹davon und dafür den Rest ihres Lebens leben konnte.› In diesem Gespräch hätten sie und ihr Sohn einen Tonfall gefunden, der ‹alles Leben und auch den Tod in einen perfekten Gleichklang brachte; bei ihm zu sein hieß, bei Gott zu sein›.» (Ward.).

Ted war 32, Richard sogar erst 25 Jahre alt, als sie gemeinsam die schwere Entscheidung trafen, dass Ted am 10. November 1893 sterben sollte. Uns bleibt die Frage, wie viel von Richard Cabots späterem Beharren auf absoluter Offenheit auf die Notwendigkeit zurückging, die Entscheidung, seinem Bruder das Leben zu nehmen, für alle Zeit zu rechtfertigen. Wir können nur vermuten, dass sein unnachgiebiges Festhalten an der Wahrheit gegenüber Sterbenden für den lebenslangen Versuch stand, seinen Entschluss in ein Vorbild für andere zu verwandeln. Cabots Zeitgenosse Hans Zinsser schrieb, «ein bekannter amerikanischer Arzt, der sich gleichzeitig als – meiner Ansicht nach – scheinheiliger Moralist ausgab, vertrat die Ansicht, die Verpflichtung zur absoluten, kompromisslosen Wahrheit sei die einzig verantwortbare Haltung, möge sie auch noch so grausam sein.» Zinsser fügte hinzu: «Diese Art von Wahrheit kann aber auch übertrieben sein, wenn der Arzt mit einem Patienten ohne Hoffnung spricht. ... Man muss die Situation und den jeweiligen Fall erwägen, die Wahrheit unter dem Gesichtspunkt der Weisheit und der Güte sehen und entsprechend anpassen.» Ich möchte Cabots Botschaft nicht durch den Hinweis auf seine persönlichen Beweggründe schmälern; viele von uns rechtfertigen eigene Handlungen und Lebenswege, indem wir das, was uns am besten passt, zur Regel erklären. Und doch wirft Cabots Geschichte auch Fragen auf.

Wahrheit und Ermutigung

Inzwischen wird die unbedingte Wahrhaftigkeit höher bewertet als die Gnade. Nur wenige Ärzte geben sich noch damit ab, die leichtgewichtige Feder der Nächstenliebe gegen die schwerwiegendere Tugend der Wahrheitsliebe abzuwägen. Dietrich Bonhoeffer warnte, dass «'die Wahrheit sagen' in jeder einzelnen Situation etwas anderes bedeuten kann. Zu jedem Zeitpunkt muss die eigene Beziehung berücksichtigt werden ... Und auch die vermittelte Wahrheit selbst ist in jedem Einzelfall verschieden.» Einen anderen Aspekt beleuchtete Sissela Bok: «Ob man lügt oder nicht, lässt sich nicht allein dadurch entscheiden, dass man den Wahrheitsgehalt einer bestimmten Aussage prüft. Um die Frage wirklich beantworten zu können, müssen wir wissen, ob eine Aussage *absichtlich irreführend* ist.» Marilyn Smith entgegnete, da die Absichten verborgen blieben, könne die belogene Person sie nie erfahren. «Was soll jemanden, den ich frage, ob er den anderen absichtlich in die Irre führen wollte, davon abhalten, auch in diesem Fall zu lügen und falsche Angaben zu machen?»

Einem sterbenden Patienten seine Diagnose vorzuenthalten ist aber nicht das Gleiche wie jemandem ein Placebo zu geben. Ein Mensch, der weiß, dass er sterben wird, hat die Chance, letzte Dinge zu ordnen; erfährt er nichts von seinem bevorstehenden Tod, wird ihm diese Chance genommen, auch wenn er für die Wahrheit möglicherweise einen hohen emotionalen Preis bezahlen muss.

Placebos fallen da eher in die Kategorie der verzeihlichen Lügen, wie sie uns häufig im Leben begegnen – sie sind nicht existenziell und haben weniger moralisches Gewicht. Kritiker argumentieren, sie könnten zur Abhängigkeit führen oder gar einen Vertrauensverlust in die Medizin und jede Art von Medikamenten (auch die echten) bewirken, wenn die Betroffenen herausfinden, dass sie ein Scheinpräparat bekommen haben. Doch was, wenn es ihnen durch ein Placebo wirklich besser geht? Andere befürchten, Placebos öffneten anderen Täuschungsmanövern in der Medizin womöglich Tür und Tor. Diese Einwände beziehen sich jedoch auf mögliche nachteilige Folgen für andere. Sie bedeuten nicht, dass Placebos für den Patienten, der sie bekommt, schädlich sind.

Bis vor kurzem verlangte von Ärzten niemand, utilitaristische Entscheidungen zu treffen, bei denen der mögliche soziale Schaden schwerer zu wiegen hat als der individuelle Nutzen. Erst die umfangreichen Bemühungen um eine Kostendämpfung im Gesundheitswesen zwang sie in die Position von Doppelagenten, die auf Untersuchungen oder Überweisungen verzichten sollen, um dadurch Geld zu sparen.

Jemandem wegen einer Krawatte, eines Kleides oder eines gelungenen Vortrags ein Kompliment zu machen gilt als Schmiere für die soziale Maschinerie. Der gesunde Menschenverstand könnte uns auch dabei helfen, zwischen verzeihlichen und unverzeihlichen Unwahrheiten zu trennen. Einen Patienten zu beruhigen, der sich einer Notoperation unterziehen muss, indem man ihm versichert, es würde bestimmt alles gut gehen, ist nicht das Gleiche wie einem Vater von sechs Kindern mit Magenkrebs zu sagen, er habe nur ein Magengeschwür.

«Sie sind Arzt auf einer Notfallstation. Ein junger Mann hat bei einem Autounfall eine Leberruptur erlitten. Während er in den Operationssaal geschoben wird, fragt er Sie: ‹ Herr Doktor, werde ich durchkommen?› Was würden Sie antworten?» Diese Frage habe ich Studierenden und jungen Ärzten über die Jahre immer wieder gestellt. Studierende in den ersten Semestern entscheiden sich meist dafür, den Patienten zu beruhigen, höhere Semester und junge Ärzte tendieren eher dazu, um den heißen Brei herumzureden und etwas zu sagen wie: «Ich hoffe es sehr», oder: «Wir tun unser Bestes.» In einer Ethikkolumne wurde ich kürzlich dafür kritisiert, dass ich für Beruhigung und die Vermittlung von Zuversicht plädiere.

In einem berühmten Fall aus dem amerikanischen Vertragsrecht,

9. Einwände gegen Placebos

Mawkinds gegen McGee, mit dem sich in den USA alle Jurastudenten im Laufe ihres Studiums befassen müssen, weshalb sie ihn despektierlich der «haarige Hand-Fall» nennen, ging es um eine Hauttransplantation, die ein Dr. McGee an der vernarbten rechten Hand eines Patienten namens Hawkins vorgenommen hatte. Nach einem langen und schwierigen postoperativen Verlauf behauptete Hawkins, Dr. McGee hätte ihm ausdrücklich eine kurze Genesungszeit garantiert: «Drei oder vier Tage, auf keinen Fall länger, dann können sie wieder nach Hause, und ein paar Tage später gehen sie mit ihrer ausgeheilten Hand wieder zur Arbeit.»

Seit dem Tag streiten Jurastudenten darüber, ob McGee seinem Patienten ein vertragsrelevantes Versprechen gegeben oder nur gutherzig Zuversicht verbreitet hatte. Unabsehbare Unwägbarkeiten bei medizinischen Eingriffen machen es einem Arzt jedoch unmöglich, eine in kommerziellen Verträgen übliche Garantie zu geben. Die meisten juristischen Fachleute meinen deshalb auch, dass man Ärzte für den bloßen aufmunternden Zuspruch nicht haftbar machen könne. In den seltenen Fällen, in denen Gerichte Klagen zu einem medizinischen Behandlungsvertrag angenommen haben, ging es um ungebührliche, nur auf den eigenen Vorteil zielende Behauptungen von Ärzten darüber, was sie für ihre Patienten tun könnten.

Wahrhaftigkeit und Autonomie

Die Vorstellung vom Selbstbestimmungsrecht des Patienten mit ihrem Ursprung in der Bürgerrechtsbewegung der 1960er Jahre gründet auf der Annahme, dass Ärzte versuchen, ihren Patienten etwas aufzuoktroyieren. Zwischen beiden Polen gibt es aber zahllose Kompromisslösungen im Einzelfall. Die Wahrheit lässt sich auch in hoffnungsvolle Worte fassen. Manchmal bringt Leugnung Trost, denn nicht jeder kann mit der ungeschminkten Wahrheit umgehen. Cousins fragt: «Ist es möglich, negative Informationen so zu vermitteln, dass sie der Betroffene eher als Herausforderung auffasst und nicht als Todesurteil?»

Das Recht auf Selbstbestimmung hat womöglich Grenzen, die heutige Aufwertung des Selbstbestimmungsrechts gegenüber der Gesundheit gilt irgendwann einmal vielleicht als überholt. Wer chronische Schmerzen hat, ist selten noch er selbst; wer schwer an Krebs erkrankt ist, nur noch von Schläuchen am Leben erhalten wird, auf die Hilfe anderer angewiesen ist, wenn er sich von einer Seite auf die andere drehen will, von einem langen Krankenhausaufenthalt verwirrt ist, ist nicht mehr im früheren Besitz seiner geistigen Kräfte und aller Wahrscheinlichkeit nicht in der Lage, die wohlüberlegten Entscheidungen zu treffen, die er früher getroffen hätte. Ärzte müssen selbstverständlich auch den Willen eines hilflosen Kranken respektieren, müssen ihn um Erlaubnis bitten, müssen erklären, was getan werden kann und was nicht. Wenn Kranke jedoch nur noch nicken oder das Gesicht verziehen können, ist es meist unmöglich, ihren Willen richtig einzuschätzen. Aus diesem Grund haben Patientenverfügungen und Vorsorgevollmachten an Beliebtheit gewonnen; sie sollen sicherstellen, dass jemand, dem wir vertrauen, für unser Wohl eintritt und die Entscheidungen trifft, die wir selbst getroffen hätten, wenn wir bewusstlos oder so verwirrt sind, dass wir selbst es nicht mehr können.

Auch starke Schmerzen mindern die Entscheidungsfähigkeit. Um die Patientenautonomie zu fördern, ist es oft sinnvoll, zuerst den Schmerz zu bekämpfen und dann über langfristige Ziele zu sprechen. Immer wieder bekommen Ärzte zu hören: «Sie sind der Arzt, Sie müssen entscheiden.» Am Ende halten sie diese Verantwortung abgebende, nicht die autonome Haltung, von der sie in ihren Lehrbüchern gelesen haben, für den universellen Zustand der Kranken. An dieser Stelle kommt die ärztliche Nächstenliebe ins Spiel.

Ärzte, die zu einem Patienten ehrlich sind, müssen sich auch selbst die Wahrheit eingestehen: dass der Patient sterben wird, dass er leiden wird und dass sie sein Leiden nicht unnötig verlängern sollten. Das kann sehr schmerzlich sein, z. B. bei einem jungen Patienten mit AIDS, oder bei Sterbenden, die von ihren Angehörige und Freunden allein gelassen werden, oder bei Kranken, deren Angehörigen wollen, dass unbedingt alles getan wird und nichts unversucht bleibt. Der Arzt Eric Krakauer beschreibt die Reaktion des Behandlungsteams auf das Abstellen des Beatmungsgeräts bei einem jungen Mann, dessen Angehörige zugestimmt hatten, ihn sterben zu lassen, und anschließend gegangen waren. Vom Beatmungsgerät abgekoppelt, rang der Patient nach Luft. «Schwester N saß auf der Bettkante, hielt Mr. Ks Hand, streichelte sie sanft und sprach beruhigend auf ihn ein. Tränen liefen ihr über die Wangen. Ich stand hinter ihr, meine Hand auf ihre Schulter gelegt, und musste selbst mit den Tränen kämpfen. Allmählich wurde Mr. Ks Keuchen weniger heftig, nach 30 bis 40 Minuten ließ es ganz nach.» Zu spät erkannte der junge Arzt, dass der Patient nicht genug Morphium bekommen hatte, um ein langsames Ersticken zu verhindern.

Krankheit und Kranksein schwächen die Kontrolle über den Körper, es tritt eine gewisse Schwere ein. Lisa Newton beschreibt es mit

9. Einwände gegen Placebos 153

folgenden Worten: «Normalerweise ist der Körper durchsichtig, dann wird er plötzlich trüb. Er nimmt an Gewicht zu. Waren die Arme vorher schwerelos, wird jetzt selbst das Greifen nach einem Buch zur Qual.»[37] Ärzte sind bemüht, kranken Menschen die Kontrolle über ihre Körper wiederzugeben; erst dann entsteht der nötige Raum, um sich mit abstrakteren Forderungen zu befassen.

Bevormundung

Im Zusammenhang mit der Kritik an Placebos kommt häufig der Begriff «Bevormundung» ins Spiel. Früher einmal waren Ärzte stolz darauf, die Verantwortung für andere zu übernehmen, jetzt werden sie dafür eher angegriffen. In einem «gutartigen» Fall von Bevormundung unternimmt eine Person etwas «zum Wohl» einer anderen Person, ohne vorher deren explizite Zustimmung dafür eingeholt zu haben. Komplizierter wird es, wenn die eine Person *gegen* den ausdrücklichen Wunsch der anderen Person handelt, z. B. um deren Leben zu retten. Ein klassischer Fall handelt von einem jungen Sportler, der so schwer verletzt war, dass er nie wieder aktiv Sport treiben konnte und sagte, er wolle sterben. Gegen seinen Willen wurde sein Leben jedoch gerettet. Inzwischen ist er Rechtsanwalt und kämpft für das Selbstbestimmungsrecht von Patienten. Die «gutartige» Bevormundung kommt häufiger vor, z. B. wenn ein Arzt entscheidet, wie ein komatöser Patient weiter behandelt werden soll, weil man davon ausgeht, dass ein Arzt am besten weiß, wie ein komatöser Patient entscheiden würde.

Einem kranken Menschen *nicht* zu sagen, wie Placebos wirken könnten, wirkt auf mich ebenfalls wie eine nicht allzu starke Bevormundung. Es gibt gute Argumente dafür, die Wahrheit zu sagen.[38] Oft wissen die beteiligten Ärzte gar nicht genug über die betroffene Person, um wirklich voraussagen zu können, dass sie mit Depressionen reagieren wird. Nicht einmal ein seit langer Zeit mit der Person arbeitender Psychothe-

---

[37] Alte Menschen müssen feststellen, dass der Körper, dessen Funktionieren sie in früheren Jahren für selbstverständlich hielten, immer mehr Aufmerksamkeit erfordert. Kranken Menschen geht es nicht anders. Als ich einmal über die Gebrechen des Alters und die Unzuverlässigkeit des alternden Körpers lamentierte, antwortete mir eine junge Frau: «Genauso ist es mit einer Colitis ulcerosa.»

[38] Hier stütze ich mich auf die überzeugende Argumentation von Allan Buchanan.

rapeut könnte dies mit Sicherheit voraussagen. Den Eltern eines kranken Neugeborenen die niederschmetternde Prognose vorzuenthalten, um ihnen die Qual einer Entscheidung abzunehmen, war früher einmal gang und gäbe, doch haben Ärzte nicht die Pflicht, die Angehörigen zu schonen; für sie muss die Patientin oder der Patient im Vordergrund stehen. Sie haben aber auch nicht das Recht, unter dem Deckmantel des medizinisch Machbaren über die moralische oder religiöse Grundhaltung eines anderen Menschen zu urteilen. Alles zu wissen muss nicht immer zum Vorteil sein. Manchmal ist es tatsächlich im Interesse des Patienten, *nicht* herauszufinden, was genau vorliegt, solange man sich sicher sein kann, dass es keine ernsthafte Erkrankung ist. Die Warnung davor, Patienten zu belügen, reicht nicht aus, um Placebos in die gleiche Kategorie zu rücken wie das Verschweigen einer ernsthaften Erkrankung oder einer schlechten Prognose.

Philosophische Prinzipien

Obgleich Platon das Belügen von Kranken und Sterbenden erlaubte, tut Bok sich schwer damit, das Verschreiben von Placebos als altruistische Täuschung zu interpretieren: «1) Ein Placebo sollte nur nach einer sorgfältigen Diagnose eingesetzt werden; 2) es sollten nur inaktive, keine aktiven Placebos eingesetzt werden; 3) es sollten keine direkten Lügen erzählt und alle Fragen ehrlich beantwortet werden; 4) einem Patienten, der darum gebeten hat, keine Placebos zu bekommen, sollten auch niemals welche gegeben werden; 5) ein Placebo sollte niemals zur Anwendung kommen, wenn klar ist, dass eine Behandlung notwendig ist oder noch nicht alle möglichen Alternativen abgewogen wurden.»

Mein Freund Howard Brody vergleicht einen Arzt, der Placebos einsetzt, mit einem Zauberer, der sein Publikum an der Nase herumführt. Ich stimme ihm zu, weil der Arzt hofft, Schmerz oder Leid zu lindern, und ein Zauberer sein Publikum täuscht, um ihm Vergnügen zu bereiten. Das Publikum zahlt Eintritt und weiß, dass in Wirklichkeit alles «Schall und Rauch» ist; Patienten kommen, um Erleichterung von ihrem Schmerz oder ihrem Leid zu finden. Er hat außerdem recht, wenn er sagt, dass «die Heilung nicht durch die Lüge selbst kommt, sondern vielmehr aus der Beziehung zwischen Heilendem und Kranken entsteht, und der Fähigkeit des Kranken zur Selbstheilung, mit Hilfe symbolischer und psychotherapeutischer Ansätze ebenso wie mit Hilfe biologischer Interventionen.»

9. Einwände gegen Placebos   155

Andere missbilligen den Einsatz von Placebos aus legalen und ethischen Gründen, weisen darauf hin, dass Patienten mit Placebos getäuscht und zu falschen Hoffnungen verführt werden. Manche lassen Placebos unter trivialen Umständen Raum. Vitamin C kann bei einer normalen Erkältung möglicherweise helfen, deshalb verzeihen sie, wenn es verschrieben wird, solange dadurch kein offensichtlicher Schaden entsteht.

Ärztliche Überlegungen

Wegen ihrer großen klinischen Erfahrung hatten die meisten Ärzte früher keine Probleme mit dem Einsatz von Placebos im Rahmen einer Täuschung «zum guten Zweck». Henderson, ein Wissenschaftler von der Harvard Medical School kann stellvertretend für sie sprechen:

Ein Patient, der im Sprechzimmer seinem Arzt gegenübersitzt, ist selten in einem Zustand, in dem er die genaue Bedeutung einer logischen Aussage einzuschätzen weiß ... Er wird von Ängsten und vielen anderen Gefühlsregungen bewegt, die gemeinsam mit der Vernunft durch die Worte und Sätze des Arztes, dessen Benehmen und Mimik laufend modifiziert werden. Der Anspruch, einem Patienten die Wahrheit, die ganze Wahrheit und nichts als die Wahrheit zu sagen, ist in diesem Augenblick völlig bedeutungslos ... Wer eine solche Pflicht zur Wahrheit anerkennt, ist weniger Arzt als Anwalt oder Philosoph. Die Vorstellung, dass einem Patienten die Wahrheit, die ganze Wahrheit und nichts als die Wahrheit vermittelt werden kann, ist ein Beispiel für eine falsche Abstraktion oder jenen Trugschluss, den Whitehead «den Trugschluss der unangebrachten Konkretheit» nannte.

Im Umgang mit realen Patienten setzen Ärzte Placebos wegen ihres symbolischen Wertes ein. «Täuschung ist für Placebos ebenso wichtig wie Kupfer für Bronze. Sollten wir diese pragmatische Sicht nicht einfach akzeptieren und guten Gewissens mit dem umsichtigen Einsatz hilfreicher Placebos weitermachen?»

Ein Arzt unterschied zwischen «abbauenden» und «aufbauenden» Placebos. Erstere würden provozierend eingesetzt («Wenn Ihnen ein Placebo hilft, kann Ihnen nichts Ernsthaftes fehlen.»). Letztere sind ein Geschenk, das «etwas sagt, das Worte in einem bestimmten Moment nicht ausdrücken können.» Sie könnten auch dabei helfen,

9. Einwände gegen Placebos

Arzt und Patient zu Verbündeten zu machen, was schließlich zu den therapeutischen Zielen gehört. «Es ist der reine Effekt für Gesundheit und Hoffnung, den der Arzt dem Patienten anbieten kann, der die besondere Beziehung zwischen den beiden rechtfertigt. Nichts als die Wahrheit zu sagen gäbe ein ziemlich jämmerliches Bild von der Medizin ... Die für den Einsatz eines Placebos nötige Täuschung kann ohne eine genaue Einschätzung der Situation und der möglichen Ergebnisse nicht als richtig oder falsch beurteilt werden» (Phillips).

In der realen Situation erhebt sich das Problem, dass «Ethiker sich mit Verallgemeinerungen beschäftigen und nicht berücksichtigen, dass es immer gefährlich ist, eine Verallgemeinerung auf eine bestimmte Situation anzuwenden. Wenn er einem Menschen in Not von Angesicht zu Angesicht gegenübersitzt, ist für den Arzt der Augenblick der Wahrheit gekommen. Allgemein gültige Regeln für den Umgang mit Individuen aufzustellen und für alle das Gleiche zu empfehlen ist offensichtlich Unsinn.»

Ärzte müssen bei unterschiedlichen Individuen unterschiedliche Heilmittel anwenden. Der Einsatz von Placebos kann ebenso wie die Verschleierung der Wahrheit nur im Hinblick auf das betroffene Individuum bewertet werden. Aus langer philosophischer Tradition sehen Ethiker den Alltagsmenschen als ihresgleichen an, was nicht immer richtig sein muss.

Jay Katz, ein sich leidenschaftlich für die Wahrhaftigkeit einsetzender Psychiater findet hilfreichere Worte:

> Sollten wir Placebos den Gesundbetern überlassen und Ärzte stattdessen den neuen Göttern der Wissenschaft Treue schwören lassen? Anders ausgedrückt, sollten Ärzte ihr Hilfsangebot auf die gesamte ‹leidende› Menschheit ausweiten oder sich auf die Gruppe beschränken, die sie mit ihren wissenschaftlichen Mitteln behandeln können? ...
> Wenn Placebos in der medizinischen Praxis einen Platz haben sollen, muss man sich klarmachen, dass Placebos nicht harmlos sind, sondern auch viel Schaden anrichten können, z. B. indem sie dazu benutzt werden, hastig etwas in Ordnung zu bringen, um sich dem nächsten Patienten zuwenden zu können, wenn nichts weiter nötig gewesen wäre als ein ausführliches Gespräch; z. B. indem man den Heilkräften der Natur nicht die Möglichkeit gibt, sich zu entfalten, sondern aktive «Placebos» verschreibt, die iatrogene Leiden hervorrufen können, die dann eine weitere Behandlung erforderlich machen; z. B. indem Menschen durch Placebobehandlungen von ihren Ärzten abhängig werden, die Placebos sie also in ihrer Patien-

tenrolle verharren lassen, obgleich vielleicht ‹Genesung› hätte erreicht werden können, wenn sie sich auf ihre Selbstheilungskräfte verlassen hätten; z. b. indem sie Ärzte dazu verleiten, begeistert Heilmittel ohne eigentlichen Wert anzupreisen und im Zuge dessen vorteilhaftere Alternativen zu übersehen.

Eine zu große Restriktion beim Einsatz von Placebos könnte die therapeutische Betreuung allerdings beeinträchtigen.

Der Dialog zwischen Medizin und Ethik sollte in jedem Fall fortgesetzt werden, auch wenn eine Einigung vielleicht nie erzielt werden kann. Der empathische, individuelle Beziehungen pflegende Arzt, der weiß, wie sehr sich seine Patienten in ihren Bedürfnissen unterscheiden, wird weiterhin Placebos einsetzen, mögen Ethiker diesen Ansatz auch noch so tadeln.

Ökonomische Einwände

Ein weiteres Argument gegen Placebos bezieht sich auf die von «inaktiven» Medikamenten verursachten Kosten. Für unwirksame Arzneimittel und placebo-ähnliche Behandlungsmethoden werden Millionen von Dollar ausgegeben, doch, wie ich bereits betont habe, dienen auch viele teure Untersuchungsverfahren einzig und allein der Beruhigung und sind deshalb ebenso als Placebos anzusehen: Man rechnet von vornherein mit einem negativen Untersuchungsergebnis, das dem Patienten die Angst nimmt, was wiederum seinen Schmerz zu lindern vermag.

Würde man viele Beschwerden zunächst grundsätzlich mit aktiven Medikamenten oder Placebos behandeln und nur diejenigen Patienten aufwändig untersuchen, die unter einer solchen Behandlung keine Besserung zeigen, könnten im Gesundheitswesen riesige Summen eingespart werden. Natürlich ist die Frage berechtigt, wie viel man für ein Placebo berechnen darf; diese letztlich aber doch geringen Kosten muss man jedoch den viel höheren Ausgaben gegenüberstellen, die durch moderne Diagnoseverfahren verursacht werden, von den Unannehmlichkeiten oder Belastungen für die Betroffenen einmal ganz abgesehen. Die Erleichterung, die beim Arzt und seinem Patienten eintritt, wenn der Schmerz sich durch eine ganz einfache Maßnahme lindern lässt, ist nicht mit Geld zu bezahlen.

Schon etwas stichhaltiger ist das Kostenargument in Bezug auf unreine Placebos, also Medikamente, die bei einer bestimmten Störung wirksam sind, aber für eine andere Störung eingesetzt werden.

9. Einwände gegen Placebos

Ralph Nader behauptet, mehr als 600 der in den USA erhältlichen Medikamente seien nicht wirksamer als Placebos und rechnet vor, Verschreibungen im Gegenwert von mehr als einer Milliarde Dollar hätten Medikamenten gegolten, die von der FDA für unwirksam gehalten werden. Solche Medikamente haben Nebenwirkungen; obgleich sie dem verschreibenden Arzt Erfolgserlebnisse bescheren mögen, bringen sie, wie ich bereits anmerkte, oft mehr Schaden als Nutzen.

Diagnostische Einwände

Maskierung

Kritiker fürchten, dass Placebos Schmerzen gefährlicher Herkunft so weit lindern, dass eine schwere Erkrankung unerkannt bleibt, bis es für eine spezifische Behandlung zu spät ist. Dabei trauen sie Placebos mehr zu, als diese ausrichten können, denn bei den meisten Krankheiten gibt es kaum stichhaltige Belege dafür, dass eine *kurzzeitige* Verzögerung der Diagnose die Genesungschancen verschlechtern kann.

Außerdem bin ich mir gar nicht sicher, ob die frühe Entdeckung einer Krankheit ohne Symptome tatsächlich zu einem besseren Ergebnis führt.[39] Viele Menschen glauben das, doch die medizinischen Fakten sind längst nicht so überzeugend. Placebos können helfen, trotzdem habe ich bisher kaum Anhaltspunkte dafür gefunden, dass sie stark genug wären, um die Manifestationen einer schweren Krankheit über nennenswerte Zeiträume hinweg zu verzögern. Sollte es

---

39 Werden bei einer «präsymptomatischen» Person Anzeichen für eine sich möglicherweise in Zukunft entwickelnde Erkrankung entdeckt, ändert sich unter Umständen deren ganzes Leben. Eine 75jährige Frau mit hohem Cholesterinspiegel, die Medikamente und eine strenge Diät verschrieben bekommt, um ihre statistische Lebenserwartung zu verlängern, fühlt sich womöglich sehr viel schlechter als eine Altersgenossin, die weiß, dass ihre Mutter hundert Jahre alt wurde, und nie von Cholesterin gehört hat, auch wenn das heutzutage nur schwer vorstellbar ist. Menschen über siebzig starben früher ohne Schuldgefühle, heute werden sie durch den Ruf nach Prävention durch Früherkennung häufig verunsichert. Dabei kann nur einigen wenigen Erkrankungen zuverlässig vorgebeugt werden (z. B. Hämochromatose durch regelmäßiges Abnehmen eines halben Liters Blut). Bei koronaren Herzerkrankungen haben wir es bis heute nur mit statistischen Wahrscheinlichkeiten zu tun.

jemals zu einer solchen Verzögerung kommen, müssten wir das Potenzial von Placebos noch weitaus höher einschätzen. Doch eine Verzögerung von wenigen Wochen, die nötig sind, um die Wirkung eines Behandlungsversuchs abzuwarten, schadet in der Regel den Genesungschancen nicht. Die Vorteile einer möglichst frühen Aufdeckung schwerer Erkrankungen sind in letzter Zeit wahrscheinlich zu stark betont worden, um die Leute zu regelmäßigen Vorsorgeuntersuchungen zu bringen. Placebos helfen gegen Schmerz und menschliches Leid, schwere Manifestationen organischer Erkrankungen können sie nicht beeinflussen.

Natürlich gibt es Symptome, die man auf keinen Fall mit Placebos behandeln sollte. Kein kompetenter Arzt würde auf akute Bauchschmerzen anders als mit den üblichen Notfallmaßnahmen reagieren; bei chronischem Bauchschmerz ist das etwas ganz anderes. Sofortige Maßnahmen sind z. B. auch bei rektalen Blutungen, Brustschmerz oder jedem anderen akuten Schmerz angezeigt. Aus diesem Grund braucht man ja auch eine Ärztin oder einen Arzt, um über den Einsatz von Placebos zu entscheiden.

Vermeintliche Vorteile früher Entdeckung

Normalerweise gibt es keine scharfe Trennlinie zwischen dem Beginn einer Krankheit und dem Zeitpunkt, ab dem sie entdeckt werden kann. Was nach einer verlängerten Überlebenszeit nach einer frühen Entdeckung aussieht, könnte in Wirklichkeit nur darauf zurückgehen, dass man bestimmte Krankheiten heute früher diagnostizieren kann als früher.[40] Die primäre biliäre Zirrhose z. B., eine seltene Form von Lebererkrankung, galt früher als typische Erkrankung älterer Frauen; weil sie so spät entdeckt wurde, hatte sie einen kurzen, tödlichen Verlauf. Bestimmte Bluttests machen die Krankheit inzwischen schon bei jungen Frauen, also viele Jahre vor dem Auftreten der ersten Symptome, diagnostizierbar. Folglich betrifft die Krankheit nicht mehr ältere Frauen mit Gelbsucht und Juckreiz, sondern viel jüngere Frauen ohne die geringsten Beschwerden, die das Wissen über ihre Krankheit für mögliche Symptome nur viel wachsamer macht.

40 Der bekannte Arzt und Buchautor James Fixx, der das Laufen in den USA zum nationalen Zeitvertreib machte, trieb unermüdlich Sport und starb trotzdem früh an einer Herz-Kreislauf-Erkrankung. Seine Anhänger argumentieren, dass er noch früher gestorben wäre, wenn er nicht so viel gelaufen wäre.

Therapeutische Umwege

Ein starkes Argument gegen Placebos besagt, dass Placebos den Patienten davon abhalten könnten, den Ursachen seiner Probleme auf den Grund zu gehen, indem er sich z. B. in eine Psychotherapie begibt oder sich zumindest an die Probleme des Lebens anpasst und Selbsthilfestrategien entwickelt. Eine Psychotherapie kann sich als äußerst mühsam, langwierig und teuer erweisen, und wie viel sie tatsächlich nützt, ist vorher nicht abzusehen, sodass der Behandlungsversuch mit einem Placebo manchen Menschen einfacher erscheint. Kranksein oder Krankheit werden oft so lange wie möglich verdrängt und verleugnet. Wenn ein solcher Patient dann endlich seinen Mut zusammennimmt, um ärztliche Hilfe zu suchen, und ein Placebo bekommt, kehrt er vielleicht nicht mehr in die Sprechstunde zurück und sagt seinen besorgten Angehörigen: «Der Arzt hat gesagt, mit mir ist alles in Ordnung.» Auch dies ist ein mit Placebos verbundenes Risiko.

Ebenfalls richtig ist, dass eine Pille, die Erleichterung bringt, auch wenn es sich dabei um ein Placebo handelt, den Patienten daran gewöhnen kann, für jedes Problem ein Wundermittel zu verlangen. Die Antwort darauf ist nicht einfach. Ein Placebo zu geben, könnte die Fixierung auf Medikamente und damit die Abhängigkeit fördern, doch der Arztbesuch mit dem Ziel, die Praxis mit einem Arzneimittelrezept wieder zu verlassen, hat eine so lange Tradition, dass diese Neigung wohl kaum noch weiter verstärkt werden kann. Die Beliebtheit frei verkäuflicher Medikamente zeigt, wie weit verbreitet der Glaube an Pillen ist. Placebos bilden höchstens den sprichwörtlichen Tropfen, der das Fass zum Überlaufen bringen könnte.

Placebos als Nocebos

Manche argumentieren, Placebos könnten echte Schäden anrichten, sich also in «Nocebos» verwandeln, weil sie (1) unerwünschte Nebenwirkungen haben (z. B. Antibiotika) oder (2) konditionierte Reaktionen aus früheren negativen Erfahrungen aktivieren. Dieser Glaube an die dunklen Seiten der Placebos wurde auch als Argument gegen den Informed Consent vorgebracht, da die Information über mögliche negative Wirkungen bei Patienten oder Versuchspersonen dazu führen könnte, dass diese regelrecht darauf warten und sie dann auch zu spüren glauben. «Informed Consent könnte der Gesundheit schaden.»

9. Einwände gegen Placebos 161

Wer sich über die seltenen Nebenwirkungen eines Medikaments zu große Sorgen macht, ist möglicherweise nicht positiv genug eingestimmt, um die Selbstheilungsprozesse seines Körpers mobilisieren zu können. Diese Überlegung scheint plausibel.

Juristische Probleme

Manche Patienten reagieren empört, wenn sie herausfinden, dass sie ein Placebo bekommen haben – vor allem, wenn dieses nicht geholfen hat. «Sie meinen, für die Verschreibung einer Zuckerpille haben Sie mir eine Rechnung geschrieben? Für wie dumm halten Sie mich eigentlich?» Auch mir fällt es nicht leicht, mir vorzustellen, einem Professor der Molekularbiologie an der Yale University eine Zuckerpille gegen seinen Schmerz zu geben, ohne ihm meine Absichten zu erklären. Jedenfalls können Empörung und Wut zu einer Klage vor Gericht oder zumindest zu einem Arztwechsel führen.

Wäre der Einsatz von Placebos bekannt und weit verbreitet, könnte das Vertrauen in die Ärzteschaft Schaden nehmen. Auch wenn Ärzte Placebos nur in bester Absicht verschreiben, kann es passieren, dass Betroffene, die keine Hilfe erfuhren, wütend reagieren.

In unserer prozesssüchtigen Gesellschaft sind wahrscheinlich nur die «unreinen» Placebos sicher in dem Sinne, dass sie Ärzte vor Klagen schützen. Denn «unreine» Placebos haben ja eine Wirkung, und man kann immer behaupten, man habe mit ihr die mutmaßliche Quelle des Problems behandeln wollen. Wohl auch aus diesem Grund werden heute kaum noch die berühmten Zuckerpillen verschrieben, auf die frühere Arztgenerationen schworen. Statt dessen greift man zu Antibiotika, Vitaminen oder anderen Substanzen, deren Verabreichung Patienten beruhigt, weil «etwas getan» wird. Viele verlassen sich auf diagnostische Verfahren oder Operationen, weil sie wissen, dass Beruhigung in vielerlei Gestalt vermittelt werden kann.

Gerichtsverfahren

Seltsamerweise hat es über den Einsatz von Placebos und das juristische Risiko, das Ärzte damit eingehen, bisher kaum Gerichtsentscheidungen gegeben. Wahrscheinlich liegt dies daran, dass Placebos bei den auf ärztliche Kunstfehler spezialisierten Anwälten bisher wenig

Interesse erweckten, weil ihre Klienten in der Regel schlicht nicht wussten, dass sie Placebos bekommen hatten.

Inzwischen ist die Kommunikation zwischen Arzt und Patient so transparent geworden, dass sich Placebos schwerer unerkannt verschreiben lassen und es früher oder später Klagen wegen Betrugs geben wird, es sei denn, das Placebo ist vorher offen als solches klassifiziert worden. Da immer mehr Ärzte gemeinschaftlich praktizieren und die medizinische Behandlung im Team zur Norm wird, ist es ungleich schwerer geworden, eine Placeboverschreibung geheim zu halten. Auch Apotheker halten mit geringerer Wahrscheinlichkeit geheim, was der Kunde von ihnen bekommt, vor allem wenn eine dritte Partei wie eine kostenbewusste Health Maintenance Organizations (HMO) die Rechnung bezahlen muss. Eine wichtige Aufgabe besteht heute darin, die juristische Einschätzung von Placebos zu konkretisieren. Nicht wenige Ärzte sehen in Placebos harmlose Alternativen, deren Einsatz in vielen Fällen einen Versuch wert wäre, fürchten aber, durch ihren Einsatz juristisch haftbar gemacht zu werden.

In dem Fall *Jurcich gegen General Motors* entschied das Gericht, dass die Verschreibung von Placebos bei chronischen Rückenschmerzen eine anerkannte Behandlungsmethode sei. Offenbar sagte ein Arzt: «Nein, man sagt dem Patienten nicht, dass man ihm ein Placebo gibt; man müsste sonst davon ausgehen, dass es nicht wirkt. Bei der Verschreibung eines Placebos hofft man gerade darauf, dass die Täuschung gelingt.» Das Gericht kam zu der Auffassung, dass die Einnahme des Placebos die Schmerzen des Klägers nicht verschlechtert oder ihm sonst wie geschadet hat. Auch ein finanzieller Verlust wurde verneint. Die Entscheidung hielt einer Berufung stand.

Das war 1976. Ob Gerichte heute ebenso verständnisvoll reagieren würden, ist noch die Frage. Als Gründe für eine Anklage wegen der Verschreibung von Placebos ohne entsprechende Aufklärung nannte U.B. Kapp: Betrug, mangelnde Aufklärung, Körperverletzung und Vertragsbruch. Lassen Sie mich einzeln auf diese Vorwürfe eingehen.[41]

Patienten könnten mit der Begründung klagen, sie wären zu einem anderen Arzt gegangen, wenn sie gewusst hätten, dass sie ein Placebo bekommen sollten. Daraus könnten sie versuchen, einen Betrugsvorwurf abzuleiten. Allerdings haben Juristen bereits verschiedentlich klar gemacht, dass eine nachweisbare Schädigung vorliegen muss, um einen Betrugsvorwurf zu rechtfertigen. Ob die Verschreibung von «unreinen» Placebos (also von Medikamenten mit pharmakologi-

---

41 Hier verlasse ich mich auf Kapps amtlichen Bericht.

scher, aber für die fraglichen Symptome irrelevanter Wirkung) Ärzten in diesem Zusammenhang einen gewissen Schutz bieten würde, ist bisher noch nicht juristisch erörtert worden.

Denkbar wäre, dass Kostenträger wie Krankenkassen oder HMOs, die von ihnen als wirkungslos eingestufte Placebos bezahlen sollen, gegen die Verschreibung klagen, vor allem, wenn das als Placebo ausgewählte Mittel mehr als einen symbolischen Preis kosten soll. Bemerkenswerterweise sollen ja auch schon Drogenkonsumenten, die anstelle illegaler Drogen irgendein wirkungsloses Pulver bekamen, mit Betrugsklagen gedroht haben.

Wahrscheinlichere Klagegründe könnten in der mangelnden Aufklärung und dem nicht eingeholten Informed Consent liegen. Auch in einem solchen Verfahren müsste die Gegenseite jedoch beweisen, dass durch die Verschreibung des Placebos ein erkennbarer Schaden entstanden ist.

Ein erfolgreicher Prozess wegen Körperverletzung wäre nur wahrscheinlich, wenn es zu einer (äußerst seltenen) negativen Placebo-Reaktion kam. Die Behauptung, die Placeboverschreibung habe andere, mehr Erfolg versprechende Behandlungsmaßnahmen verzögert, könnte schon eher greifen, wenn entsprechende Beweise herbeigezogen werden können. Kapp sieht auch die Möglichkeit, dass die Placeboverschreibung einen kranken Menschen davon abhalten könnte, eine angemessenere Behandlungsform zu suchen oder einzufordern. Hilft das Placebo, ist das juristische Risiko gering; hilft es nicht, könnte es Versuche geben, den Arzt, der es verschrieben hat, haftbar zu machen. Bei Placebogaben im Rahmen eines klinischen Versuchs schützt vermutlich der anfangs eingeholte Informed Consent nach umfassender Aufklärung über den Ablauf eines Doppelblind-Versuchs. Ist jedoch das Ergebnis der Studie klar, erfordern ethische und juristische Überlegungen, dass die Studie auch beendet wird, selbst wenn die statistischen Belege sich durch eine Fortführung noch erhärten ließen.

Vertragsbruch, also in dem Fall der Bruch des implizierten Versprechens der ärztlichen Aufrichtigkeit, bietet nach Kapp wenig Aussicht auf eine erfolgreiche Klage.

Verteidigungsstrategien

Das erste und zweifellos stärkste Argument gegen eine Klage liegt sicherlich darin, dass wegen der nicht vorhandenen pharmakologischen Wirkung durch das Placebo keine Schädigung vorliegen kann.

Auch wenn die betroffene Person meint, durch das Placebo sei es zu einer Verschlechterung der Symptome gekommen, wird sich ein Kausalzusammenhang nur schwerlich nachweisen lassen.

Die Tatsache, dass andere Ärzte ebenfalls Placebos verschreiben, spricht dafür, dass es sich um eine allgemein anerkannte Praxis handelt.

Weil Placebos die Beschwerden vieler Patienten lindern können, sind sie nach dem Prinzip des therapeutischen Privilegs gesetzlich erlaubt. Wenn eine Ärztin oder ein Arzt zu der Überzeugung gelangt, dass eine umfassende Aufklärung die Behandlung stark komplizieren oder behindern bzw. den Patienten psychisch so aufwühlen würde, dass daraus gravierende Nachteile erwachsen könnten, ist die Behandlung ohne Informed Consent zumindest in den USA von Gerichten gebilligt worden, vor allem, wenn es um Notfälle ging und eine umfassende Aufklärung auf einen späteren Zeitpunkt verschoben wurde, bis der Patient wieder stabiler war. Um rechtliche Konsequenzen zu vermeiden, wurde empfohlen, einen Kollegen zu konsultieren und sich so eine unabhängige schriftliche Zustimmung zu sichern, was in vielen Einzelfällen nicht praktikabel erscheint. Unter bestimmten Umständen kann das Einholen einer zweiten Meinung aber auch einen eigenständigen positiven Placebo-Effekt entwickeln.

Lösungen

Möglich wäre, dass eine Patientin oder ein Patient auf eine vollständige Aufklärung verzichtet und diesen Verzicht entweder verbal oder durch sein Verhalten, seine Mimik und Gestik zum Ausdruck bringt. Die rechtliche Relevanz dieser Möglichkeit ist bisher allerdings noch nicht ausreichend bestimmt worden.

Die Patientin oder der Patient kann auch eine Art Vertrag vorschlagen. «Sie sind der Arzt. Sagen Sie mir, was ich wissen muss. Ich vertraue Ihnen, und wenn Sie mir etwas nicht erzählen wollen, von dem Sie meinen, dass es mir eher schaden könnte, dann behalten Sie es für sich. Diese Entscheidung überlasse ich ganz Ihnen.» Das klingt nach einer expliziten Neufassung der altmodischen, meist jedoch impliziten Arzt-Patienten-Beziehung.

Was den Einsatz von Placebos in klinischen Studien angeht, stellt sich die Frage, ob jemand, der im Rahmen eines solchen Versuchs ein Placebo nimmt und in der Zeit einen Schlaganfall bekommt, das Recht hat, den die Studie durchführenden Arzt, die für die Studie verantwortliche Einrichtung oder die Gesellschaft als Ganzes anzuklagen. Und was soll geschehen, wenn sich später herausstellt, dass das im Rahmen des Versuchs erprobte Medikament das Schlaganfallrisiko um ein Drittel reduziert? Sollten alle Patienten in der Kontrollgruppe, die nur Placebos bekamen, entschädigt werden? Oder nur ein (und falls ja, welches)Drittel?

Wer im Rahmen eines klinischen Versuchs Placebos bekommt, muss auf den Nutzen eines bereits verfügbaren, effektiven Medikaments verzichten und könnte dadurch Schaden erleiden. Versuchspersonen, deren Geschwüre zu bluten beginnen, weil sie ein Placebo und kein echtes Medikament bekamen, könnten argumentieren, dass sie in Kenntnis dieser möglichen Konsequenz nicht an dem Versuch teilgenommen hätten. Und doch sind solche Studien notwendig. Eine Lösung bestünde darin, Versuchspersonen grundsätzlich zu bezahlen, weil sie dem öffentlichen Wohl ebenso oder gar mehr dienen als dem eigenen. Sehr schwierig wäre allerdings die Entscheidung darüber, wie hoch eine solche Entschädigung ausfallen soll.

Die meisten aus der Patientenperspektive vorgetragenen Argumente gegen Placebos berühren einen der folgenden Punkte: (1) Selbstbestimmung (das Recht, nicht belogen oder getäuscht zu werden); (2) ökonomische Vernunft (nicht für ‹nutzlose› Medikamente bezahlen zu müssen); (3) erzieherischer Effekt (nicht zu lernen, dass Ärzte allmächtig sind und für jedes Zipperlein auch gleich ein Arzneimittel nötig ist); (4) diagnostische Verzögerung (nicht kränker zu werden, weil angemessene diagnostische Maßnahmen hinausgezögert werden).

Im nächsten Kapitel werden wir sehen, welche Patienten mit welchen Beschwerden am wahrscheinlichsten auf Placebos reagieren.

10. Placebos und Alternativmedizin

Die Schulmedizin genießt heute zu Recht einen so kanonischen Status, dass wenige noch wissen, wie stark sie früher einmal mit einer Vielzahl alternativer Ansätze konkurrieren musste. Paul Starr beschreibt sehr anschaulich, wie der Flexner-Report 1910 die meisten anderen therapeutischen Richtungen ausschaltete und so die Hegemonie der wissenschaftlichen Medizin begründete.

Erst in letzter Zeit haben alternative (oder komplementäre) Ansätze in der Schulmedizin – vor allem in der Primärversorgung – neue Aufnahme gefunden. So stieß zum Beispiel die Homöopathie auf großen Zuspruch, weil Homöopathen sich viel Zeit nehmen, um ihre Patienten zu verstehen, und auf diese Weise die für eine Placebo-Reaktion so wichtige Erwartungshaltung enorm verstärken können.

Alternative Methoden sind nichts Neues. Schon 1899 bemerkte H.H. Goddard, dass es «Behandlungen durch Geistheilung gibt, die sich in keiner Weise von der jetzt in der Medizin offiziell als Behandlung durch Suggestion anerkannten Praktiken unterscheiden ... Das geistige Element findet sich in der zeitgenössischen Volksmedizin und Hexenkunst ebenso wie in der Behandlung mit patentgeschützten Arzneimitteln. Die durchgängige Existenz dieser Praktiken lässt sich nicht anders erklären, als dass sie tatsächlich heilen, und dass ihre heilende Wirkung auf das geistige Element zurückzuführen ist.»

Den meisten von uns kann von einem anderen Menschen geholfen werden. Wenn wir krank sind, wünschen wir uns vielleicht mehr Hilfe als im gesunden Zustand und sind mit größerer Wahrscheinlichkeit empfänglich für Zuspruch und Trost. Jeder Therapeut oder Heiler, der eine tröstende Beziehung zu einem kranken Menschen herstellen kann, indem er sich Zeit nimmt und ihm zuhört, verändert ganz unabhängig von der Theorie, die hinter seinem Handeln steht, die Wahrnehmung des kranken Menschen zum Positiven. Die damit verbundene Erleichterung macht die Einschätzung objektiver Beweise für die Erfolge alternativer Methoden schwierig.

10. Placebos und Alternativmedizin

Definitionen

Der Begriff *alternative Medizin* bezieht sich in der Regel auf Therapieformen, die die Beziehung zwischen Geist und Körper auf eine Weise in den Mittelpunkt stellen, die nicht zum schulmedizinischen Ansatz passt. Der Ausdruck «in den Mittelpunkt stellen» ist vielleicht irreführend, denn nicht immer ist dies das explizite Ziel, auch wenn es von außen als herausragendes Merkmal wahrgenommen wird. Manche sprechen lieber von *Komplementärmedizin*, weil dieser Begriff einen weniger negativen Beigeschmack hat. In den Bereich der alternativen Medizin gehört jedes therapeutische Konzept, das sich selbst als außerhalb der Schulmedizin stehend versteht und sich zum Ziel setzt, Symptome auf unkonventionelle Weise zu lindern. Alternative Therapieformen werden von Laien, Heilpraktikern und Ärzten praktiziert.

Unter den Alternativen zu der an Hochtechnologie und Chemie orientierten Schulmedizin finden wir Hypnose, Akupunktur, Homöopathie, Kräuterheilkunde und viele andere Ansätze, auf die ich im nächsten Kapitel noch eingehen werde. Auch Hexenkunst und Wodu gehören in diese Kategorie; weil sie eingesetzt werden, um gesunde Menschen krank zu machen, erinnern sie eher an Nocebos.

Ein wichtiger Unterschied zur Schulmedizin liegt in dem ausdrücklichen Ziel alternativer Therapeuten, den *ganzen* Menschen und nicht nur ein spezifisches Symptom oder eine Krankheit zu behandeln.

Der Begriff *Ganzheitlichkeit (Holismus)* ist heute nicht mehr so verbreitet wie noch vor etwa zehn Jahren. Seinen Ursprung hat er in dem 1926 erschienenen Buch *Holismus und Evolution* des südafrikanischen Generals und Staatsmannes Jan Christian Smuts, der ihn vom griechischen *holos* («ganz») ableitete. Sein Buch gilt als Anklage gegen den Reduktionismus.

Alternative Therapeuten stellen die Gesundheit, nicht die Krankheit in den Mittelpunkt ihrer Bemühungen. Auch viele Schulmediziner bemühen sich um Ganzheitlichkeit, konzentrieren sich aber dennoch auf die Krankheit – eine Tendenz, die von den in medizinischen Organisationen gebührend gefeierten Triumphen der wissenschaftlichen Medizin verstärkt wird. Der zunehmende Gebrauch des Begriffes *Geist-Körper-Medizin (Mind-Body-Medicine)*, eine Übersetzung des Begriffes *Psychosomatik*, legt nahe, dass die Orthodoxie in manchen Bereichen der alternativen therapeutischen Betreuung das Feld überlassen könnte.

Lange Zeit aus der medizinischen Lehre verbannt, ist jetzt auch die Spiritualität zurückgekehrt; ja, selbst Ernährungswissenschaftler flechten inzwischen spirituelle Aspekte in ihre Ernährungsberatung ein, haben es sich bisher aber immerhin verkneifen können, ihren Speiseplänen einen sakramentalen Status zu verleihen. Was in der einen Kultur als konventionell gilt, kann in einer anderen als äußerst originell betrachtet werden; die Akupunktur bietet dafür ein bekanntes Beispiel. Doch auch von einem westlichen Land zum anderen können sich die medizinischen Praktiken deutlich unterscheiden.[42] In Deutschland, Frankreich und in den USA gibt es jeweils unterschiedliche Lieblingskrankheiten, an die nicht zu glauben fast als unpatriotisch gilt. Was in Frankreich als *crise de foie* («Leberkrise») bezeichnet wird, tritt in Deutschland als Herzinsuffizienz oder niedriger Blutdruck auf; in den USA sind Dyspepsie und Sodbrennen besonders beliebt, in arabischen Ländern dagegen sind Blähungen eine auffallend häufige Diagnose.

Manche alternative Praktiken mögen irrational erscheinen, doch sollten sie als Teil der ständigen Herausforderung des Rationalen durch das Romantische gesehen werden, die nach der Aufklärung zur Gegenaufklärung und nach der Moderne zur Postmoderne führte. Gerade das postmoderne Plädoyer für Vielfalt und Pluralismus ist mit dem erneuten Aufschwung alternativer Ansätze in der Medizin eng verbunden. Viele gut informierte Menschen mit Krebs suchen unorthodoxe Heiler auf, die auf Ernährung, persönliche Verantwortung des Einzelnen und eine positive geistige Einstellung setzen und mehr zwischenmenschliche Wärme und Unterstützung geben können als ihre eher technisch orientierten Kollegen.

Gesundheit, Wellness, Heilung

Gesundheit

Gesundheit definiert die Weltgesundheitsorganisation WHO ziemlich überschwänglich als «Zustand vollkommenen körperlichen, geistigen und sozialen Wohlbefindens und nicht allein als Fehlen von Krankheit und Gebrechen». Das Ziel ist hoch gesteckt – vielleicht auch ein Grund dafür, warum viele Ärzte sich auf Krankheit und Gebrechen konzentrieren.

42 Hier verlasse ich mich auf Lynn Payers Bericht darüber, wie sich medizinische Bräuche und Praktiken von einem Land zum anderen unterscheiden.

Unterstützt werden müssen sie dabei natürlich von öffentlichen Maßnahmen. Sauberes Wasser, Impfungen und Kampagnen gegen das Rauchen haben die Todesraten senken können. Ob Ärzte ihren Patienten Gesundheit geben oder nur versuchen können, ihnen Krankheit und Gebrechen zu nehmen, vermag ich nicht zu sagen. Vermutlich glaube ich eher, dass Gesundheit wie jede Gnade letztlich vom Schöpfer kommt.

Wellness

Die Betonung von Gesundheit und Wohlbefinden hat innerhalb und außerhalb der Medizin eine neue Bewegung geschaffen, der man derzeit kaum aus dem Weg gehen kann. Neben «Wellness» ist dabei viel von «Salutogenese» (im Gegensatz zur «Pathogenese») die Rede, wobei die Gefahr zum Solipsismus besteht. Wenn man all seine Energien allein darauf verwendet, was in einem selbst und in seiner unmittelbaren Umgebung vor sich geht, kann es sein, dass man soziale, ökonomische und andere, ebenfalls krankheitsrelevante Faktoren übersieht. Krankheit ist viel komplizierter, als selbst das bio-psychosoziale Modell dies verdeutlichen kann. Die Wellnessbewegung spielt die Physiologie mit Hilfe eines psychologischen Reduktionismus herunter, der an Emile Coués altes Mantra erinnert: «Es geht mir mit jedem Tag in jeder Hinsicht immer besser.» Dabei läuft man Gefahr, dem Opfer für die Erkrankung selbst die Schuld zu geben. Es ist schon schlimm genug, an Krebs zu erkranken, noch schlimmer aber ist es, dafür die Schuld zugeschrieben zu bekommen. Mehr noch, der so erzeugte Narzissmus führt zum Gesundheitsfanatismus.[43] Zusätzlich spielen ökonomische Motive eine gewichtige Rolle, denn rund um die Wellness-Welle hat sich eine eigene Industrie entwickelt, die an dem Trend kräftig mitverdient.

Wenn ich an die Scharen von Joggern denke, die mit schmerzverzerrtem Gesicht an meinem Vorgarten vorbeihetzen, frage ich mich, wovor sie weglaufen und wohin sie eigentlich wollen. Ärzte können zu Umsicht und größtmöglicher öffentlicher und persönlicher

---

43 Die Vorstellung, dass der Geist dem kranken Körper helfen kann, führt zu Schuldgefühlen, wenn keine Verbesserung eintritt, vor allem, wenn jemand z. B. glaubt, dass Krebserkrankungen durch Depressionen ausgelöst werden können, weil diese das Immunsystem schwächen. Wer so narzisstisch ist, sich aus rein gesundheitlichen Gründen vernünftig zu «ernähren», beraubt sich womöglich der Lust und Freude am Essen.

Hygiene mahnen; sie können Menschen dazu anhalten, ihre Gesundheit nicht zu zerstören; doch trotz aller schönen Worte können sie bisher wenig dafür tun, Menschen gesund zu erhalten. Das Hinterfragen des eigenen Lebensstils und der selbst gesetzten Prioritäten kann eine wichtige Reaktion auf Krankheit oder Kranksein darstellen, Ärzte können dabei aber größtenteils nur als Katalysatoren fungieren.

Diese Skepsis passt nicht recht zu den Verlautbarungen der Expertengremien, an deren Lippen die US-Bundesregierung und seit neuestem auch viele HMOs hängen. Zweifel an den ebenso enthusiastischen wie globalen Aussagen der öffentlich bestellten Wellness-Jünger sind dennoch angebracht.

Heilung

Auf einem Kongress auf Hawaii lauschte ich vor mehreren Jahren ehrfürchtig einem Mann, der sich als buddhistisch-methodistischer Prediger bezeichnete. Als er davon sprach, wie er seine Patienten heilte, wunderte ich mich zunächst darüber, dass so viele von ihnen in einem Sarg abgebildet waren, bis mir klar wurde, dass er *heilen* weniger im körperlichen als vielmehr im spirituellen Sinne verstand.

Laut *Oxford English Dictionary* bedeutet *heilen* «in körperlicher Hinsicht ganz oder gesund machen; von Krankheit oder Gebrechen befreien; in einen Zustand der Gesundheit oder Stabilität zurückführen; eine Krankheit oder Wunde kurieren.» Eine andere, bildlichere Definition im gleichen Band beschreibt *heilen* als «wieder herstellen einer Person nach einem unerwünschten körperlichen oder affektiven Zustand wie Sünde, Trauer, Unfähigkeit, Ungesundheit, Gefahr, Zerstörung; retten, klären, heil machen.» Die Unterschiede erinnern an die wichtigen Nuancen der Bedeutungen von *Schmerz*. Deutlich wird, dass mehrere Menschen etwas ganz Unterschiedliches meinen können, wenn sie von *Heilung* sprechen.

Heilung ist ein Begriff, dem wir häufiger in nicht-medizinischen Kreisen begegnen, von Schulmedizinern wird er eher weniger benutzt. Das ist kein Wunder, denn Heilung bezieht sich in erster Linie auf das Krank*sein*. In seinem Buch *The Healer's Art* schreibt Eric Cassell: «Ich benutzte das Wort ‹Heiler› und merkte plötzlich, dass ich keine Ahnung hatte, was es wirklich bedeutet.» Cassell begreift Kranksein als durch Kultur und Psyche bestimmte Reaktion auf eine Krankheit. Während Ärzte die Krankheit behandeln, versuchen Heiler, positiv auf das Kranksein einzuwirken. Nach Cassell kann eine Krankheit

Erwachsene in hilflose, ängstliche Kinder zurückverwandeln; doch allmächtige, magische Gestalten können ihnen zu der Zuversicht verhelfen, die sie brauchen, um für sich eine Brücke von der Welt der Kranken zurück in die Welt der Gesundheit zu bauen. Ein zuversichtlicher, charismatischer Heiler gibt Kranken die nötige Kontrolle zurück und sorgt für sie wie ein gutes Elternteil. «Das ärztliche Gefühl der Allmacht ist ein wichtiger Teil der Funktion eines Heilers, etwas, das er nicht verleugnen kann. Doch wie alle magischen Geschenke ist die Allmacht zweischneidig und gefährlich; sie kann dem, der sie besitzt, und dem, der sie zu spüren bekommt, ebenso schaden wie nutzen. Das ärztliche Gefühl der Allmacht kann Abhängigkeit fördern, den Arzt zum Despoten und seinen Patienten zum Kind machen – aber es kann den Patienten auch ermutigen, Kontrolle wiederzugewinnen und sich von der Angst zu befreien.»

In seinem Buch *Die Heiler* definiert Jerome Frank *heilen* als «den Einsatz aller Maßnahmen, die geeignet sind, um Angst zu bekämpfen und Hoffnung zu erwecken» und damit das Selbstwertgefühl zu stärken. Religiöses Heilen offenbart für ihn «den starken Einfluss der Emotionen auf die Gesundheit; in diesem Sinne können Angst und Verzweiflung tödlich, Hoffnung und Zuversicht aber lebensspendend sein». Sowohl in Cassells als auch in Franks Worten zeichnen sich die Probleme der Schulmedizin mit dem Begriff «heilen» ab. Heilen bezieht sich auf das Kranksein. Sollte die Psychosomatik als der Aspekt der Medizin, der den ganzen Menschen betrachtet, jemals zu neuem Leben erweckt werden, wird die Klärung der Frage, was «Heilung» bedeutet, ein erster wichtiger Schritt zu ihrer Integration in die schulmedizinische Praxis sein.

In dem Begriff «Heilung» schwingt ein Anspruch mit, den moderne Ärzte nur ungern für sich erheben wollen. Für Ärzte ist *Behandlung (cure)* ein sehr viel bequemeres Wort, weil es sich auf eine objektiv messbare Krankheit bezieht. Heilung baut auf innere Heilungsprozesse («die Wunde heilt»), eine Mobilisierung von Selbstheilungskräften und eine Rückkehr zur Ganzheit, die mehr beinhaltet, als ein Arzt für sich beanspruchen zu dürfen meint: «Ich verbinde die Wunde, Gott lässt sie heilen.»

Der Prozess der Heilung, wie er von seinen Befürwortern verstanden wird, ruht auf fünf Säulen: der Selbstheilungskraft der Natur, der Suggestion, der Persönlichkeit des Heilers, der positiven Erwartungshaltung des Kranken und «einem Austausch von Energie» zwischen dem heilenden und dem kranken Menschen. R. Sampson zitiert einen ganzheitlichen Praktiker mit den Worten: «Die heilenden Fähigkeiten eines Therapeuten zeigen sich in dem Ausmaß, in dem er fähig ist, in

10. Placebos und Alternativmedizin 173

seinen Patienten Vorstellungen von Heilung und Ganzheit wachzurufen und aktiv werden zu lassen.» Heilung hat mehr mit dem Geist als mit dem Körper zu tun.

Dass todkranke Menschen manchmal nicht sterben, sondern bis zu einem bestimmten Feiertag oder einem Geburtstag weiterleben, sagt, wie Bernie Siegel und David Philips zu Recht betonen, viel darüber aus, was Hoffnung, Glaube und Lebenswille ausrichten können. Siegel rät seinen Patienten, jeden einzelnen Tag schätzen zu lernen. Wer zu leben lernt, würden manche ergänzen, lernt auch zu sterben. Über das Leben mit Krebs und anderen schweren Krankheiten lässt sich von ihm viel Aufschlussreiches erfahren. Ich wünschte nur, er würde weniger die Erwartung – oder ist es bloß Hoffnung? – wecken, eine positive Einstellung könne auf den Verlauf einer Krankheit wie Krebs Einfluss nehmen.

Transformation

Heilung zielt darauf ab, innere Ressourcen und das innere Selbst zu stärken, sodass sich die Lebensqualität verbessern kann, auch wenn das Voranschreiten einer Krankheit wie Krebs sich nicht wirklich stoppen lässt. Hülfe dies nicht, würden die bei Psychiatern und Psychotherapeuten ebenso wie bei der Managed Care-Industrie beliebten Gruppentherapien nicht so florieren. Menschen können einander lehren, wie man Probleme bewältigen kann; Gebete mögen das Leben nicht verlängern, aber Frieden schenken. Für viele stellt sich die Frage wie in Pascals Wette: Es kann nicht schaden, an Gott zu glauben, warum sollte ich es also nicht ausprobieren? Gebete bringen Trost, und der Meditation sind mehr segensreiche Wirkungen zugeschrieben worden als ein schulmedizinisch ausgebildeter Arzt glauben kann, doch können diese Methoden mit Sicherheit inneren Frieden bringen.

Michael Lerner, ein Laie, der sich über diese Dinge viele Gedanken gemacht hat und bei Berichten über angebliche Wunder mit Recht skeptisch bleibt, beschreibt das Wesen des Heilens folgendermaßen: «Heilen ... beginnt mit dem eigenen Geist und Körper. Die Fähigkeit zu heilen besteht aus dem, was man in die Begegnung mit dem Kranksein einbringen kann ... Dabei gibt es auch psychische Faktoren. Was trauen Sie Ihren inneren Selbstheilungskräften zu? Sind Sie bereit zu kämpfen?»

Der Begriff *heilen* wird auf so viele verschiedene Weisen benutzt, und eine Einigung ist so unwahrscheinlich, dass er einfachheitshalber meist nicht-medizinischen Fachleuten überlassen wird. Dabei haben auch Ärzte begonnen, die in diesem Begriff eingefangene mystische

Kombination von Geist und Körper zu verstehen. Wenn wir uns mit den Behauptungen alternativer Ansätze befassen wollen, müssen wir die unterschiedlichen Interpretationen eines so zentralen Begriffes im Kopf behalten. Vielleicht wäre es hilfreich, anstelle von Heilung von *Transformation* zu sprechen, denn eines dürfte klar geworden sein: Selbst wenn aus schulmedizinischer Sicht nicht mehr viel möglich ist, kann es auf anderen Ebenen positive Veränderungen geben.

Der Boom der Alternativmedizin

Während man in früheren Zeiten Geschichten von Wunderheilungen in den vom wissenschaftlichen Fortschritt geprägten Städten als hinterwäldlerischen Hokuspokus abtat, ist es heute die gebildete, städtische Mittelklasse, die sich am wahrscheinlichsten alternativen Behandlungsformen zuwendet.

Alternativmedizinische Therapeuten sind in den USA sehr gefragt. Vor einigen Jahren berichteten Eisenberg et al., 34 Prozent aller Patienten hätten mindestens einen alternativmedizinischen Ansatz ausprobiert, insgesamt habe es 425 Millionen Praxisbesuche gegeben, die Kosten von 13,7 Milliarden Dollar verursacht hätten (wovon mehr als 10 Milliarden Dollar *nicht* von den Krankenversicherungen übernommen worden seien). Ähnliche Zahlen in Kanada und Europa bestätigen, dass Akupunktur, Homöopathie, Kräuterheilkunde, Massage u. ä. weit verbreitet sind. Sobald die Krankenkassen bereit sind, für solche Therapien aufzukommen (und dafür gibt es erste Anzeichen und Pilotprogramme), werden sie auch für nüchterne Geschäftsleute interessant. Viele private Krankenversicherungen haben bereits erkannt, dass alternative Methoden bei ihrer Klientel gut ankommen. In den USA bieten AT&T und Kaiser-Permanente bereits Akupunktur zum Wahltarif an. In meinem Heimatstaat Connecticut warten Versicherer sogar mit einem ganzen Netzwerk alternativer Therapeuten auf, die ohne ärztliche Überweisung auf Kosten der Versicherung aufgesucht werden können. Die jährliche Prämie der Versicherten erhöht sich dadurch um 2–3 Prozent.

Nur eine löchrige, immer durchlässigere Wand trennt heute noch alternative Ansätze und schulmedizinische Orthodoxie. Alternative Aktivitäten und Produkte wie Kongresse und Publikationen haben längst schulmedizinische Standards übernommen. Mehrere anerkannte Fachzeitschriften haben sich etablieren können, darunter das *Journal of Alternative and Complementary Medicine* und *Alternative*

Complementary Therapies. Selbst die American Medical Association kündigte 1996 ihren Kongress zur Gesundheit von Ärzten mit der Schlagzeile an: «Unsichere Zeiten: Krankheiten vermeiden, Wellness fördern.» Früher wäre dies höchstens als Schlachtruf medizinischer Randgruppen durchgegangen.

Die alternative Medizin hat die Schulmedizin beeinflusst und durch die Notwendigkeit der Abgrenzung auch bei ihrer deutlicheren Ausprägung mitgeholfen. Im 19. Jahrhundert war es die Homöopathie, die die Schulmedizin zwang, ihren Zuständigkeitsbereich eindeutig zu definieren; zur Untermauerung des professionellen Anspruchs kamen die Fortschritte in der medizinischen Wissenschaft da gerade recht.

Alternativmediziner bezeichnen die Schulmedizin als «Biomedizin», weil sich viele ihrer Fortschritte auf die Behandlung von Infektionskrankheiten und Verletzungen beziehen; chronische Erkrankungen dagegen eine geringere Rolle spielen. Der in dieser Bezeichnung mitschwingende Vorwurf ist zu kurz gegriffen. Die Ziele der alternativen Medizin decken sich mit denen der Schulmedizin, weil – ich wiederhole es – so viele Beschwerden in sozialen, emotionalen und sozialen Problemen wurzeln. Wer der reinen Biomedizin anhängt, sehnt sich im Grunde nach einer Wunderwaffe, mit der sich alle Krankheiten bekämpfen lassen; im Grunde aber bewegen sich alle Schulmediziner in die gleiche Richtung, wenn auch vielleicht mit unterschiedlicher Geschwindigkeit.

Wirksamkeit alternativer Methoden

In der gegenwärtigen Fachliteratur wird eine schulmedizinische Richtung namens Pathographie diskutiert, die dem Bericht des Patienten großes Gewicht einräumt. Diese Richtung kennt keine Unterscheidung zwischen Kranksein und Krankheit, wie sie sich für mein Verständnis von Placebos als so hilfreich erwiesen hat. Autoren wie Oliver Sacks preisen Ethnomediziner, die den Bericht der Betroffenen selbst als beste Einschätzung ihrer Lage betrachten; doch selbst wenn sie gelegentlich unscharf ist, muss die Unterscheidung zwischen Kranksein und Krankheit beibehalten werden. In der Pathographie, bei der nicht Fakten, sondern Gefühle von Interesse sind, spielt sie keine Rolle. Aus dem gleichen Grund behaupten Alternativmediziner, dass zu ihren Methoden keine befriedigenden Kontrollstudien möglich sind: Man wird nie zwei Patienten finden, die gleiche Beschwerden haben oder die gleiche Behandlung brauchen.

Die Wirksamkeit alternativer medizinischer Methoden wird von der orthodoxen medizinischen Wissenschaft mit den ihr eigenen Methoden beurteilt, also meist mit Hilfe kontrollierter klinischer Studien. Solche Studien sind weit davon entfernt, unfehlbar zu sein: In dem einen Jahr gewonnene Ergebnisse können von denen aus dem nächsten Jahr über den Haufen geworfen werden, und die sich an solche Versuche anschließenden statistischen Haarspaltereien erinnern mitunter an die Dispute mittelalterlicher Theologen. Um hier zu schlichten, schlug ich einmal vor, dass ein Gremium aus erfahrenen Experten versuchen sollte, die über ein neues Medikament aufgestellten Behauptungen zu widerlegen; auf diese Weise könnte man womöglich schneller und billiger zu neuen Erkenntnissen kommen. Der Vorschlag wurde als wissenschaftsfeindlich abgetan; kontrollierte klinische Studien sind das einzige, worauf die schulmedizinische Welt sich auch in Zukunft verlassen wird.

1991 wurde auf Verlangen des Kongresses bei den National Institutes of Health das Office of Alternative Medicine (OAM) eingerichtet. Aufgabe dieses neu geschaffenen Amtes sollte es sein, alternative Ansätze zu bewerten und, sofern sie sich als wirksam erweisen, ihre Integration in die medizinische Alltagspraxis zu fördern. Die Meinungsverschiedenheiten, die die ersten Jahre seiner Existenz begleiteten, mündeten in dem Rücktritt des ersten Direktors, Joseph Jacobs, einem Kinderarzt indianischer Herkunft (seine Vorfahren waren Mohawk und Cherokee)und Absolventen der Yale Medical School. Während Jacobs alternative Medizin forsch als «alles, was von der Schulmedizin nicht ernst genommen wird» definierte, hat das OAM seitdem eine etwas diplomatischere Formulierung gefunden. Danach handelt es sich um «jede Verfahrensweise oder Intervention, die (1) in den USA nicht ausreichend dokumentiert ist, um ihre Sicherheit und Wirksamkeit bei spezifischen Erkrankungen und Krankheitszuständen nachzuweisen; die (2) im Medizinstudium nicht allgemein gelehrt wird; und deren Kosten (3) im Allgemeinen nicht von den Krankenkassen übernommen werden.» Das OAM nennt sechs Hauptkategorien alternativmedizinischer Methoden: (1) Veränderungen von Ernährung und Lebensstil; (2) Geist-Körper Kontrolle; (3) traditionelle und ethnische Medizin; (4) strukturelle und energetische Therapien; (5) pharmakologische und biologische Behandlungsmethoden; (6) bioelektromagnetische Anwendungen.

Das verantwortliche Beratungsgremium stand unter großem Druck mancher NIH-Funktionäre, die alternativmedizinische Ansätze missachten oder sicher gehen wollen, dass die gewährten Gelder in die Erforschung der von ihnen favorisierten Methoden fließen.

Ob es wirklich notwendig und für das OAM auch finanziell machbar ist, alle Ecken und Winkel der alternativmedizinischen Rumpelkammer auszuleuchten, ist durchaus diskussionswürdig. 1995 stellte das OAM 33.000 Dollar für die Erforschung mehrerer Therapien zur Verfügung, darunter Ernährungsberatung, Gesundheitserziehung, Veränderungen im Lebensstil, Biofeedback, Entspannungstechniken, Akupunktur, Akupressur, Homöopathie, Kräuterheilkunde, Chiropraktik, Massage, antioxidative Therapie und bioelektromagnetische Therapie. Weitere Untersuchungen mit standardisierten Methoden werden notwendig sein, um skeptische Schulmediziner zu überzeugen – auch wenn es unter ihnen nicht wenige geben soll, die z. B. heimlich Antioxidanzien einnehmen. Kritiker befürchten, dass die Publikation öffentlich geförderter Forschungsarbeiten der Alternativmedizin mehr Glaubwürdigkeit verleiht als ihr zustünde – eine Befürchtung, die der neue Direktor des Amtes nährt, wenn er einräumt, dass der offizielle Status der von ihm berufenen Expertengremien deren Aussagen Autorität verleiht.

Welches sind die echten Alternativen?

Dass alle Therapien, von der Akupunktur bis zum Kaffeeklistier gleichermaßen hilfreich sind, ist eine Vorstellung, die wenige Schulmediziner glauben können. Alles, was mit Berührung und Massage zu tun hat, gibt dem Patienten Gelegenheit, am eigenen Körper zu spüren, dass sich jemand um ihn kümmert, könnte also eine Form der Physiotherapie oder auch nur ein Placebo sein. Eine große Anzahl von Menschen, die mit Beschwerden in die Arztpraxen kommen und feststellen müssen, dass die Schulmedizin ihnen letztlich wenig zu bieten hat, muss für das große Interesse an alternativen Ansätzen verantwortlich sein. In Großbritannien gaben 80 Prozent aller an einer Umfrage teilnehmenden Ärzte an, dass sie mindestens einen alternativen Ansatz selbst gern einmal ausprobieren würden.

Die vielen Immigranten in den USA haben ein neues Bewusstsein für kulturelle Aspekte der medizinischen Betreuung geschaffen. Kulturübergreifende Studien gehen ethnischen Besonderheiten und Überzeugungen nach, die zum Beispiel dazu führen können, dass ärztliche Anweisungen aus kulturellen Gründen nicht befolgt werden.

Obgleich alternativmedizinische Methoden von Schulmedizinern nicht mehr instinktiv abgelehnt, sondern durchaus mit Interesse wahrgenommen werden, sollten ihre Behauptungen auch in Zukunft ebenso kritisch und rational überprüft werden wie aus kontrollierten Placebostudien abgeleitete Forschungsergebnisse. Die allgemeine Begeisterung für das Okkulte, die sich jetzt zum Beispiel gerade in der allgegenwärtigen Beschäftigung mit Engeln niederschlägt, muss von Ärzten als Signal verstanden werden, sich in ihrer Aufmerksamkeit zu öffnen und ihr Konzept von Krankheit sehr viel breiter zu fassen. Die alternative Gesundheitsbewegung wurde als soziale Bewegung ohne einheitliches Programm bezeichnet, die viele Definitionen von Krankheit und deren Behandlung kennt und häufig dazu neigt, ein Teilstück mit dem Ganzen zu verwechseln. Massagen zum Beispiel sind zur Behandlung von Schmerz und Verspannung bestens geeignet (wie wir gesehen haben, auch deshalb, weil sie bestimmte Mechanismen im Rückenmark stimulieren können) und tragen zweifellos zur Überwindung von Einsamkeit bei. Erhebt man sie zu einer umfassenden Heilmethode, könnte es sein, dass man damit den Bogen überspannt. Seinem Gegenüber in die Augen zu schauen, ist für Dichter und Ärzte gleichermaßen aufschlussreich; die Behauptung von Iridologen dagegen, Krankheiten erkennen zu können, indem sie sich die Iris ihrer Patienten anschauen, entbehren jeglicher wissenschaftlichen oder theoretischen Grundlage. Selbst die Holistic Medical Association verfügt über keinen festen Kanon von Erkenntnissen und Verfahrensweisen, auf die sich ihre Mitglieder geeinigt hätten; der Zusammenschluss erkennt Medikamente und sogar Operationen als therapeutische Maßnahmen an und lehnt die konventionelle Medizin nicht grundsätzlich ab, aber das ist auch schon der einzige gemeinsame Nenner.

Für alle alternativen Therapeuten gilt außerdem, dass sie darauf setzen, die Gesundheit durch förderliche Gewohnheiten, günstige Ernährung und das, was man früher einmal Körperkultur nannte, zu fördern und zu erhalten. Ihre therapeutische Praxis ist darüber hinaus von bestimmten philosophischen Grundeinstellungen getragen.

Persönliche Verantwortung

Die Alternativmedizin schreibt dem Patienten ebenso viel Verantwortung für seine Gesundheit zu wie dem Arzt. Die Menschen werden angehalten, fit zu bleiben, einen besseren Umgang mit Stress zu erlernen, gesunde Lebensmittel zu essen und ungesunde zu meiden, sich von Umweltschadstoffen fernzuhalten und spirituelle Werte zu kultivieren.

Die Ermutigung zur Selbstständigkeit ist ein lobenswertes Ziel. Zu viele Patienten sind zu passiven Konsumenten medizinischer Maßnahmen geworden. Oft geht es ihnen besser, wenn sie an ihrem eigenen Genesungsprozess aktiv teilhaben können. Mehr als einmal habe ich einem Patienten gesagt: «Die Medizin scheint nicht viel für sie tun zu können. Vielleicht sollten Sie versuchen, selbst mehr für sich zu tun?» Manchmal warne ich Patienten, die vergeblich nach einer Erklärung für ihre Schmerzen suchen, auch davor, ihren Ärzten zu viel davon vorzuklagen. Am Ende könnten immer mehr Untersuchungen gemacht, schließlich auch etwas gefunden und durch einen aufwändigen Eingriff herausgeschnitten werden, obwohl es genauso gut auch für immer dort hätte bleiben können. Ob jemand diesen Rat annimmt, weiß ich allerdings nicht.

Misstrauen

Ein anhaltendes Misstrauen gegen orthodoxe medizinische Verfahren und Techniken ist für die Alternativmedizin kennzeichnend. Bedenken gegen Ärzte und die ihnen zur Verfügung stehenden Instrumente werden von einer allgemeinen Skepsis gegen alle Fachleute begleitet; dabei kommt es gelegentlich zu echter Feindseligkeit. Die People's Medical Society z. B. fordert von Ärzten, eine Erklärung zu unterschreiben, in der diese selbst eingestehen sollen, dass man ihnen nicht über den Weg trauen kann.

Volksheilmittel

Einen antiquierten Touch bekommt die Alternativmedizin, wenn sie auf traditionelle Volksheilmittel zurückgreift. Solche Mittel müssen aber nicht unbedingt unwirksam sein – man denke nur an den segensreichen Einfluss von Knoblauch auf unzählige menschliche Gebrechen, beim hohen Cholesterinspiegel angefangen. Chinesische Heilmittel stützen sich auf eine jahrtausendealte Tradition und haben nicht wenige unerforschte Inhaltsstoffe, die aber immer erst dann ins Blickfeld der medizinischen Forschung gelangen, wenn sie sich in irgendeinem Fall z. B. als leberschädigend erwiesen haben. Erfolge der Alternativmedizin dagegen werden von der Schulmedizin mit Vorliebe als reine Placebo-Reaktion gedeutet.

Pfefferminze ist ein gutes Beispiel für ein Volksheilmittel, das der modernen Überprüfung standhält. Seit Jahrhunderten gilt die Minze als zuverlässige Verdauungshilfe, auch heute wird noch vielerorts am Ende einer Mahlzeit ein Pfefferminzbonbon gereicht. Verschiedene

Zubereitungen aus Pfefferminze werden gegen Magenreizungen, Darmbeschwerden und Blähungen eingesetzt. Moderne Studien haben gezeigt, dass Pfefferminze den unteren Ösophagussphinkter entspannt. Alte Methoden müssen also nicht immer schlechte Methoden sein. Alternativmediziner verstehen, dass nicht alle Symptome eine organischen Ursache haben, sondern an vielen Beschwerden auch emotionale, kulturelle, ökonomische und spirituelle Faktoren beteiligt sind. In dieser Hinsicht sind sie weiser als viele ihrer schulmedizinischen Kollegen.

Die Grüne Bewegung

Natürliche Lebensmittel und die Umwelt spielen in der alternativen Medizin, deren Anhänger ein großes Umweltbewusstsein eint, eine große Rolle. Wird dies übertrieben, besteht aber auch die Gefahr, dass die Umwelt nicht mehr als Ort des Trostes und der Zuflucht, sondern nur noch als potenzielle Quelle gefährlicher Krankheiten gesehen wird. Luft, Wasser und elektrische Leitungen gelten als typische Überträger. Ängste vor den Nebenprodukten der modernen Technologie sind der Ursprung des «Sick-Building-Syndroms» und ähnlicher Phänomene.

Grundsätze und Einstellungen

Zusammengefasst sieht der kompetente alternative Therapeut sein Gegenüber als ganze Person; er erkennt in Kranksein und Krankheit Signale von schlechten Gewohnheiten sowie die Chance, diese Gewohnheiten zu ändern; er hängt der uralten Vorstellung an, dass Therapeuten kranken Menschen helfen können, indem sie mit ihnen interagieren; und er glaubt, dass sie schneller gesunden, wenn sie am eigenen Genesungsprozess aktiv teilhaben und lernen, für sich selbst zu sorgen, anstatt nur das zu tun, was ihnen gesagt wird. James Gordon, Professor der Psychiatrie an der Georgetown University School of Medicine, weiß, dass viele Patienten sich wünschen, bei einem Arztbesuch würde ihnen viel mehr zugehört, und schlägt sieben Grundsätze für den Umgang mit kranken Menschen – eine Art Checkliste für Therapeuten – vor: (1) psychische Fragen ansprechen; (2) Entspannungstherapie anregen; (3) Selbstreflexion betreiben (damit meint Gordon, dass Ärzte sich ihrer eigenen Voreingenommenheiten gegenüber bestimmten Krankheiten oder Patienten sowie der Stressfaktoren in ihrem eigenen Leben stets bewusst sein sollten); (4) zu den Themen Ernährung und Bewegung (einschließlich Tai Chi und Yoga) beraten; (6) Menschen mit chronischen Erkrankungen Gruppentherapie empfehlen; und (7) alternative medizinische Verfahrensweisen einbeziehen.

Gordons Grundsätze stehen für vieles, um das es mir in diesem Buch geht, einigen alternativmedizinischen Einstellungen möchte ich dennoch widersprechen. Ärzte können versuchen, anderen Menschen zu erklären, wie sie gesund bleiben können; ob ihnen dies gelingt und wirklich Folgen hat, muss jedoch dahingestellt bleiben. Wir alle wissen, dass Rauchen gesundheitsschädlich oder gar tödlich sein kann, das Gleiche gilt für starkes Übergewicht, hohen Alkoholkonsum und mangelnde Bewegung. Und doch beneiden viele von uns insgeheim jene Menschen, die sich auf den Trauerfeiern ihrer gesundheitsbewussten Freunde den Bauch voll schlagen, dem Alkohol zusprechen und sich eine Zigarette nach den anderen anstecken. Ihre Gene bescheren ihnen ein gnädiges Schicksal, das uns daran erinnern mag, dass wir viel tun können, um gesund zu bleiben, das Leben aber kein Automatismus ist und die direkte Beeinflussung unseres Schicksals unsere Kräfte übersteigt. Wie die britische Königsfamilie leben Ärzte auch nicht länger als andere Menschen, mögen noch so viele Menschen sie in ihre Gebete einschließen.

Der frühere Direktor des Office of Alternative Medicine, Joseph Jacobs, fasste zusammen, warum alternative Methoden der Krebsbehandlung, obwohl es für ihre Wirkung keine Beweise gibt, für viele eine so große Anziehungskraft besitzen: Sie gelten als nicht-toxisch und natürlich, und sie zielen auf die Stimulierung des Immunsystems, nicht auf die Ausmerzung einer spezifischen Krankheit ab. Weil sie angeblich in jedem Einzelfall maßgeschneidert sind, haben die Patienten das Gefühl, an ihrer eigenen Betreuung aktiv teilzuhaben. Viele der alternativen Substanzen gehen auf alte, indianische Kräuterarzneien zurück, andere Methoden stützen sich auf die Geist-Körper-Medizin. In den USA besonders bekannt sind die Simonton-Methode, die Krebsbehandlung nach Bernie Siegel (über die er selbst nüchtern anmerkt, eine wissenschaftliche Studie habe «als Ergebnis der Teilnahme an diesem Programm keine Verbesserung der Überlebensrate bei Brustkrebs festgestellt») und das Commonweal Cancer Help Program. Jacobs ist kritisch, was den Wert unkonventioneller Behandlungen selbst für die Verbesserung der Lebensqualität angeht, obwohl gerade dieser Punkt im Zusammenhang mit solchen Therapien immer besonders herausgestrichen wird. Positiv bewertet er, dass sie zu einer hilfreichen Zusammenarbeit zwischen Arzt und Patienten führen, und er merkt weise an: «Patienten vertrauen Ärzten, was ihre Körper betrifft; das Gleiche wünschen Sie sich auch für ihre Überzeugungen.»

Wirkungen von Placebos und Alternativmedizin

Mögliche Wirkmechanismen von Placebos erörtere ich an anderer Stelle (Kapitel 13) noch ausführlicher, einige Bemerkungen sind jedoch auch hier schon angebracht.

Wie wir noch sehen werden, ist die *Psychoneuroimmunologie* in akademischen Medizinerkreisen heutzutage enorm populär. William James' Bemerkungen zur Geistheilung sind in dem Zusammenhang auch heute noch aufschlussreich: «Ganz allmählich, wenn auch nur sehr widerstrebend, öffnen sich Medizin und Klerus für die Bedeutung der Geistheilung ... Wichtig ist, dass es eine so große Anzahl von Menschen gibt, die [durch die Geistheilung] beeinflusst werden kann.» Über die Geistheilungsbewegung im späten 19. Jahrhundert bemerkte James, ihre Schriften seien «vom eigenen Optimismus so berauscht und überdies so vage formuliert, dass es für einen akademisch ausgebildeten Intellekt fast unmöglich ist, sie überhaupt zu lesen.» In einem so grob gefassten Konzept ist alles erlaubt: Was sich für den Patienten gut anfühlt, muss auch gut für ihn sein – ein Motto, das zur unkritischen Akzeptanz fast jeden Ansatzes führt.

Die Beschäftigung mit Placebos wirft neue Fragen auf, ja zwingt fast zu der Erkenntnis, dass die Heilkraft *nicht* in einem Ritual oder einem Arzneimittel steckt, sondern in dem Patienten und seinem Therapeuten – und in der Zeit und der Energie, die beide in den Heilungsprozess investieren. Das Placebo an sich ist inaktiv und hat von sich aus keine Macht; das Wunder kommt erst dadurch zustande, dass ein Mensch einem anderen hilft. Die eigentliche Arbeit leistet der Patient, der Erfolg dagegen wird dem Arzt oder dem Placebo zugesprochen.

Auf einem Treffen der Psychoneuroimmunology Research Society vor einigen Jahren kam es zu einer Meinungsverschiedenheit. Manche Teilnehmer berichteten von immunologischen Reaktionen auf emotionale Zustände; andere hantierten beim Studium funktioneller Phänomene mit obskuren Zahlen. In einer Agenturmeldung über das gleiche Treffen hieß es sonderbarerweise, Menschen mit chronischen Schmerzen hätten durch Injektionen mit Kuhzellen Linderung erfahren. Mögliche Placebo-Effekte wurden erwähnt, ohne dass man dies tiefer ergründet hätte.

10. Placebos und Alternativmedizin

Behandler und Betroffene fragen sich, ob HIV und AIDS mit Depressionen zusammenhängen, psychische Vorgänge also die Immunfunktion beeinflussen können. Die bisherigen Forschungsergebnisse sind ähnlich wie die bei anderen Krankheiten: Je kränker die Betroffenen, desto stärker auch die Depressionen, eine klare Beziehung zwischen der Stärke der Depression und dem Schwund immunologisch aktiver Zellen konnte jedoch nicht hergestellt werden. Bis heute ist es nicht gelungen, Depressionen für signifikante Laborbefunde verantwortlich zu machen. Die meisten Menschen wollen aber an die Möglichkeiten der Selbsthilfe glauben, sodass wohl auch in Zukunft in diesen Bereich zahlreiche Forschungsgelder fließen werden.

Erfahrungen können auf sehr unterschiedliche Art und Weise beschrieben werden. Alkoholismus z. B. ist, je nach Herkunft des Beschreibenden, als Sünde, Verbrechen oder genetisch bestimmte Krankheit bezeichnet worden. Henry James meinte, dass Abenteuer denen passieren, die sie beschreiben können, das Gleiche gilt für Kranksein und Krankheit. Wo Ärzte genetische Abnormalitäten oder anatomische Abweichungen sehen, sprechen ihre Patienten von Behinderung, Schmerz und Verzweiflung. Manche bezeichnen einen Tumor vielleicht sogar als «das Beste, das mir je passiert ist», weil sie aus dem Kranksein viel gelernt haben und es ihnen gelungen ist, ihre Probleme zu transformieren. Und während Ärzte sich in molekularbiologischen Beschreibungen ergehen, bevorzugen Anthropologen und Soziologen kulturspezifische Erklärungen, die zum Verständnis kranker Menschen und ihrer Probleme beitragen können. Vor einer genetischen Prädisposition braucht man nicht zu kapitulieren: das Denken geht dem Willen voraus, und der Wille kann über die Handlung bestimmen.

Mitfühlende Ärztinnen und Ärzte können Krebskranken einfach schon dadurch helfen, dass sie da sind und zuhören und die Not ihres Gegenübers zulassen. Ob diese Interaktion die Tumorbiologie spezifisch beeinflussen kann, bleibt unbewiesen: Wir wissen nicht, ob emotionale Faktoren Krebs verursachen oder verhindern können, nur auf ihre Auswirkungen auf die Wiederkehr haben wir verlässliche Hinweise. Wir wissen aber, dass Ärzte die Lebensqualität von Krebskranken erhöhen können, indem sie Geist und Psyche Raum geben und auf zwischenmenschliche Signale achten.

Ob Placebos oder alternative Heilmittel den Verlauf organischer Krankheiten verändern können, ist noch die große Frage. Dean Ornish deutet sinkende Blutdruck- und Blutfettwerte als Beispiele für die Macht des Geistes über die Materie. Gerade der Blutdruck ist jedoch für seine notorischen Schwankungen bekannt. Seine Beobachtungen über Cholesterinablagerungen in den Koronararterien harren noch der

Bestätigung, auch wenn seine Methoden inzwischen von den Versicherungen bezahlt werden. Ebenso schwierig wie die Unterscheidung zwischen konventioneller Therapie und Placebos oder Geist und Körper, ist die Trennung zwischen der Wahrnehmung der Krankheit, also dem Kranksein, und der Krankheit. Wohin geht der Kopfschmerz, wenn er verschwindet?

Es könnte der Eindruck entstehen, als scherte ich Alternativmedizin und Placebos über einen Kamm. Wer über Placebos schreibt, kommt um die Alternativmedizin nicht herum. Der Vergleich ist aber keinesfalls verächtlich gemeint. Placebos helfen Menschen auf ähnliche Weise wie viele alternativmedizinische Methoden, und deren Wirkungen hängen vermutlich wenig mit dem jeweiligen spezifischen Ansatz zusammen. Die alternativen Methoden können der Schulmedizin in vieler Hinsicht Vorbild sein – durch die Zeit, die sie kranken Menschen widmen, durch die Art und Weise, in der sie auf individuelle Lebensumstände und Probleme eingehen, durch die Einbeziehung kranker Menschen in den eigenen Genesungsprozess und so weiter. Ihre Behauptungen über die erfolgreiche Behandlung organischer Krankheiten sind jedoch skeptisch zu hinterfragen.

Der Glaube an eine bestimmte Methode scheint auf gleiche Weise zu helfen wie ein Placebo. Die Einbindung in eine Gruppe stärkt den Heilungsprozess. Persönliche Verantwortung zu übernehmen, wirkt sich positiv aus. Für eine feindselige Beziehung zwischen Schul- und Alternativmedizin gibt es keinen Grund.

Behauptungen der Alternativmedizin

Werden alternative Methoden auf dem Gesundheitsmarkt angeboten, ist es Aufgabe der FDA und des Office of Alternative Medicine zu überprüfen, ob sie als effektiv und sicher gelten können. Natürlich gibt es verschiedene Meinungen darüber, was unter «effektiv» zu verstehen ist und ob es sich auf Beschwerden oder Krankheiten bezieht.

Ein großes Problem liegt in Behauptungen, die von der Alternativmedizin aufgestellt werden, ohne dass die in der wissenschaftlichen Diskussion üblichen Beweismittel vorhanden wären. Ein Scharlatan gibt vor, Geheimnisse der Heilkunst zu besitzen. Wissenschaftler dagegen entwickeln Hypothesen, mit denen sich beobachtete Phänomene erklären lassen, und führen anschließend Experimente durch, mit denen sich diese Hypothesen überprüfen lassen. Der Scharlatan überprüft seine Erfahrungen nicht, noch verändert er seine Hypothesen, und genau in dem Punkt, fürchte ich, geraten manche alternative Therapeuten vom Wege ab. Wenige unterscheiden zwischen Krankheit und Kranksein. Erfolge bei der Behandlung des Krankseins gehen vermutlich auf die veränderte Wahrnehmung und Aufmerksamkeit zurück; die angewandten Methoden sind möglicherweise harmlose, von Glauben und Suggestion abhängige Placebos. Wer z. B. behauptet, eine spezifische Methode könne Krebs heilen, muss beweisen, dass vor der Therapie tatsächlich eine Krebserkrankung vorlag und diese nach der Therapie verschwunden ist – eine Biopsie würde die Tatsachen belegen. Der Schlüssel liegt in der Voraussagbarkeit.

Eine weitere Frage lautet, ob irgendeine Form der Alternativmedizin spezielle Einblicke besitzt, die ein kluger und umsichtiger Arzt nicht auch besitzen könnte, oder ob ihr Reiz nicht wesentlich mit ihrer Andersartigkeit in einem wissenschaftlichen Zeitalter zusammenhängt. In einem vernünftigen Abrechnungssystem, das der Technologie endlich nicht mehr den Vorrang gibt, würden Ärzte für die Zeit, die sie sich für die Interaktion mit ihren Patienten nehmen, ebenso gut (oder sogar besser) bezahlt werden wie für die technischen Verfahren, die sie bei der Diagnose und Behandlung anwenden. Genau darin liegt der Beitrag alternativer Heilmethoden – und genau deshalb wirken sie auch so gut gegen das Kranksein, wenn auch nicht unbedingt gegen die Krankheit.

In diesem Zusammenhang sind zwei Beobachtungen relevant. Was William James sagte, gilt noch immer: «Das offensichtliche Ergebnis unserer gesamten Erfahrungen ist, dass man mit der Welt, abhängig von dem jeweiligen Gedankengebäude, sehr unterschiedlich umgehen kann und dass dies von vielen verschiedenen Menschen auch tatsächlich so gehandhabt wird... Die Wissenschaft schenkt uns allen die Telegrafie, das elektrische Licht und die verbesserte Diagnose. Bestimmte Krankheiten kann sie deshalb erfolgreich verhindern und behandeln. Religion in Form von Geistheilung schenkt einigen von uns Gelassenheit, moralische Haltung und Glück. Bestimmten Formen von Krankheiten beugt sie ebenso gut vor wie die Wissenschaft, bei einer bestimmten Klasse von Menschen kann sie dabei sogar noch größere Erfolge für sich verbuchen.»

Der britische Arzt und ehemalige Politiker David Owen meint, die Alternativmedizin könne dabei helfen, in der medizinischen Betreuung eine bessere Balance zu finden: «Sie sorgt für die Rückbesinnung auf die traditionellen medizinischen Werte, die in der Sensibilität für die Einzigartigkeit der Person einen festen Bestandteil des Heilungsprozesses sehen. In diesen Prozess sollte die ganze Person mit einbezogen sein.»

10. Placebos und Alternativmedizin

Ob ganzheitliche Ansätze, Akupunktur und Psychotherapie ihre Ziele durch ihre spezifischen Techniken oder wegen der mit dem Patienten verbrachten Zeit erreichen, bleibt ungewiss. Was ein Therapeut tut, um Heilung zu stimulieren, kann von Person zu Person und ihren jeweiligen Erfahrungen sehr unterschiedlich sein. Fast 60 Prozent aller Patienten mit nicht-spezifischen, schulmedizinisch nicht behandelbaren Beschwerden wie Erschöpfung, Rücken-, Kopf- oder Bauchschmerz fühlen sich nach dem Besuch in einer alternativmedizinischen Praxis besser. Dieses Ergebnis muss uns sagen, dass die konventionelle Medizin offenbar nicht in der Lage ist, sich gut genug auf diese Menschen einzustimmen. Die Alternativmedizin bietet Patienten mit nicht-spezifischen Problemen und idiosynkratischen Erfahrungen mehr Kontrolle über die eigene Behandlung und eine breitere Auswahl an Behandlungsmöglichkeiten.

Sehr interessant ist in diesem Zusammenhang eine Geschichte aus William James' eigenem Leben. Der Oxforder Medizinprofessor William Osler war James' Freund und Arzt, doch als James 1910 krank wurde, suchte er lieber einen unbekannten Arzt in Paris auf, den er selbst als Quacksalber bezeichnete. Er bat Osler nicht um Rat, sondern stellte ihn vor vollendete Tatsachen. «Mein anginoider Schmerz ist im letzten Jahr stärker geworden, auch wenn Nitroglyzerin ihn wie durch ein Wunder stoppen kann. Ich reise nach Paris, um einen Dr. Montier aufzusuchen, dessen Hochfrequenzstrombehandlung sich bei einem Nachbarn von mir als wahre Wunderkur erwiesen hat ... Ich weiß von zwei anderen Fällen, die er ähnlich erfolgreich behandelt hat, obwohl ich die Details nicht kenne. Es klingt unwahrscheinlich, und wie ich höre, gilt M. unter Medizinern als Quacksalber. Trotzdem will ich nichts unversucht lassen, da mein Problem (von dem ich selbst weiß, dass ein Element nervöser Hyperästhesie beteiligt ist) doch fortschreitend zu sein scheint. Ich werde Sie wissen lassen, was dabei herausgekommen ist!» (James). Dass ein Mann, dessen Meinung wir noch heute ehren und schätzen, sich selbst im Erkrankungsfall für einen Scharlatan entschieden hat, spricht für das Bedürfnis nach Romantik in der Medizin und kann vielleicht zur Erklärung der Beliebtheit alternativer Ansätze beitragen.

Um es noch einmal zu wiederholen: Viele Ziele der Alternativmedizin sind sehr sympathisch, für Behauptungen über die Verdienste bestimmter Ansätze müssen jedoch die gleichen wissenschaftlichen Kriterien gelten wie für Placebos oder alle anderen therapeutischen Maßnahmen. Die Wissenschaft sammelt Fakten, versucht, sie zu reproduzieren und zu kategorisieren, und fragt dann, *warum* sie genau auf diese Art und Weise auftreten. Die Alternativmedizin muss sich dem gleichen Procedere unterziehen. Mir ist klar, was ihre Vertreter darauf entgegnen werden, nämlich dass es nicht so einfach ist, ihre Ansätze mit den gleichen Methoden zu prüfen, weil sie für jedes Individuum mit einer idiosynkratischen Konstellation von Symptomen und einem einzigartigen Lebensstil die jeweils beste Behandlungsmöglichkeit zu finden versuchen, es also unmöglich ist, dieses Individuum einem kontrollierten klinischen Versuch zu unterwerfen.[44]

Schulmedizinische Meinungen

Die Schulmedizin kann von der Alternativmedizin viel lernen. Dennoch wünschte ich, die Alternativmedizin würde nicht so viele ungesicherte Behauptungen aufstellen. Manche Ideen sind angemessen und zielgerichtet, wie die Überwindung der konzeptuellen Trennung von Geist und Körper oder der Anspruch, sich genügend Zeit zu nehmen, um dem kranken Menschen in Ruhe zuhören zu können. Darüber hinaus bleibt jedoch eine Ansammlung von Theorien und Praktiken, von denen nur wenige eine wirklich umfassende, patientenzentrierte Betreuung bieten. Verallgemeinerungen sind deshalb schwierig.

Einige Alternativmediziner sind wie Gläubige, ihre Vorstellungen von Gesundheit und Krankheit sind für sie eine Religion. Ihr Erfolg gründet sich auf die Unzufriedenheit der Öffentlichkeit mit dem gegenwärtigen Gesundheitssystem. Andere sind Unternehmer, die aus der ganzheitlichen Gesundheitsbewegung einen finanziellen Vorteil ziehen wollen.

Die Aufmerksamkeit der Schulmedizin bleibt mehr auf die Krankheit als auf die kranke Person gerichtet – ein wesentlicher Grund für das wachsende Interesse an nicht-traditionellen Behandlungsformen. Wenn 70 bis 90 Prozent aller Beschwerden in den USA inzwischen außerhalb des offiziellen Gesundheitssystems behandelt werden, hat sich der zu Anfang des 20. Jahrhunderts begonnene Trend, die medi-

---

44 Dan Ullman, Präsident der Foundation for Homeopathic Education and Research, wird mit dem Ausspruch zitiert: «Homöopathie ist ein alternatives System zur Behandlung von Menschen ... Sie behandelt keine Krankheiten per se, sondern stets den kranken Menschen» (JAMA, 19.10.1994, S. 1156). Der britische Arzt Thurston Brewin meint, kranke Menschen hofften auf «mehr Aufmerksamkeit, mehr Zeit, mehr mitfühlendes Verständnis, mehr Hoffnung». All dies können sie von aufmerksamen Heilern bekommen.

zinische Betreuung vollständig in die Hände staatlich approbierter Ärzte zu geben, umgekehrt.

Die Schulmedizin tat alternative Ansätze in der Vergangenheit häufig als gefährlich und unwirksam ab, inzwischen bekommt sie jedoch die Konkurrenz zu spüren. Selbst die Krankenkassen, die die Unzufriedenheit vieler ihrer Mitglieder mit manchen Aspekten der Schulmedizin kennen, beginnen sich zu fragen, ob manche alternative Methoden nicht nur ihre Klientel besser zufrieden stellen, sondern sich auf lange Sicht auch als preiswerter erweisen könnten. Auch aus diesem Grund wurden Überlegungen zu den Wechselwirkungen zwischen Körper, Geist und Psyche so populär. Der skeptische Australier Arthur O'Neill meinte, wer vor den Gefahren der Alternativmedizin warne, bestätige implizit deren Wirksamkeit.

Indem sie Placebos und alternative Heilmethoden verächtlich machen, ignorieren moderne Ärzte – anders als ihre postmodernen Nachfolger – die wichtige Rolle von Ritualen und Zeremonien, der Beruhigung und der Suggestion, aber auch des Glaubens der Patienten an die Therapie. Zudem setzen sie selbst, auch wenn sie es nicht zugeben wollen, diagnostische Verfahren als Placebos ein. Diese Placebos bieten Beruhigung, aber ich fürchte, dass sie weniger Symptome lindern als ein positiverer therapeutischer Ansatz dies leisten könnte. Der Blick der postmodernen Medizin auf alternative Heilmethoden könnte weitaus gnädiger ausfallen: «Wenn Sie meinen, dass es hilft, wird es auch helfen.»

Für viele Ärzte sind Placebos «die heimliche Schande der Medizin»; die Alternativmedizin dagegen setzt weiter unbeirrt auf Verhaltensänderungen. Andrew Weil bezeichnet vieles von dem, was er macht, als das Bereitstellen «aktiver Placebos», darunter vor allem Meditation und Entspannungstechniken, aber auch Kräuterheilmittel. Viele der Veränderungen zielen implizit mehr auf den Geist als auf den Körper ab; Bernie Siegel wird irgendwo mit dem Ausspruch zitiert, Haiknorpel würde er Patienten nur verschreiben, wenn es ihren Gemütszustand bessern und ihnen Hoffnung geben würde. Hoffnung ist die stärkste Antriebskraft.

Partnerschaft statt Feindseligkeit

Überlegungen über Placebos, Alternativmedizin und andere Interventionen, die Geist *und* Körper behandeln, könnten zu einem Wiederaufleben der psychosomatischen Medizin führen. Mich ermutigt die

10. Placebos und Alternativmedizin 189

wachsende Partnerschaft zwischen der schulmedizinischen Psychoneuroimmunologie und der Alternativmedizin. Ihre Projekte haben viele Gemeinsamkeiten, auch wenn manche noch Mühe haben, sich dies einzugestehen.

Wie in Kapitel 1 betont, hat der Postmodernismus die Voraussetzung für die Reintegration alternativer Ansätze in die Schulmedizin geschaffen. Der Postmodernismus hat sich von den technologiefixierten Modellen der moderneren Medizin befreit, doch genau wie das Skelett dem Körper Halt geben muss, weil wir uns nicht Kraft unserer Gedanken bewegen können, würde die bloße Rückkehr der Alternativmedizin ohne moderne Wissenschaft eine Rückkehr ins 19. Jahrhundert bedeuten. Ich hoffe, dass alternative Heilmethoden das biomedizinische Skelett so einkleiden werden, dass die wahre Bedeutung des Begriffes «komplementäre Medizin» deutlich wird. Alternative Methoden können Geist und Psyche den gebührenden Platz verschaffen und so den in der biomedizinischen Theorie so übermächtigen Reduktionismus entthronen. Ärzte müssen erkennen, dass es Dinge gibt, die sich nicht messen oder bildlich darstellen lassen, aber dennoch ungeheuer wichtig sind.

Trotzdem wird es in einer möglichen Partnerschaft Hindernisse geben, die, wie bereits erklärt, allein mit der unterschiedlichen Sprache und abweichenden Definitionen zusammenhängen.

Ein Problem ergibt sich auch aus dem raschen Wachstum einer proaktiven Industrie, die sich daran gemacht hat, all die Produkte und Arzneimittel bereitzustellen, die von alternativen Therapeuten empfohlen werden. Die Vertreter dieser Industrie wollen offenbar den US-Kongress davon überzeugen, dass die FDA-Vorschriften für Nahrungsergänzungsmittel zu streng seien. Eine kommerzielle Förderung könnte paradoxerweise regulative Kontrollen mit sich bringen, die sich als günstig erweisen. Die derzeit im Blickpunkt der Industrie stehenden «Nutriceuticals» konkurrieren bereits mit Kräuterzubereitungen und anderen alternativen Heilmitteln.

Manchmal, wenn ich Behauptungen der Alternativmedizin lese oder gerade mit einem enthusiastischen Vertreter der Alternativmedizin gesprochen habe, ertappe ich mich bei der Frage, worum es eigentlich ging und was hinter der Begrifflichkeit dieser verschiedensten Richtungen steckt. In einem sehr hilfreichen Handbuch der National Institutes of Health, aus dem ich viel schöpfen konnte, überstehen viele Aussagen in der jeweiligen Sprache der Alternativmedizin oder Biomedizin nicht den Test der wechselseitigen Übersetzung: Kann ein Satz von einer Sprache in die andere übertragen werden und trotzdem Sinn machen?

Neuroimmunologen argumentieren ein wenig verfrüht, Hormone böten Bahnen für den Geist-Körper-Dialog und Stress richte Schaden an, indem er die für die Immunfunktion zuständigen Hormone verändere. Placebos stärken die Hoffnung, die wiederum Hormone stimuliert oder konditionierte Reaktionen auslöst und dadurch Veränderungen herbeiführt. Der Einfluss von Placebos ergänzt die Wirkung aller Medikamente, denn jedes Mal, wenn wir ein Medikament einnehmen, verstärken Hoffnung und Erwartung – die positiven Einflüsse des Placebos – ihren Effekt.

11. Alternative Formen der Heilung

Medizin ist eine Art des Denkens über Gesundheit und Krankheit, Diagnose und Therapie. Die moderne westliche Medizin lehrt einen ganz bestimmten Wahrnehmungsmodus; der in letzter Zeit neu hinzugekommene, unpersönliche Primat der Ökonomie gibt den Kosten mehr Gewicht als der therapeutischen Betreuung.

Ethnomedizin

Krankheiten mögen universell sein, dennoch werden sie von genetischen, umweltbedingten und kulturellen Einflüssen geprägt. Mitglieder verschiedener Kulturen reagieren auf Krankheit und Behinderung unterschiedlich. Ausschlaggebend ist der gesellschaftliche Konsens über eine bestimmte Krankheit und deren Ursachen, aber auch über das, was gefühlt und offen diskutiert werden darf. Inzwischen ist die ethnische Zusammensetzung auch in den westlichen Ländern so vielfältig geworden, dass die Medizinethnologie an Bedeutung gewinnt. Sie untersucht, wie verschiedene Kulturen mit Krankheit und Kranksein umgehen, welche Heilmittel sie anwenden und wie ihre Gesundheitssysteme funktionieren. Wie unangenehme körperliche Wahrnehmungen interpretiert werden, wirkt sich darauf aus, welche Art von Hilfe in Anspruch genommen wird. Verschiedene Heilberufe bieten unterschiedliche Erklärungen an und empfehlen für die gleichen Beschwerden unterschiedliche Behandlungen. Alkoholkonsum ist ein gutes Beispiel. Platon schätzte Trinkgelage noch als «großen Beitrag zur Bildung, wenn sie richtig gemacht werden», was im Indiana des späten 19. Jahrhunderts sicher nicht unwidersprochen geblieben wäre. Heute wissen wir, dass übermäßiger Alkoholkonsum gesundheitsschädlich ist, und betrachten Alkoholismus als regelrechte Krankheit. Der Umgang mit chronischen Beschwerden kann in westlichen Gesellschaften individuell sehr unterschiedlich sein; manche ertragen sie als unvermeidlichen Teil des Lebens, während andere sie als unerträgliche Last betrachten und auf der – meist fruchtlosen – Suche nach Erleichterung von einem Arzt zum anderen pilgern.

Wenn man sich mit medizinischen und volksheilkundlichen Praktiken anderer Kulturen befasst, gewinnt man eine wohltuende Distanz zu den eigenen Erfahrungen und kann die biochemisch geprägten westlichen Modelle mit klareren Augen sehen. Wer in westlichen Gesellschaften von einem Arzt «krank geschrieben» wird, ist auf legitime Weise von Verantwortung befreit. Westliche Ärzte sind eher bereit, jemanden als krank zu erachten, der eine sichtbare Krankheit hat, als jemanden, der nur über Beschwerden klagt.

In seinem Buch *Sickness and Healing: An Anthropological Perspective* illustriert Robert Hahn, wie Medizinethnologen denken. Er erweitert die postmoderne Tradition, indem er untersucht, wie Krankheit und Heilung konzeptualisiert werden, wenn die Bedingungen der westlichen Medizin nicht selbstverständlich vorausgesetzt werden, und kreidet der Biomedizin an, dass sie die wissenschaftliche Medizin als den Ansätzen und Methoden der nicht-westlichen Medizintraditionen überlegen betrachtet. Leider fasst er jedoch Kranksein und Krankheit unter einem Begriff (*sickness*) zusammen, den er ausschließlich aus der Perspektive des Patienten als «jeden unerwünschten Zustand der eigenen Person im Hinblick auf Geist, Körper, Seele oder Verbindung zur Welt» definiert. *Heilung* wird zur Beseitigung aller unerwünschten Erscheinungen in einem Prozess, «in dem soziale Interaktion und gesellschaftliche Organisation mindestens ebenso wichtig sind wie medizinische oder chirurgische Verfahren.» Die Geschichte des Patienten und die Art und Weise, wie er sie erzählt, spielt für Hahn die entscheidende Rolle. Er möchte, dass Ärzte verstehen lernen, wie der Patient seine Krankheit im Kontext seines Lebens interpretiert. Den biomedizinischen Jargon ersetzt Hahn durch eine eigene Sprache, die für Ärzte nicht immer verständlich ist, vor allem, wenn er Heilung in nichtmedizinische Begriffe fasst.

Kulturell geprägte Syndrome erfordern ebenso viel Aufmerksamkeit wie jedes Karzinogen, Bakterium oder jeder Virus. Indem er für eine anthropologisch orientierte Medizin plädiert, fordert Hahn, sowohl die ethnische Variabilität der Krankheitswahrnehmung als auch die Bedeutung der jeweiligen Vorstellung des Patienten davon, warum und wie er krank wurde, anzuerkennen. Seine Überlegungen sind vor allem für die ambulante Betreuung, weniger aber für Krankenhäuser interessant, wo Charakter und Kultur richtigerweise hinter Wissen und Technologie zurücktreten.

11. Alternative Formen der Heilung 193

Hahn definiert das Placebo als die sich selbst erfüllende Prophezeiung des Heilens.

Ein exotisches Beispiel dafür, wie die Kultur die Wahl der Symptome beeinflusst, bietet die Krankheit Hwa-byung. Westliche Mediziner, die von Hwa-byung bei Koreanern lesen, erkennen in den damit verbundenen Klagen über Verdauungsprobleme, Anorexie, Dyspnoe, Herzklopfen und allgemeine Schmerzempfindlichkeit vor allem im Oberbauch vertraute depressive Züge. Bei näherer Analyse erweisen sich die Betroffenen tatsächlich häufig als depressiv, und in dem einzigen Bericht in englischer Sprache über diese Krankheit wird der psychische Aspekt auch durchaus erwähnt.

In China und Korea ist die Somatisierung das gesellschaftlich akzeptabelste Stressventil. Der gestresste chinesische Patient sagt nicht: «Ich stehe unter Druck», sondern gibt konkrete Beschwerden an: «Ich habe Kopfschmerzen», oder: «Ich habe Schmerzen im Bauch.» Ob die westliche Metapher des «Drucks» besser ist, wäre ein Thema für sich. Jedenfalls ist die chinesische Medizin so an organischen Vorgängen orientiert, dass viele Chinesen zögern, Emotionen anders als in somatischen Beschwerden auszudrücken. Somatisches Kranksein ist ein «wirksamer und legitimer Grund, um sich von Verantwortung zu befreien und die Fürsorge anderer in Anspruch zu nehmen, psychische Belastung allein dagegen würde nicht als ausreichend angesehen ... Die Betroffenen lernen daher, ihre Probleme in Form somatischer Beschwerden zu präsentieren.» Eine derartige Geringschätzung der mentalen Gesundheit und bereitwillige Akzeptanz somatischen Krankseins hält die Betroffenen davon ab, ihren emotionalen Problemen auf den Grund zu gehen. Körperliche Missempfindungen dienen als bequemer Sündenbock, letztlich wird die Hypochondrie bestärkt.

In Taiwan werden die Störungen, die wir im Westen größtenteils als psychisch oder psychosomatisch bezeichnen würden, von Heilern behandelt, die man dort *tang-ki* nennt. «Wie wir gesehen haben, behandeln indigene Heiler in erster Linie die folgenden drei Arten von Störungen: 1) akute, begrenzte (letztlich auch von selbst wieder zurückgehende) Krankheiten; 2) nicht lebensbedrohliche chronische Krankheiten, bei denen der Umgang mit dem Kranksein auf psychosozialer Ebene wichtiger ist als ein klinisches, biomedizinisches Management der Krankheit; und 3) sekundäre somatische Manifestationen (Somatisationen) geringfügiger psychischer Störungen und zwischenmenschlicher Probleme» (Kleinman 1980). Taiwanesische Patienten, die wegen biologischer Krankheiten zu westlichen Ärzten gehen, wählen für die oben genannten Störungen indigene Heiler.

Deren Methoden könnten auf diese Störungen einen Placebo-Effekt haben.

Die Eidechse im Bauch

Nach weiteren Beispielen dafür, wie die Kultur die Wahrnehmung von Kranksein und Krankheit prägt, brauchen wir nicht lang zu suchen. Eine 45-jährige amerikanische Ärztin mit einem wenig liebenswürdigen Ehemann und chronischen Schmerzen im Unterleib könnte, je nach ihrer Sicht der Dinge, zu einem Pastor, einem Anwalt oder einem Arztkollegen gehen. Der Anwalt könnte für sie die Scheidung einreichen, der Pastor könnte versuchen, als Vermittler zu fungieren und die Ehe zu retten, der Arztkollege könnte – je nachdem, ob es sich um einen Gastroenterologen, Gynäkologen oder Urologen handelt, mit diagnostischen Instrumenten in eine Körperöffnung eindringen, um nach einer organischen Erklärung der Beschwerden zu suchen und eine medizinische Behandlung vorzuschlagen. Hinzu kommt, dass Mitglieder verschiedener sozialer Schichten die gleiche Empfindung unterschiedlich beschreiben. Gebildetere Menschen reden gern von Stress, während ungebildete eher die körperliche Empfindung in den Vordergrund stellen. Häufig ist Schmerz nichts anderes als ein Hilfeschrei.

In Cabots Ausführungen über unbedingte Wahrhaftigkeit im Patientengespräch spielt eine Eidechse im Bauch eine tragende Rolle. Diese Eidechse gilt seitdem als typisches Beispiel für bizarre Beschwerden (siehe Kapitel 9). In anderen Kulturen ist diese Vorstellung aber gar nicht so abwegig. «Durch Zauberkraft in den Körper gekommene Tiere sind ein allgegenwärtiges Thema.» Im Hinblick auf Cabots Kommentar über die Frau, die behauptete, sie habe eine Eidechse im Bauch, und auch im Hinblick auf freudianische Interpretationen des Sachverhalts, ist interessant anzumerken, dass solche Erklärungen von Erkrankungsursachen in der europäischen und amerikanischen Volkstradition eine lange Geschichte haben. Nach entsprechenden Überlieferungen können Eidechsen, ebenso wie andere Tiere, im Bauch jener Menschen wachsen, die versehentlich Quellwasser getrunken haben, das deren Eier enthält. Die Angst davor, eine Eidechse im Bauch zu haben, ist deshalb nicht ganz so abwegig, wie Cabot glaubt.

Den anderen Ärzten ist es womöglich nicht gelungen, die Eidechse dauerhaft in die Flucht zu schlagen, weil sie nicht die erforderlichen

Kräfte besaßen, um weitere Eidechsen vom Heranwachsen abzuhalten; ihr Scheitern hat daher nicht unbedingt mit mangelnder Ehrlichkeit zu tun. In manchen Kulturen gilt die Fähigkeit des Heilenkönnens als göttliches Geschenk, das für sehr viel wichtiger gehalten wird als jede noch so qualifizierte medizinische Ausbildung. Gegen ein festgefügtes System an Überzeugungen können Placebos auch nicht mehr ausrichten als irgendeine andere Maßnahme eines Therapeuten, der diese Überzeugungen nicht teilt.

Andere Anmerkungen zu ethnomedizinischen Studien

Störungen halten mit kulturellen Veränderungen Schritt. In einer Gesellschaft ohne Telefon können psychisch gestörte Menschen andere nicht mit Anrufen belästigen. In einer mittelalterlichen Gesellschaft ohne Uhren muss das Typ A-Verhalten anders ausgesehen haben als heute. Und Anorexia nervosa muss in Zeiten ständiger Hungersnöte unerkannt geblieben oder im Mittelalter, wie bei der Heiligen Katharina von Sienna, als Zeichen der Frömmigkeit verklärt worden sein. Wegen ihrer inneren Stärke und Hyperaktivität konnte die junge Frau mit Anorexia nervosa als besonders heroisch gelten. In der amerikanischen Wohlstandsgesellschaft dagegen gelten selbst so natürliche Erscheinungen wie Falten oder sichtbare Fettpolster (Cellulite) als legitimer Anlass zur Sorge, ja als Krankheiten, die medizinischer Maßnahmen wie Face-Liftings oder anderer Operationen bedürfen. Das Sick-Building-Syndrom könnte ohne Klimaanlagen nicht existieren. Die Liste der Beispiele könnte beliebig weiter geführt werden.

Den meisten Patienten geht es irgendwann besser, weil die überwiegende Anzahl von Beschwerden auf natürlichem Wege wieder verschwindet, bei so genannten Naturvölkern ebenso wie in hoch entwickelten Industrieländern. Jede Intervention, die zur rechten Zeit kommt, kann den vermeintlichen Erfolg für sich verbuchen. Weil die meisten Erkrankungen mit einer Genesung enden, werden traditionelle Heiler in ethnologischen Studien von den Patienten, aber auch von den Forschern für den Erfolg verantwortlich gemacht. Wird wegen irgendwelcher Beschwerden sowohl ein Arzt als auch ein traditioneller Heiler aufgesucht, kann es sein, dass der Arzt den Patienten heilt, der Heilungserfolg aber trotzdem dem Heiler zugeschrieben wird.

Ärzte schenken der kulturellen Bedeutung von Kranksein und Krankheit wenig Beachtung. Leider wird jedoch, wie bereits erwähnt, in ethnologischen Studien selten zwischen persönlichen Erfahrungen und organischen Prozessen unterschieden. Die Erfolge von Schamanen und anderen traditionellen Heilern müssten auch vor diesem Hintergrund kritischer beurteilt werden.

Während die moderne Medizin sich zu sehr auf die spezifische biologische Erkrankungsursache konzentriert und nicht genug auf die für die menschliche Erkrankungserfahrung so wichtigen ökonomischen, sozialen, politischen und kulturellen Faktoren eingeht, neigt die Medizinethnologie dazu, alle Berichte über gesundheitliche Verbesserungen als gleichermaßen akzeptabel anzusehen. Durch eine engere Zusammenarbeit mit erfahrenen Ärzten könnte es hier zu differenzierteren Aussagen kommen.

Das folgende Zitat mag verdeutlichen, wie hoch die Begeisterung bei Medizinethnologen schlagen kann: «Alle Krankheiten sind im Grunde Energieprobleme... Lange bevor Veränderungen unter dem Mikroskop sichtbar werden, lassen sich solche Probleme durch Pulsdiagnose entdecken... Hat sich eine Krankheit erst einmal so weit entwickelt, dass sie sichtbar wird, kann es zu spät sein, um sie noch zu stoppen. Wird eine potenzielle Krankheit dagegen sehr früh gestoppt, ist eine präzise Analyse nicht notwendig, zumal die Form der zukünftigen Krankheit noch nicht manifest ist» (Lock). Kontrollierte Studien zur Überprüfung der Genauigkeit solcher Behauptungen über vorkrankheitliche Zustände müssten hier Klarheit schaffen. Langzeitstudien über die Entwicklung von Krankheiten bei einer Gruppe von zu Beginn der Studie noch gesunden Versuchspersonen sind, wie an anderer Stelle erwähnt, da sehr ähnlich, auch wenn sie sich in der Zielsetzung unterscheiden mögen.

Traditionelle Heiler scheinen vor allem entweder begrenzte Störungen oder solche funktioneller oder emotionaler Herkunft zu behandeln. Selbst die anerkanntesten Berichte sprechen in der Regel von funktionellen Störungen, die wir nach unserem westlichen Verständnis auf Depression, Aggression, soziale Isolation, Verzweiflung, Impotenz, muskuloskeletale Störungen o. ä. zurückführen würden. In einer Studie über die traditionelle Medizin im ländlichen Griechenland wurden als Symptome, die durch den bösen Blick verursacht und von traditionellen Heilern behandelt werden können, u. a. genannt: Kopfschmerz, Schwindel, Schlaflosigkeit, Schwäche, Reizbarkeit, Benommenheit, häufiges Gähnen und Erbrechen. Die meisten westlichen Schulmediziner würden diese Symptome als funktionell erkennen und zustimmen, dass sie sich durch charismatische Einflüsse zum Positiven wenden lassen.

Implizit wird in dieser Diskussion vorausgesetzt, dass Ärzte Depressionen als Ursache vielfältiger Beschwerden erkennen. Chronische Lyme-Borreliose, posttraumatisches Stress-Syndrom und viele andere Diagnosen werden von Allgemeinärzten, die Depressionen nicht unbedingt schnell als solche erkennen und deren Patienten über eine solche Diagnose auch nicht sehr glücklich wären, häufig ausgeschlossen. (Dies könnte sich ändern, seitdem man immer öfter von «biologisch begründeten Hirnerkrankungen» statt von «psychischen Erkrankungen» spricht.) Viele Menschen stellen sich unter Depressionen etwas vor, das sie durch ihre Willenskraft in den Griff bekommen sollten. Das ist natürlich nur in Grenzen möglich, sodass die Möglichkeit einer Depression bei jeder Diagnose mitbedacht werden muss. Als Gastroenterologe frage ich meine Patienten: «Was macht ihre Beschwerden schlimmer: Stress, Essen oder der liebe Gott?» Die Erwähnung des Schöpfers soll deutlich machen, dass wir manchmal schlicht nicht wissen, wieso es zu negativen Entwicklungen kommt.

Ähnlich wie Robert Hahn, dessen Lehrer er war, meint Arthur Kleinman, die Medizinethnologie könne uns die Augen dafür öffnen, dass das biomedizinische Modell nicht das einzige ist, von dessen Standpunkt aus man Heilprozesse beurteilen kann. Wenn es je zu einem gemeinsamen, kulturübergreifenden Verständnis kommen soll, darf aber auch die Ethnologie das Abklingen von Beschwerden nicht mit der Ausheilung einer Krankheit gleichsetzen.

In westlichen Gesellschaften haben Menschen in Heilberufen gelernt, auf spezifische, logische und rationale Weise mit Krankheit umzugehen. Ohne ihren logischen Ansatz ganz aufgeben zu müssen, können sie versuchen, sich für andere Formen der Therapie zu öffnen. Vertreter dieser anderen Formen wiederum könnten hilfreich erscheinende Aspekte des wissenschaftlichen Ansatzes umsetzen. Die Beschäftigung mit traditionellen Heilmethoden könnte zu der Schlussfolgerung führen, dass es eine ganze Reihe von Beschwerden gibt, die sich außerhalb des üblichen medizinischen Kontexts behandeln lassen. Dafür könnten sogar finanzielle Anreize geschaffen werden. Bisher haben jedoch erst wenige Ärzte und Patienten erkannt, dass nicht jedes Symptom gleich das volle diagnostische Programm verdient.

Psychosomatische Medizin

Wenn Ärzte eine Erkrankung als *psychosomatisch* bezeichnen, meinen sie damit, dass diese Erkrankung durch emotionale Faktoren verursacht oder verschlimmert wird. Für eine Verursachung wäre die Bezeichnung *psychogen* passender, doch fallen heute nur wenige Erkrankungen in diese Kategorie. Weil die meisten Erkrankungen multikausal sind, fällt es schwer, sich eine Erkrankung vorzustellen, deren Symptome sich unter emotionalem Stress nicht verschlimmern. Psychosomatik steht *nicht* für die Überzeugung, dass Krankheiten *ausschließlich* durch die Psyche verursacht werden. Vielmehr soll der Begriff verdeutlichen, dass *keine* Erkrankung frei von emotionalen Aspekten ist – oder, um bei der in diesem Buch verwendeten Begrifflichkeit zu bleiben, dass *jede* Krank*heit* von Krank*sein* begleitet wird.

Die Psychosomatik befasst sich mit den Wechselbeziehungen zwischen Emotionen und körperlichen Prozessen, mögen sie normal oder pathologisch verlaufen. Der implizite Dualismus von Geist und Körper erscheint heute, wo wir wissen, dass solche Neurotransmitter wie Cholezystokinin, ein Hormon, dass man ursprünglich im Darm vorfand, auch im Gehirn präsent sind, allerdings nicht mehr so attraktiv. Wie viele ganzheitliche Ansätze sieht die Psychosomatik die Krankheit im Kontext des Lebens. Psychosomatische Ärzte betrachten den ganzen Menschen und trennen auch nicht zwischen der Psychosomatik und der restlichen Medizin. Traditionell ist die Psychiatrie für alle Erkrankungen der Psyche zuständig, Entdeckungen der letzten Jahrzehnte legen jedoch nahe, dass psychische Zustände auch auf molekularer Ebene zu lokalisieren sind.

Psychosomatische Überlegungen gehen bis auf die hippokratische Medizin zurück, die größtenteils somatisch und als Gegenpol zur mystischeren äskulapischen Tempelmedizin entwickelt worden war. Hippokratische Ärzte sahen keinen Bedarf, die Seele oder Psyche getrennt zu behandeln, da sie sie nicht vom Körper unterschieden. Platon mahnte jedoch an, auch der Seele gerecht zu werden. Galen richtete später die Aufmerksamkeit auf die Rolle der Emotionen bei Erkrankungen und hoffte, die Menschen von ihren Leidenschaften befreien zu können. Wer meint, Norman Cousins Idee, durch Lachen zu heilen, sei etwas Neues, sollte wissen, dass schon Maimonides die Stimulation psychischer Energien durch Parfums, Musik und vergnügliche Geschichten empfahl. Im 19. Jahrhundert zeigte William Beaumont aus Connecticut an seiner unglücklichen Versuchsperson Alexis St. Martin, wie Emotionen die Magensaftsekretion beeinflussen können.

Ganzheitliche, postmoderne Mediziner hätten wenig Grund zum Streit mit Margaret Mead, die dafür plädierte, in jedem Einzelfall kulturelle und gesellschaftliche Faktoren einzubeziehen. Sie vertrat den Standpunkt,

11. Alternative Formen der Heilung 199

dass die Funktion jedes einzelnen Körperteils durch die Kultur geprägt ist, in der das Individuum aufgewachsen ist ... Auch dadurch, wie das Individuum – in eine Gesellschaft mit einer ganz bestimmten Kultur hineingeboren – gefüttert und gestillt, gestreichelt und zum Schlafen gelegt, bestraft und belohnt worden ist. Um das individuelle psychodynamische Muster zu verstehen, müssen wir uns die Lebensgeschichte jedes einzelnen Menschen ansehen. Das kulturelle Muster wird in einem lebenslangen Prozess in die Gesamtpersönlichkeit integriert. Dieser Prozess ist frei von jedem Dualismus, sodass der Wutanfall, die verspannten Muskeln, die Veränderung bei der Bildung von Blutzucker und die verbalen Attacken gegen ein kränkendes Elternteil zu Mustern und zugleich zu Teilen des Ganzen werden können.
Bei der Einbeziehung der Kultur hat die psychosomatische Theorie beachtliche Fortschritte gemacht, wenn es ihr gelingt, sich zwei Individuen aus verschiedenen Kulturen ebenso unterschiedlich vorzustellen wie die Manifestationen der Raynaudschen Krankheit unter verschiedenen Klimabedingungen. (Mead)

Manche Psychosomatiker irrten in der Annahme, dass eine spezifische Persönlichkeit oder eine spezifische Art des Reagierens auch zu einer ganz spezifischen Krankheit führen müsse. Sie stolperten über die Vorstellung, dass die Psyche Krankheiten verursacht, und differenzierten nicht zwischen den an psychischen Prozessen beteiligten Komponenten und komplexen Wechselbeziehungen. Selbst postmoderne Mediziner meinen dagegen, dass psychische Vorgänge körperliche Symptome verschlimmern, aber nicht verursachen könnten. Carl Gustav Jung spricht von «einer Entdeckung, die der wissenschaftlichen Medizin höchst unangenehm war, nämlich die Entdeckung, dass die Psyche bei der Entstehung von Krankheiten einen ätiologischen oder kausalen Faktor darstellt. Im Laufe des 19. Jahrhunderts hat die Medizin ihre Methoden und Theorien immer stärker an den Naturwissenschaften ausgerichtet. Dabei übernahm sie auch das oberste Prinzip der Naturwissenschaft: die materielle Kausalität.»
Die Benennung neurobiologischer Krankheiten zeugt von postmodernen Gefühlen für psychische Erkrankungen. Die Psychiatrie versucht, als Neurobiologie neue Akzeptanz zu gewinnen, deshalb begrüßt sie die Vorstellung, dass psychische Störungen durch biochemische oder molekulare Vorgänge verursacht werden. Die Überzeugung, dass Menschen Kinder ihrer Kultur sind und kulturspezifische Reaktionen Teil ihrer Physiologie sind, ist für die ganzheitliche Medizin ausschlaggebend. Menschen werden in eine Kultur hineingeboren; ihre physiologi-

schen Systeme und Reaktionsmuster werden durch ihre Erfahrungen mit ihren Eltern, ihrer Umgebung und ihrer Muttersprache geprägt. Mir gefällt die Definition des Psychosomatikers als «Arzt, der aufs Zuhören spezialisiert ist». Die gleiche Definition träfe auf viele Alternativmediziner zu.

In den 1930er und 1940er Jahren war das Interesse an der Ernährung fast so stark wie heute, denn in jene Zeit fiel die Entdeckung der Vitamine. Der Vergleich von Kultur und Ernährung leuchtet deshalb bis heute ein: «Die Kultur ist mit der Standardernährung vergleichbar, von der ihre Mitglieder von Geburt an leben.» Wer gastrointestinale Erkrankungen allein auf die Ernährung zurückführt, sollte sich überlegen, ob Ernährung und Kultur nicht Hand in Hand gehen und Empfehlungen zur Veränderungen der Ernährung nicht konsequenterweise in die Forderung nach Veränderungen in der gesamtgesellschaftlichen «Esskultur» münden müssten.

Dass der Vorschlag, die FDA solle bewusst freiverkäufliche Medikamente zulassen, die in Wirklichkeit Placebos sind, nicht ernst genommen wurde, habe ich bereits erwähnt. Ein mutiger Psychiater aus Providence schlug 1994 vor, depressive Patienten zunächst grundsätzlich mit Placebos zu behandeln, weil bei kontrollierten Studien regelmäßig etwa ein Drittel aller mäßig Depressiven auf Placebos ansprechen. Er riet, die Betroffenen engmaschig mit Gesprächsangeboten und praktischen Ratschlägen in Form von 15 bis 30 Minuten langen Terminen zu begleiten und nur in den Fällen, in denen sich nach vier bis sechs Monaten keine Besserung einstellt, Antidepressiva zu verschreiben.

Sein Vorschlag rief ein wahres Sperrfeuer von Kommentaren hervor, von denen die meisten sich mit dem Thema «Verbesserung ist nicht gleich Remission» beschäftigten und andere die Erfolge von Placebos in kontrollierten Studien nur bei leichten Depressionen anerkennen wollten. Indem sie die Frage diskutierten, ob eine kurze Psychotherapie ebenso gut wirken würde wie ein Placebo, schienen die beteiligten Psychiater eher ihre eigene Daseinsberechtigung zu verteidigen als der Nützlichkeit des Vorschlags auf den Grund zu gehen.

Personalistische und naturalistische Heilsysteme

Auch wenn sie uns aus westlicher Sicht noch so fremd erscheinen mögen, Heilsysteme mit rationaler Grundlage sollten wir von denen unterscheiden, die sich ausschließlich auf übernatürliche Kräfte berufen. In der Sozialwissenschaft heißt es, alle Heilsysteme hätten eine rationale Basis, das damit zusammenhängende Wissen sei im Laufe der Zeit nur manchmal vergessen und im Zuge dessen mit übernatürlichen Kräften verknüpft worden. In manchen Gesellschaften sind Religion und Heiltätigkeit untrennbar miteinander verbunden; in anderen sind sie so deutlich getrennt wie im Westen. Grundsätzlich lässt sich sagen, dass jede Kultur die Ursache von Krankheit auf eine von zwei Arten erklärt. In *personalistischen* Systemen wird eine übernatürliche Kraft, die menschlich, nicht-menschlich oder über-menschlich sein kann, für die Ursache von Krankheit oder Leid direkt verantwortlich gemacht. In *naturalistischen* Systemen wird dies natürlichen Kräften oder Bedingungen zugeschrieben: ein Ungleichgewicht von Körperelementen wie bei den vier Körpersäften der Griechen oder dem Ying und Yang der Chinesen kann zu Krankheit führen. Viele zeitgenössische naturalistische Systeme sprechen von heißen und kalten Polen, und Krankheit wird dadurch erklärt, dass der eine oder andere Pol zu viel Oberhand gewinnt.

Personalistische Erklärungen von Krankheit sind meist Teil einer religiös geprägten Weltsicht, während naturalistische Systeme sich auf die Erklärung von Krankheit beschränken. Jedes System stellt andere Anforderungen an eine angemessene Behandlung. In personalistischen Systemen muss ein Schamane, ein Priester oder eine sonst wie mit besonderen Fähigkeiten ausgestattete Persönlichkeit herausfinden, wer die Krankheit verursachte, damit dies anschließend durch die richtigen Maßnahmen rückgängig gemacht werden kann. Achilleus z. B. hat in der *Ilias* damit zu kämpfen, dass der wütende Gott Apollon seinen Soldaten die Pest schickt; er muss einen kundigen Menschen finden, der ihm sagen kann, was den Gott so wütend machte und wie er ihn wieder besänftigen kann:

> ... nun denk' ich, wir ziehn den vorigen Irrweg
> Wieder nach Hause zurück, wofern wir entrinnen dem Tode;
> Weil ja zugleich der Krieg und die Pest hinrafft die Achaier.
> Aber wohlan, fragt einen der Opferer, oder der Seher,
> Oder auch Traumausleger; auch Träume ja kommen von Zeus her:
> Der uns sage, warum so eiferte Phöbos Apollon:
> Ob versäumte Gelübd' ihn erzürneten, ob Hekatomben:
> Wenn vielleicht der Lämmer Gedüft und erlesener Ziegen
> Er zum Opfer begehrt, von uns die Plage zu wenden.

Naturalistische Systeme dagegen erfordern eher den klassischen Arzt, der den Ursprung der Krankheit versteht und die richtige Behandlung anordnen kann.

Der personalistische Ansatz ist beim Nachdenken über Placebos weniger hilfreich. Wer glaubt, dass er krank ist, weil ihn eine höhere Macht verfluchte, kann sehr wohl auf Placebos reagieren, die dann aber sehr genau an das jeweilige personalistische System angepasst sein müssen. Die meisten naturalistischen Theorien dagegen teilen die innere Logik einer psychosomatischen Erklärung. Naturalistische Systeme sind modernen und postmodernen Ärzten zugänglicher, da sie Krankheit durch ein Ungleichgewicht von Prinzipien erklären. Die Behandlung richtet sich meist an einem in sich stimmigen, empirischen Ansatz aus, ob es sich dabei um die Ernährungsvorschriften der alten griechischen (oder unserer heutigen postmodernen) Ärzte, die Handgriffe eines Chiropraktikers oder die Nadelstiche eines chinesischen Akupunkturs handelt. Die scheinbar logische Basis noch so primitiver naturalistischer Konzepte hat mit der modernen Medizin mehr gemein als die personalistische Tradition, die Krankheit durch den bösen Willen einer von außen einwirkenden Kraft verursacht glaubt.

Personalistische Systeme

Hexerei

Um zu verstehen, was die Hexerei für jemanden bedeutet, der in einer Kultur aufgewachsen ist, in der sie eine wichtige Rolle spielt, müssen alle Ansprüche an rationale Begründungen außen vor gelassen werden. Die große Kluft zwischen Wissenschaft und Hexerei wurde vor einigen Jahren deutlich, als ein junger Arzt aus Ghana seine Enttäuschung darüber zum Ausdruck brachte, dass ein englischer Psychiater die spirituelle Seite der Juju-Häuser und Fetisch-Schreine seines Stammes völlig übergangen und die «Besessenheit von Dämonen» als bloßen «hysterischen Exhibitionismus» gedeutet habe. Um mit Pascal zu sprechen: «Man kann auf zweierlei Weise übertreiben: einmal, indem man die Vernunft ausschaltet, und einmal, indem man nichts anderes als die Vernunft zulässt.» Der junge afrikanische Arzt kam zu dem Schluss, dass der Wissenschaft für den Umgang mit spirituellen Dingen keine Instrumente zur Verfügung stünden, diese also somit «überwissenschaftlich» blieben.

Ein qualifizierter Arzt, der die Realität der Hexerei akzeptiert, unterscheidet sich wenig von seinen westlichen Pendants: wissenschaftlich ausgebildeten Ärzten, die dennoch Wunderheilungen anerkennen. Und

11. Alternative Formen der Heilung

von den jeweiligen Kostümen einmal abgesehen, unterscheidet sich der Medizinmann, der seinen Patienten von einem bösen Zauber erlöst, ebenfalls wenig von dem Geistlichen, der einen Teufel austreibt, oder einem griechischen Priester, der Apollon mit Tieropfern zu besänftigen sucht. Insgesamt scheint es sich also durchaus um ein universelles Phänomen zu handeln, das jedoch ohne empirische Beweise und ganz ohne jede Vorhersagbarkeit auskommen muss.

Gesundbeten

Wo man die Heilung bringende Kraft ansiedelt, hängt ganz von den eigenen Überzeugungen ab. Wissenschaftler konzentrieren sich auf die Reaktionen im Immunsystem, Gläubige wenden sich an das göttliche Wesen, das die T- und B-Zellen geschaffen hat. *Gesundbeten* wurde schon vor längerer Zeit von Sir Henry Morris, einem früheren Präsidenten des Royal College of Surgeons, folgendermaßen definiert: «Beim Gesundbeten geht man davon aus, dass die Heilung durch eine spirituelle oder göttliche Macht bewerkstelligt wird und diese Macht durch Gebete angerufen werden kann, was vor allem dann besonders wirksam ist, wenn dies an einem bestimmten Ort, etwa in einem heiligen Gebäude, vor einem Bild oder einer Statue, an einem Brunnen o. ä. geschieht ... Gesundbeter zweifeln nicht an der materiellen Realität der Krankheit, glauben aber, dass sie durch eine spirituelle Kraft gelindert oder gar ganz geheilt werden kann.» Wer meint, dass Gebete und Rituale gesund machen können, scheint einen utilitaristischen Glauben an Gott zu haben. Jedenfalls glaubt er mehr an die Macht der Gebete als an die Macht des Schöpfers.

Schon der Begriff *Gesundbeten* ist umstritten. Ein befreundeter katholischer Priester sagte mir, der Begriff siedle die heilende Kraft in der betenden Person an (also, wie bei unseren Hypothesen zu der Wirkung von Placebos, in dem kranken Menschen selbst und bei den Menschen, die ihn unterstützen). Er bevorzuge deshalb die Bezeichnung *spirituelles Heilen*, die Gott als eigentlich heilende Kraft stärker einbeziehe. In jedem Fall handelt es sich um ein personalistisches System, während die meisten Ärzte, selbst die gläubigen, einen naturalistischen Standpunkt einnehmen. Der Konflikt geht bis auf den Gegensatz zwischen den eher rational ausgerichteten hippokratischen und den mit dem Geheimnis des Tempels operierenden äskulapischen Ärzten im alten Griechenland zurück. Auch wenn der Priester möglicherweise Recht hat, möchte ich bei dem Begriff *Gesundbeten* bleiben, weil er impliziert, dass Gott zwar das Immunsystem geschaffen hat, Menschen es aber aktivieren müssen.

In der christlichen Tradition geht das Gesundbeten auf den Brief des Jakobus (Kapitel 5, Vers 14–15) zurück: «Ist jemand unter euch krank, der rufe zu sich die Ältesten der Gemeinde, dass sie über ihm beten und ihn salben mit Öl in dem Namen des Herrn. Und das Gebet des Glaubens wird dem Kranken helfen, und der Herr wird ihn aufrichten; und wenn er hat Sünden getan, wird ihm vergeben werden.»

Ich will nicht weiter auf die Wunder eingehen, über die von Zeit zu Zeit berichtet wird und zu denen es merkwürdigerweise nur an den entlegensten Orten zu kommen scheint, und vor allem häufiger in ländlichen Teilen der Dritten Welt als in den Städten des Westen. Die größten Wunder scheinen immer anderswo zu geschehen.[45] Morris fragte: «Wie kam es wohl, dass die Alpen und die Pyrenäen ... von allen Gegenden für solche Wunder und Erscheinungen am häufigsten auserwählt werden?» Und er erklärte, dass die Kirche nicht alle im späten 19. Jahrhundert aufgetretenen Wunder anerkannte, «nicht nur, weil Frankreich, Italien und Spanien die klassischen Länder des römisch-katholischen Glaubens sind, sondern zweifellos hauptsächlich aus dem Grund, weil die Bewohner der Berggebiete für diese Manifestationen am empfänglichsten sind.»

Was für die Onkologie eine durch Chemotherapie ausgelöste Remission ist, kann dem Krebskranken wie ein Wunder erscheinen. Doch es gibt durchaus auch sensible, intelligente und gut ausgebildete Ärzte, die glauben, dass es wahre Wunder gibt. Sie sind fest davon überzeugt, dass Frakturen geheilt, Blutungen gestoppt und viele andere wunderbare Dinge, die sich der wissenschaftlichen Erklärung entziehen, durch göttliche Gnade geschehen können. Ich werde hier nicht näher auf solche Ereignisse eingehen und das von Wilfrid Bonser als Minenfeld zwischen Theologie und Medizin bezeichnet, «das noch niemand gründlich zu erforschen wagte», lieber aussparen. Ich nehme an, dass Gesundbeter, spirituelle Heiler, der Austreibung von Dämonen kundige Medizinmänner und Alternativmediziner auf ähnlichen Wegen das gleiche Ziel anstreben. Es ist kein Skeptizismus, der mich nicht näher darauf eingehen lässt. Ich glaube durchaus, dass spirituelle Heiler Schmerzen und die emotionalen Komponenten einer Krankheit lindern und dass Berührung und beruhigende Worte heilend wirken können. Ich glaube auch, dass die Tatsache, dass ihre

---

[45] Dass Wunder immer anderswo geschehen, macht es schwer, sie einzuschätzen oder zu akzeptieren, zumal einem Mittel und Erfahrung fehlen.

11. Alternative Formen der Heilung

Patienten ihnen besondere Kräfte zutrauen, zum Heilungsprozess beitragen kann. Aber mir fehlt das Rüstzeug, um diese Dinge wirklich beurteilen zu können. Inzwischen gibt es solche Heilgottesdienste sogar bei den Unitariern, die unter den christlichen Kirchen bisher als Bastion des rationalen Denkens galten.

In *The Wounded Healer* schreibt Henri Nouwen, ein katholischer Priester: «Wie findet Heilung statt? Für die Aufgabe des Heilens werden viele Worte wie Fürsorge und Mitgefühl, Verständnis und Vergebung, Freundschaft und Gemeinschaft herangezogen ... Es ist Heilung, weil es die falsche Illusion nimmt, dass ein Mensch dem anderen Ganzheit geben kann. Es ist Heilung, weil es dem anderen den Schmerz und die Einsamkeit nicht nimmt, aber ihn einlädt, sich seine Einsamkeit auf einer Ebene einzugestehen, auf der sie geteilt werden kann ... Ein Priester ist kein Arzt, dessen oberste Aufgabe darin besteht, den Schmerz zu lindern. Vielmehr vertieft er den Schmerz, bis er geteilt werden kann.»

Gesundbeten sollte eine Ergänzung, keine Alternative zur Medizin sein, eine gemeinsame Anstrengung, die das *vis medicatrix naturae* in uns allen nährt. Dass sich biblische Wunder in unserer Zeit wiederholen, scheint jedoch eher unwahrscheinlich.

Wie William Osler beschreibt, versuchte sich die Emmanuel-Bewegung im Boston des frühen 20. Jahrhunderts genau in dieser Art von Zusammenarbeit. Die von J.H. Pratt (nach dem später die Pratt Diagnostic Clinic benannt wurde) gegründete Bewegung bot kranken Menschen die gemeinsame Behandlung durch einen Geistlichen und einen Neurologen.

Jeder Bewerber muss sich zuerst einer Diagnose unterziehen. Werden dabei organische Probleme entdeckt, wird er nicht als Patient angenommen. Nur bei funktionellen Beschwerden wird er registriert und zur Behandlung ins Arbeitszimmer des Pfarrers geführt. Dort findet er sich in einer Umgebung wieder, ... die ihm die verborgene Gesundheit seines Innenlebens offenbart und ihn in raschen Schritten zur vollständigen Genesung führt ...
In den Fällen, in denen mehr nötig ist als das Gebet, der göttliche Ratschlag und die schon an sich heilsame Selbstoffenbarung, wird der Patient gebeten, in einem Ruhesessel Platz zu nehmen. Es wird ihm gezeigt, wie er alle seine Muskeln entspannen kann, er wird mit Worten besänftigt und beruhigt, und in diesem Zustand der körperlichen Entspannung und der mentalen Ruhe werden die ungesunden Gedanken und unglücklichen Symptome aus seinem Bewusstsein verdrängt. (Osler)

Dieser Versuch, durch die Einbeziehung des ganzen Menschen funktionelle Beschwerden abzuwenden und zu heilen, wirkt auf uns heute nicht fremd.

Christian Science

Von allen religiösen Heilsystemen ist die Christian Science am besten durchorganisiert. Ihr Vertreter Nathan Talbot schrieb: «Krankheit und körperliches Leid sind von Gott keineswegs gewollt ... im Gegenteil, sie laufen Seinem schöpferischen Ziel zuwider. Deshalb wäre es auch falsch, sich klaglos in die Krankheit zu fügen ... Menschen sind viel mehr als biochemische Organismen ... Die grundlegende ‹Diagnose› der Christian Science gründet auf der Überzeugung, dass eine Krankheit zwar verschiedene Formen annehmen kann, bei genauer Analyse aber letztlich immer durch eine radikal begrenzte und verzerrte Sicht der wahren spirituellen Fähigkeiten hervorgerufen wird.»

Dies ist vielleicht nicht allzu weit von einer ganzheitlichen Betreuung *(care)* von Körper und Seele entfernt, die Placebos als säkulares Äquivalent von Gebeten sieht. Leider wird die Kombination von Christian Science und orthodoxer Medizin prinzipiell abgelehnt.

Manche meinen, das von der Christian Science praktizierte spirituelle Heilen sei auch als Ergänzung einer herkömmlichen medizinischen Behandlung vorstellbar oder könne zumindest niemandem schaden. Sie fragen, warum die Anhänger der Christian Science glauben, dass sich ihr Ansatz nicht mit einer medizinischen Behandlung kombinieren lässt. Es geht uns dabei nicht um theoretische Erwägungen, sondern um das Wohlergehen der Patienten. Die Erfahrung lehrt, dass die spirituelle Heilung durch die Christian Science und die medizinische Behandlung grundsätzlich so verschieden angelegt sind, dass der Versuch, durch beide gleichzeitig Heilung zu suchen, keinem von beiden gerecht werden kann. (Talbot)

Wer sich in medizinische Behandlung begibt, wird «wohlwollend und ohne jeden Vorwurf» aus der Betreuung durch die Heiler der Christian Science entlassen.

Die Geschichte eines Jungen, der unter der Obhut eines solchen Heilers an Meningitis starb, brachte seine Mutter dazu, eine Organisation namens Children's Health Care is a Legal Duty zu gründen. Sie kämpft gegen die «Trennung von Gebet und Medizin». In dem ähnlichen Fall eines elfjährigen Jungen aus Minnesota, der nur mit Gebeten der Christian Science und nicht mit Insulin behandelt wurde und an akuten Komplikationen infolge eines Coma diabeticums starb, verurteilten die Geschworenen die Kirche zu einer Millionenstrafe. Ein Yale-Professor behauptete anschließend, Menschen hätten das Recht, ihre Kinder nach den religiösen Grundsätzen ihrer Wahl zu erziehen. Offenbar übersah er den Unterschied zwischen Erziehung und medizinischer Versorgung; mit einem Kind aus religiösen Gründen nicht zum Arzt zu gehen, wertete das Gericht als «religiösen Kindesmissbrauch».

Ein Arzt schlug sarkastischerweise einen klinischen Versuch zum Vergleich der Wirksamkeit von Gebeten und Antibiotika bei Meningitis im Kindesalter vor. Möglicherweise hatte er Peter Medawars Bericht über Francis Galtons statistische Untersuchungen zur Wirksamkeit von Gebeten gelesen. Galton konnte keinen wissenschaftlichen Beweise dafür finden, dass die Fürbitten für Kranke erhört würden. In Großbritannien, wo täglich landesweit für die Gesundheit der Königin gebetet wird, ließ sich für die Mitglieder der königlichen Familie statistisch keine längere Lebenszeit belegen als für gewöhnliche Sterbliche. Galton konnte auch keine Beweise dafür finden, dass Kinder religiöser Eltern seltener tot geboren werden als Kinder von Atheisten. Außerdem argumentierte er, wenn Fromme länger leben würden als Skeptiker, würden Versicherungsgesellschaften ihnen für Rentenversicherungen längst höhere Prämien abknöpfen. Dass Versicherungsgesellschaften bei ihren vertraulichen Nachforschungen über die Lebensgewohnheiten ihrer Antragsteller Gebete absolut unberücksichtigt lassen, deutete Galton als Hinweis dafür, dass diese eher nicht erhört werden.[46]

Der Bericht an die National Institutes of Health mit dem Titel *Alternative Medicine: Expanding Medical Horizons* hat keine Registereinträge wie «Gebete» oder «Christian Science», obgleich er zwischen zwei Arten von betenden Heilern unterscheidet: Die ersten vertrauen allein auf die Macht des Wortes, versetzen sich selbst in einen Zustand der Trance und verschmelzen so mit ihren Patienten, die zweiten heilen durch Handauflegen. Der Autor der Zusammenfassung ist zweifellos darauf bedacht, nicht zu weit in diese demilitarisierte Zone vorzudringen; diplomatisch formuliert er, solche Inter-

---

46 Herbert Benson in Boston plant Studien über die heilende Wirkung von Gebeten. Offenbar hat ihn die Behauptung von Anhängern der Transzendentalen Meditation, mit Gebeten die Börse und selbst das Wachstum von Feldfrüchten beeinflussen zu können, nicht ganz überzeugt.

ventionen könnten für kranke Menschen «ein Anstoß sein, eigene Kräfte zu mobilisieren». Meinen Freund, den Priester, würde dies nicht zufrieden stellen, aber es impliziert, dass Placebos als säkulares Äquivalent des Betens angesehen werden können.

Ich hoffe, dass spirituelles Heilen und medizinische Behandlung in Zukunft nicht als gleichberechtigte Alternativen gehandelt werden. Am Auf und Ab des rechtlichen Status der Christian Science ist die Macht von Lobbyisten und einflussreichen Rechtsanwälten abzulesen. Glücklicherweise erinnern uns unsere Gerichte immer wieder daran, dass es die religiösen Überzeugungen, nicht die religiösen Praktiken sind, die durch die amerikanische Verfassung geschützt werden. Über Heilerfolge der Christian Science gibt es nur Einzelberichte. Für ihre Anhänger ist es im Einzelfall tragisch, dass die Christian Science eine Kombination mit medizinischen und chirurgischen Interventionen nicht zulassen will.

Schamanismus

Der Schamane gilt als Prototyp des spirituellen Heilers. Er «setzt Magie ein, um die Kranken zu heilen, das Verborgene zu ergründen und Ereignisse, die für das Wohlergehen ihres Volkes von Belang sind, positiv zu beeinflussen». Er ist ein «Profi auf dem Gebiet des Übernatürlichen», der sich darauf spezialisiert hat, durch Trance in die Welt der Geister zu reisen und die dort wohnenden Mächte anzurufen, damit sie zugunsten der in Not geratenen Menschen intervenieren.

Wenn ein Profi jemand ist, der bei der Bewältigung von Problemen einen systematischen Wissensfundus zur Anwendung bringt, ist der Schamane tatsächlich ein Profi. Wenn für einen Profi ferner dazugehört, dass er Teil eines Berufsstands ist, der sich selbst kontrolliert und einen begrenzten Komplex abstrakter Vorstellungen teilt, sieht dies schon ein wenig anders aus: Die Methoden von Schamanen sind empirisch begründet, aber nicht voraussagbar oder Gegenstand wissenschaftlicher Verifikation.

Berichte über schamanistische Heilungserfolge erinnern uns daran, dass viele in sich logische Programme zu funktionieren scheinen, auch wenn sie vom biochemischen Standpunkt aus kaum haltbar sind. Die meisten Heiltraditionen haben eigenständige Doktrinen und Methoden. Probleme entstehen immer dann, wenn versucht wird, schamanistische und biomedizinische Heilmethoden in einer Studie zu vergleichen. Wenn jemand, der durch Zauberformeln von seinem Kopfschmerz befreit wurde, sagt: «Es geht mir besser», lässt sich das mit der gleichen Aussage eines Patienten, der mit Hilfe von Antibiotika eine Lungenentzündung überstand, nicht gleichsetzen. In solchen Vergleichen stehen Schamanen viel zu positiv da, subjektive Berichte und objektive Beweise sind nun mal zweierlei. Viel interessanter wäre außerdem die Frage, gegen welche Beschwerden die Interventionen von Schamanen helfen können.

Sowohl Schamanen als auch moderne Ärzte versuchen, für einen bestimmten Krankheitsfall eine logische Erklärung zu finden: «Beide praktizieren einen spezialisierten Ansatz zur Kontrolle von Krankheit, beide Ansätze sind in sich logisch. Der westliche Arzt packt das Problem durch sein Verständnis von den Teilen des menschlichen Körpers als nicht mehr funktionierende Maschine an, untersucht Zellen, Organe und deren Funktionen. Der Schamane sucht den Grund in übernatürlichen Ereignissen wie dem Brechen von Tabus, magischen Verwünschungen und dem Zorn der Götter» (Rogers).

Zwischen dem schamanistischen Heilen und der modernen Medizin gibt es durchaus Parallelen: «In dem Versuch zu heilen, stellt der Schamane in einem ersten Schritt beim Kranken und seinen Angehörigen ein grundlegendes Vertrauen in seine Autorität her. Sie müssen an seine übernatürlichen Kräfte und seine besonderen Fähigkeiten im Umgang mit den geheimnisvollen Mächten glauben. Der Schamane stützt sich auf die mystische Autorität, die seine Kultur mit seinem Berufsstand verknüpft» (Rogers).

Schamanistische Methoden berücksichtigen die Psyche ebenso wie den Körper: «Der primäre Ansatzpunkt ist psychotherapeutisch ... Viele seiner Patienten leiden aus den verschiedensten Gründen an emotionalen Störungen ... Wir müssen anerkennen, dass seine Methoden, auch wenn sie uns bizarr und sonderbar erscheinen mögen, mit dem Kranksein der Menschen oft sehr effektiv umgehen und denen moderner Psychiater nicht unähnlich sind» (Rogers). Psychiater mögen über diese Analogie nicht so erfreut sein. Wir anderen können den Schamanen als ganzheitlichen Heiler betrachten, der auf Bindung und Übertragung setzt, in seinen schamanistischen Tränken aber auch aktive Kräuterextrakte zum Einsatz bringt.

Schamanen können Krankheit personalistisch erklären und dennoch ganzheitliche Methoden anwenden. Die für die moderne westliche Medizin so bedeutsame Dichotomie zwischen Körper und Geist (oder Seele) hat in der schamanistischen Therapie keinen Platz. Die hoffnungsfrohe Erwartung, durch den Schamanen geheilt zu werden, wird bei den Patienten durch dramatische Aktionen geschürt; den meisten modernen Ärzten ist es dagegen eher unangenehm, ihre Persönlichkeit in den Heilungsprozess einzubringen. Sie setzen lieber auf

Statistiken und lateinische Fachausdrücke, um ihre Autorität herauszustreichen. Viele Merkmale der schamanistischen Therapie sind uns vertraut, z. B. Entspannung und Beruhigung, Hypnose und Suggestion. Auch Katharsis durch Nachstellen der krankmachenden Krise und die heilsame Kraft der Unterstützung durch die Gruppe kommen uns bekannt vor. In dem von einem Schamanen behandelten Patienten entsteht jedoch zusätzlich «das wichtige Gefühl, dass ihm im Kampf gegen das gefürchtete Geheimnis seines Krankseins die uralten Geheimnisse seiner Kultur zur Seite stehen» (Rogers).

Zum Schamanen wird man in der Regel geboren, nicht erst gemacht. Viele haben früh im Leben eine wundersame Erleuchtung, die ihnen das Gefühl gibt, eine Mission zu erfüllen. All dies trägt zweifellos zur spirituellen Heilkraft bei. Michael Harner, ein zum Schamanen gewandelter Ethnologe, erzählt auf faszinierende Weise, wie er die Kulturen am oberen Amazonas entdeckte. In seinem Buch *Der Weg des Schamanen* mit dem Untertitel *Ein praktischer Führer zu innerer Heilkraft* gibt er direkte Anweisungen für die Umsetzung schamanistischer Heilkünste, die, wie sein Verlag umsichtigerweise warnt, nur als Ergänzung zur modernen Medizin gedacht sind.

Der Schamane bildet selbst einen Pol des Heilungsprozesses und wirkt auf den Geist des kranken Menschen ein. Allein diese Tatsache kann der Schulmedizin vor Augen führen, wie viel ihr durch ihren kalten, wissenschaftlichen Ansatz entgehen muss.

Kräutermedizin

Auf die Kräuterzubereitungen, die Schamanen und Medizinmänner bei ihren Behandlungen einsetzen, bin ich im vorigen Abschnitt nicht näher eingegangen. Dass die Volksmedizin in dieser Hinsicht einiges beizutragen hat, ist hinlänglich bekannt, und viele Mittel werden inzwischen verdientermaßen auch wissenschaftlich erforscht, wobei schon manch wichtiger Wirkstoff entdeckt worden ist. Diese Mittel sind jedoch keine Placebos und können neben ihrer heilenden Wirkung auch unerwünschte Nebenwirkungen haben.

Ein naturalistisches System: die traditionelle chinesische Medizin

In China hat sich die Medizin grundsätzlich ganz anders entwickelt als im Westen. Die traditionelle chinesische Medizin ist eine Mischung aus Philosophie und empirischer Wissenschaft. Sie behandelt jedes Symptom als eigenständige Krankheit und hat dabei stets den ganzen Körper im Blick. Wenn das Ganze funktioniert, herrscht Harmonie. Gerät es aus den verschiedensten Gründen in Disharmonie, sind Symptome die logische Folge. Bei Gesundheit herrscht nach der Lehre der chinesischen Medizin ein Gleichgewicht zwischen den gegensätzlichen Polen Ying und Yang. Eine von diesen beiden Polen (wie durch den Magnetismus) geschaffene Lebensenergie namens Qi durchströmt den Körper auf bestimmten Bahnen, den so genannten Meridianen.

Krankheit resultiert nach diesem System aus einem Überschuss oder einem Mangel an Qi in verschiedenen Teilen des Körpers. Akupunkturnadeln stimulieren diese unter der Hautoberfläche verlaufenden Energiebahnen, um den Fluss der Lebensenergie zu regulieren und so das gesunde Gleichgewicht von Ying und Yang wieder herzustellen. Um Disharmonie und Ungleichgewicht festzustellen, kommen in der chinesischen Medizin zahlreiche diagnostische Techniken zur Anwendung, darunter beobachten, riechen, zuhören, berühren (die zwölf Pulse) usw. Bei solchen Diagnosen wichtig sind Farben, Träume, familiäre und soziale Beziehungen, sexuelle und körperliche Faktoren, Selbstdarstellung, Liebe, Spiritualität und die Akzeptanz der Tatsache, dass nicht alles erklärt werden kann. Der kranke Mensch selbst muss beim erneuten Ausbalancieren der Energieflüsse eine aktive Rolle spielen – der Heiler kann dies nicht allein bewerkstelligen, kann bloß informieren und mobilisieren. Dazu muss er den kranken Menschen als Ganzes, nicht bloß als eine Ansammlung von Symptomen oder Energieblockaden sehen.

Die traditionelle chinesische Medizin bewährt sich nach Meinung von Fachleuten besonders beim Korrigieren von Unausgeglichenheiten wie Erschöpfung, Kopfschmerzen, kalten Gliedmaßen, Ängstlichkeit, Arthritis, Übelkeit durch Chemotherapie, Rückenschmerzen, Menstruationsbeschwerden, Bluthochdruck und Asthma. All dies klingt nach Beschwerden, die die westliche Schulmedizin als funktionell bezeichnen und mit Beruhigungsmitteln oder Placebos behandeln würde. Dass Akupunktur gegen anatomische Probleme wie Nierensteine helfen könnte, wird heute nur noch selten behauptet.

Nicht kontrollierte Studien bescheinigen der Akupunktur Erfolge bei der Behandlung von Drogenabhängigkeit und anderem Suchtverhalten. Tatsächlich werden in einer ganzen Reihe von Kliniken in den USA Süchtige mit Nadeln behandelt. Ob die Wirkung von der Technik oder der engen Beziehung zwischen Behandler und Süchtigem ausgeht, bleibt dabei ungewiss.

Am häufigsten wird die Akupunktur zur Schmerzbehandlung verwendet. Die Nadeln werden dabei an bestimmten Körperpunkten «gesetzt», die von der Stelle, wo der Schmerz verspürt wird, meist weit entfernt sind. Erstaunen erregten vor einigen Jahren Berichte, nach denen die Akupunktur schmerzfreie Operationen ermöglichen sollte; die praktische Überprüfung hat die ursprüngliche Begeisterung jedoch nicht rechtfertigen können. Bei Bauchoperationen bringt die Akupunktur nicht die notwendige Muskelentspannung und lindert auch nicht den tief sitzenden Schmerz, der durch die Dehnung der inneren Organe entsteht. Bei Kopf- und Halsoperationen findet die Akupunktur, unterstützt von Beruhigungsmitteln und Narkotika, aber durchaus ihre Anwendung.

Die Akupunktur passt in das naturalistische System der chinesischen Medizin, das vor etwa 5000 Jahren entwickelt wurde, um sowohl Gesundheit als auch Krankheit zu erklären und zu behandeln. Diese Theorie braucht nicht mit auf den Prüfstand, wenn es darum geht, ob die Akupunktur auf vorhersagbare und wiederholbare Weise zu Erfolgen führt. Es ist durchaus denkbar, dass die Akupunktur als Teilbereich der traditionellen chinesischen Medizin den Prüfkriterien der westlichen Medizin standhält, ohne dass auch gleich die gesamte Theorie stimmen muss. Die Vermutung, dass ein gehöriger Anteil auf Kosten eines Placebo-Effekts geht, liegt allerdings nahe; das ungewöhnliche Verfahren mit den Nadeln hat womöglich einen therapeutischen Wert an sich. Niemand hat die für die Theorie der Akupunktur so wichtigen Meridiane je gesehen; die Leidenschaft, mit der ihr Einsatz demonstriert wird, erinnert gelegentlich an religiöse Inbrunst.

Wer die Akupunktur für eine Art Aspirinersatz bei Kopfschmerz hält, übergeht «die komplexen Ursachen im Verhältnis von Geist und Körper, aus denen sich Krankheitssymptome ableiten.» Wie Dianne Connelly unterstreicht, «laufen westliche philosophische Traditionen und Kulturen auf ein ‹Entweder-oder› hinaus, während östliche Traditionen beides einschließen.» Westliche Ärzte vergleichen die Akupunktur deshalb häufig – und wahrscheinlich zu Recht – mit einer Placebo-Intervention, genau wie ich es getan habe.

Plausibel erscheint, dass Akupunkturnadeln den Spiegel an endogenen Opioiden im Blut oder in der Rückenmarkflüssigkeit erhöhen und dass die Erforschung neurohumoraler Mechanismen der Akupunktur im Westen eine logische Basis verschaffen könnte. Bisher gibt es in kontrollierten Studien wenig überzeugende Hinweise darauf, dass die Akupunktur chronische Schmerzen besser lindert als andere Techniken oder Placebos, obwohl Akupunkteure Wirkungen behaupten, die sehr viel weiter reichen, als sich dies, wie in Kapitel 7 angesprochen, durch Endorphine, Tor-Mechanismus im Rückenmark oder gehemmte Schmerzwahrnehmung durch große Nervenfasern erklären lässt. Im Bereich der Gastroenterologie, den ich am besten kenne, gibt es nur sehr skeptische Berichte über direkte Einflüsse auf Funktionen oder Krankheiten des Verdauungstrakts.

Moderne Übersetzungen chinesischer Kompendien wirken wegen der Begrifflichkeit, für die es in der westlichen Physiologie keine Entsprechung gibt, auf westliche Ärzte oft befremdlich. Die Meridiane sind da nur ein Beispiel. Was sollen wir von einer Abhandlung über Bauchschmerzen halten, in der es u. a. heißt: «Der Magen bringt die Speisen zur Fäulnis und zur Reife. Die Milz verwandelt und überträgt die verfeinerte Speisenessenz zur Lunge hinauf.» Oder: «Der Magen mit seiner Abwärtsbewegung und die Milz mit ihrer Aufwärtsbewegung bilden die wichtigste Achse im mittleren Brenner» (Sivin). Die *fünf Stadien* haben heute die *fünf Elemente* abgelöst, während Begriffe wie die *sechs Wellen* ähnlich wie das Begriffspaar *Ying* und *Yang* als Versuch gesehen werden können, klinische Erfahrungen zu kategorisieren und körperliche Prozesse zu standardisieren, sodass sie diskutiert und klassifiziert werden können und sich ein logisches Schema konstruieren lässt.

Die chinesische Medizin kennt vier Kategorien von Speisen, die schlecht für den Magen sein können: zu kalte, zu heiße bzw. zu stark gewürzte, zu süße und zu fette Speisen. Alle vier erinnern an das, was häufig auch westliche Ärzte magenkranken Menschen verbieten. Die chinesische Medizin rät außerdem, während des Essens nicht über die Arbeit zu sprechen und nach einer Mahlzeit nicht zu schnell wieder zur Arbeit zurückzukehren. Ähnlich vernünftige Ratschläge bekommt man auch in vielen Hausarztpraxen in den USA zu hören.

Der wissenschaftlichen Erforschung der Akupunktur stehen mehrere Probleme im Wege. Zum einen sprechen Akupunkteure und Forschungswissenschaftler selten die gleiche Sprache, auch wenn sie sich beide gut auf Englisch oder Chinesisch verständigen können. Die meisten qualifizierten Forscher wissen wenig über die Akupunktur, und die meisten qualifizierten Akupunkteure scheren sich wenig um moderne klinische Studien, denen sie ohnehin keine Aussagekraft zutrauen, weil sich die Akupunkturbehandlung, wie sie mit Recht anmerken, eher auf eine individuelle Analyse als auf eine standardisierte Diagnose stützt. Außerdem werden die Nadeln, je nachdem, welche Art von Ausbalancierung gewünscht ist, unterschiedlich schnell und mit unterschiedlichem Neigungsgrad eingeführt. Chinesische Akupunkteure benutzen schwerere Nadeln und führen diese tiefer ein als ihre japanischen Kollegen, die womöglich nicht einmal die Haut durchstechen. Manche setzen elektrische Reize statt Nadeln ein, und koreanische Akupunkteure stechen nur in die Hände oder ins Ohr. «Scheinakupunktur», also das Setzen von Nadeln dort, wo sie der Theorie nach eigentlich gar nicht hingehören, ohne dass der Patient dieses weiß, könnte eine annehmbare Placebokontrolle ermöglichen. Beim Office of Alternative Medicine herrscht jedoch bis heute Uneinigkeit über diesen Punkt, zumal der von den Nadeln verursachte Schmerz für die Wirkung wesentlich ist, was eine Kontrolle durch Scheinakupunktur – ohne den Schmerz beim Drehen der Nadeln – fragwürdig macht.

Eine Durchsicht der widerstreitenden Stellungnahmen führte mich zu dem Schluss, dass die Akupunktur insgesamt in etwa 60 Prozent aller Fälle schmerzstillend wirkt. Die Wirkung tritt außerdem erstaunlich schnell, in manchen Fällen fast sofort ein, es kann aber auch länger dauern, und wie lange die Wirkung anhält, ist nicht vorhersagbar.

Zu Recht wird kritisiert, dass viele klinische Studien, die von Verbesserungen bei chronischem Schmerzsyndrom, erhöhtem Endorphinspiegel und sogar ernsthaften psychischen Störungen berichteten, ohne Kontroll- oder Placebogruppen durchgeführt wurden. Ein führender homöopathischer Arzt aus Großbritannien, George Lewith, ist ebenfalls der Meinung, dass der Nutzen der Akupunktur durch den Vergleich mit Placebogruppen bewiesen werden müsste, erzielte in einer eigenen Studie aber nur eine 30-prozentige Schmerzlinderungsrate, was einer üblicherweise mit Placebos erzielten Wirkung entspricht. George Mendelson, der kontrollierte Studien über Akupunktur durchführte, kommt zu dem Schluss: «Die Placebokomponente ist wichtiger als der physiologische Effekt.» Eine Studie zum Thema Dysmenorrhö setzte Scheinakupunktur ein, allerdings wussten die Behandler, wer die Scheinbehandlung bekam und wer nicht. Mehr noch, Mendelson räumte ein, dass die für die Akupunktur günstigen Ergebnisse, wie bei so vielen Schmerzstudien, von statistischen Manipulationen abhängig waren. Der Abstract des Forschungsberichts – von vielen als Einziges gelesen – ließ deutlich weniger Zweifel aufkommen als der Gesamttext.

Weil es so viele unterschiedliche Arten von experimentellem und klinischem Schmerz gibt und jedes Individuum andere Erwartungen

11. Alternative Formen der Heilung 215

an die Behandlung mitbringt, werden wir auf überzeugende Beweise für die Wirkung der Akupunktur noch länger warten müssen. Ungewiss bleibt vor allem, welche Rolle die Persönlichkeit des Behandlers spielt. Seine intensive Beschäftigung mit dem Patienten, sein über eine längere Behandlungszeit anhaltendes Bemühen und sein auf den Patienten übertragener Optimismus steuern womöglich zum Behandlungserfolg Wesentliches bei. Ein Kritiker stellte die Akupunktur auf eine Ebene mit Placebos und Psychotherapie. An Argumenten gibt es offenbar keinen Mangel. Akupunkteure erwidern, viele Methoden der westlichen Medizin seien erst seit relativ kurzer Zeit im Gebrauch und ihre langfristigen Folgen gar nicht abzuschätzen. Westliche Mediziner kontern, chinesische Kräuterarzneien enthielten Extrakte, die durchaus schädlich wirken könnten. Eine Neubewertung beider Positionen wäre sicher sinnvoll. Postmoderne Ärzte könnten sehr wohl dem Zitat zustimmen, dass einem anonymen chinesischen Volksmediziner zugeschrieben wird: «Es sollte ein Gesetz geben, das Menschen verbietet, Medikamente gegen Bluthochdruck einzunehmen, ehe sie nicht irgendeine Form der alternativmedizinischen Behandlung ausprobiert haben.» Auch ein bekannter westlicher Herz-Kreislauf-Experte bemerkte, ein Drittel aller Patienten mit Bluthochdruck könne auch ohne Medikamente gesund bleiben, doch scheine die Überwachung so schwierig und die Ängstlichkeit der Patienten, wenn «nichts gemacht» wird, so groß, dass er und seine Kollegen sich angewöhnt hätten, im Verschreiben von Medikamenten die einfachste Lösung zu sehen.

Die traditionelle chinesische Medizin ist logisch aufgebaut, auf eine lange Tradition gestützt, ganzheitlich und in sich stimmig, auch wenn ihre Lehrsätze von denen der westlichen Biomedizin erheblich abweichen. Ob sie gegen mehr als die 80 Prozent der Beschwerden hilft, die wir mit Kranksein (illness) in Verbindung bringen, wird sich noch zeigen müssen.

Die chinesische Medizin hat sich bis heute ihr philosophisches und ganzheitliches Flair bewahrt, was westlichen Patienten, die dafür empfänglich sind, entgegen kommen mag. Die Physiologie chinesischer Therapeutika wird sich wahrscheinlich als fehlerhaft erweisen, und an der Wirkung der Akupunktur könnten Placebokomponenten beteiligt sein, doch Tradition und Geheimnis helfen den 80 Prozent aller Patienten, denen auch andere alternativmedizinische Methoden – oder die «alle Wunden heilende» Zeit – geholfen hätte.

Der menschliche Körper lässt sich auf sehr unterschiedliche Art und Weise konzeptualisieren. Das chinesische Prinzip, Körper und Persönlichkeit als ein gemeinsames Gebilde zu sehen, das ins

Ungleichgewicht geraten kann, ist in letzter Zeit zu recht im Westen populär geworden. Im Chinesischen gibt es, außer einem Fremdwort aus dem Japanischen, kein Wort für *Gesundheit*. Der Idealzustand wird stattdessen mit Synonymen wie *normal, harmonisch* und *entspannt* beschrieben. «Der Geist ist zentriert und frei von unangemessenen, übertriebenen Emotionen», klingt nicht sehr viel anders als der Rat der alten griechischen Philosophen. Die lockere Unterscheidung zwischen Krankheit und Symptom erschwert die objektive Bewertung. Die Autorität und der Erfolg der westlichen Medizin hatte die Verwestlichung einiger dieser Ideen zur Folge.

Westliche Ärzte, die glauben, der Erfolg der Akupunktur gehe eher auf wenig fassbare Theorien als auf handfeste Sinneseindrücke zurück, wird ein Merkvers aus Nathan Sivins Buch amüsieren:

Für den Bauch ist *san-li* richtig,
Für den Rücken *wei-chung* wichtig.
Kopf und Hals? Schau nach *lieh-chu'u*.
Gesicht und Mund? Denk an *ho-ku*.

Von «An apple a day keeps the doctor away» ist dies gar nicht so weit entfernt.

Alternative Medizin – einige andere Beispiele

Biofeedback

Zwischen Schulmedizin und Alternativmedizin ist das Biofeedback angesiedelt. Diese Technik setzt auf ein elektrisches Überwachungsgerät, das piepst oder blinkt, sobald sich Hauttemperatur, Muskelkontraktion, Blutdruck oder andere physiologische Funktionen verändern. Eine Verkrampfung des Analsphinkters z. B. kann bei einer entsprechenden Einstellung des Geräts zu einer raschen Serie von Pieptönen führen; der Patient versucht, das Piepen zu verlangsamen, indem er bewusst atmet, sich angenehme Szenen vor Augen ruft oder auf eine andere Weise versucht, den Sphinkter zu entspannen. Ist dies einmal geschafft, lässt sich der Sphinkter bewusst kontrollieren – so will es zumindest die Theorie. Nach einiger Übung sollte der Patient in der Lage sein, den Sphinkter auch ohne Hilfe des Biofeedback-Geräts zu entspannen.

Es gibt viele unterschiedliche Biofeedback-Techniken, die von Medizinern, Alternativmediziner, aber auch von Laien auf eigene

Faust eingesetzt werden. Was sie tatsächlich bringen, harrt noch der umfassenden Auswertung.

Homöopathie

In der ärztlichen Primärversorgung gewinnt die Homöopathie zunehmend an Bedeutung. Im 19. Jahrhundert von dem deutschen Arzt Samuel Hahnemann als Reaktion auf die viel Heroismus erfordernden Therapien seiner Zeit – wie Aderlass, starke Abführmittel oder Schröpfen – begründet, führte sie längere Zeit ein Schattendasein, bis sie in den letzten Jahrzehnten verstärkt Einfluss auf die medizinische Praxis gewann. Die Anhänger der Homöopathie behaupten, dass die Einnahme einer Substanz, die in purer Form bestimmte Symptome auslöst, die gleichen Symptome lindern kann, wenn sie nach den Regeln der homöopathischen Arzneimittellehre immer wieder verdünnt und «verschüttelt» wird. Die paradoxe Behauptung, dass Verdünnung ein Mittel wirksamer macht, harrt noch der Überprüfung.[47]

Wie in entsprechenden Artikeln in Fachzeitschriften stolz verkündet, haben sich in den letzten Jahren mehrere homöopathische Mittel statistisch als wirksam erwiesen.[48] Bekannt geworden ist eine Studie über die Behandlung von Kindern mit Diarrhö in Nicaragua. Kontrollierte klinische Studien sind schwierig durchzuführen, weil der homöopathische Verschreibungsprozess so kompliziert ist und per Definition die individuelle Krankengeschichte in den Mittelpunkt stellt. Die ausführliche Beschäftigung mit der persönlichen Situation des Patienten, seinen Vorlieben und Abneigungen erhöht sicherlich die Erwartungshaltung. Dies ist ein Punkt, der nicht oft genug betont werden kann: In eine normale Hausarztpraxis werden pro Stunde mindestens vier bis fünf Patienten einbestellt, Homöopathen dagegen beschäftigen sich – vor allem zu Beginn einer Behandlung – nicht selten eine Stunde lang mit einem einzigen Patienten.

---

[47] Wenn Samuel Hahnemann und seine Anhänger nicht zufällig ein neues physikalisches Gesetz entdeckt haben, sind homöopathische Arzneimittel eindeutig empirisch legitimiert – ihre Wirkung ist überliefert, aber nicht wissenschaftlich geprüft. Aber ihre Verschreibung macht ausführliche, auch emotionale und psychische Faktoren einschließende Gespräche mit den Patienten erforderlich. Die Priorität des Ohrs steht im krassen Gegensatz zu der sich vornehmlich auf das Auge verlassenden Schulmedizin.

[48] Carol Bayley beschreibt ausführlich die Dispute qualifizierter Wissenschafter über die Wirksamkeit homöopathischer Arzneimittel.

Alle diese Dinge müssen in der Medizin stärker diskutiert werden. Wie von vielen anderen alternativen Therapien kann die Medizin von der Homöopathie lernen. Homöopathen sind freundlich und wirken nicht gehetzt, sie hören zu und beziehen die Meinung des kranken Menschen über sein Kranksein in die Behandlung ein. Sie vermitteln, dass das Kranksein Teil des Lebens ist und, wenn nicht eliminiert, so doch überwunden werden kann.

Chiropraktik

Die chiropraktische Medizin schaut auf eine sehr lange Tradition zurück und ist in den USA in allen Bundesstaaten ebenso wie in vielen anderen Ländern der Welt als eigenständiges Heilverfahren zugelassen. Weil es allein in den USA 45.000 niedergelassene Chiropraktiker gibt, sollte sie eigentlich nicht als Alternativmedizin gelten; da die National Institutes of Health sie in ihrem Handbuch zum Thema in dieser Rubrik auflisten, werde ich jedoch ebenfalls an dieser Stelle auf die Chiropraktik eingehen.

Die Chiropraktik befasst sich mit der Beziehung zwischen Rückgrat und restlichem Körper. Aus der Überzeugung heraus, dass der Körper eine angeborene Fähigkeit zur Selbstheilung besitzt und das Nervensystem alle anderen Körpersysteme beeinflusst, sieht die Chiropraktik in Dysfunktionen und so genannten Subluxationen (Teilverrenkungen) in den Gelenken Störquellen für das gesamte neuromuskuläre System. Diagnosen werden durch interaktive Techniken erstellt, und die Behandlung erfolgt zum größten Teil durch manuelle Manipulationen. Per Gesetz dürfen Chiropraktiker in den USA keine chirurgischen oder chemotherapeutischen Interventionen vornehmen.

Beim Lesen über die Geschichte der Chiropraktik und ihre vielen Schulen und Abspaltungen, könnte sich mancher Skeptiker an die Kirchengeschichte erinnert fühlen. Bei Rückenschmerzen und neuromuskulären Problemen haben sich chiropraktische Methoden vielfach als hilfreich erwiesen, was andere Beschwerden angeht, ist jedoch noch kein Urteil gesprochen. 1991 hieß es in einem Gerichtsbeschluss (*Wilk et al. gegen The American Medical Association*), schulmedizinische Interessengruppen hätten den freien Wettbewerb behindert, indem sie die chiropraktische Konsultation beschränkten. Andererseits hat die Chiropraktik bis zur Formulierung verbindlicher Standards für Behandlung und Evaluation noch einen weiten Weg vor sich. In einer 1995 durchgeführten Umfrage stellte sich immerhin heraus, dass unter Rückenschmerzen leidende Patienten mit der chiropraktischen Behandlung zufriedener waren als mit der ihrer Hausärzte. Andere Untersuchungen stellen der Chiropraktik im Vergleich zur Schulmedizin keine besseren Noten aus. Wie so oft, muss es auch hier heißen: Weitere Forschungsarbeiten sind notwendig.

Tanztherapie

Zu den Techniken der Geist-Körper-Therapie gehört auch der Tanz. Beim Tanzen hat der Körper die Chance, seinen Emotionen sichtbare Realität zu verleihen. Die Analogie zur Medizin, die in dem oft leider viel zu stummen Körper nach Erklärungen sucht, ist also nicht ohne Berechtigung. In der Bewegung spiegeln sich Stimmung und Persönlichkeit wider, wie Ärzte, die eine Depression schon an der Körperhaltung ihrer Patienten erkennen können, sehr gut wissen. Der Tanz ist eine fast universelle Ausdrucksmöglichkeit für innere Freude, sodass es eigentlich nicht überraschen kann, dass er in vielen Heilritualen eine Rolle spielt. Auch zwischen Hysterie und Tanz sind Verbindungen hergestellt worden. Die Tanztherapie zielt darauf ab, Menschen mit sozialen, emotionalen oder ähnlichen Problemen dabei zu helfen, ihren Gefühlen Ausdruck zu verleihen.

Musiktherapie

«Musik kann fesseln unversehns die schweifenden Gedanken, kann Ruhe und Erleicht'rung bringen dem vor Kummer Kranken», meinte schon der britische Dramatiker William Congreve. Musik spricht die Emotionen direkt an, ohne den Umweg über den Intellekt zu machen, und sie hat die Macht, Menschen aufzumuntern und aus trüben Stimmungen herauszuholen. Da positive Emotionen allem Anschein nach zur Heilung beitragen können, sollten Ärzte erwägen, sie in die Behandlung depressiver, gelähmter, unter chronischen Schmerzen oder gar unter Demenz leidender Patienten einzubeziehen. Was die kreativen und emotionalen Seiten des Menschen anspricht, erscheint auf den ersten Blick weit von der medizinischen Praxis entfernt, doch lohnt es sich, überkommene Ansichten immer wieder zu hinterfragen. Ist es möglich, Alzheimerpatientinnen und -patienten mit vertrauter Musik oder vertrauten Düften ein Stück weit zurückzuholen? Und falls ja, tut es ihnen gut? Solche Fragen, die hier nicht beantwortet werden können, zeigen, dass ergänzende Ansätze neue Wege erschließen können.

Bis wir das genaue Zusammenspiel zwischen Körper, Gehirn, Geist und Seele ergründet haben, wird noch viel Zeit vergehen. Vielleicht ist es auch aus diesem Grund derzeit noch nicht möglich, die spezifischen, über die Mobilisierung der Selbstheilungskräfte und die Beeinflussung von Aufmerksamkeit und Wahrnehmung hinausgehenden Potenziale der Alternativmedizin genau zu benennen. Eine schwedische Studie über Bluthochdruck zeigte vor einigen Jahren, dass junge Männer in stressigen Berufen höhere Blutdruckwerte hatten als vergleichbare Altersgenossen; das Gleiche gilt für Schwarze in der noch immer von ungleichen Chancen geprägten amerikanischen Gesellschaft. Stress und Belastung erhöhen den Blutdruck, indem sie das sympathische Nervensystem aktivieren – wie sollte es da nicht denkbar sein, dass Entspannungstherapien und ähnliche Ansätze umgekehrt den Blutdruck senken? Vielleicht wirken diese Therapien nichtspezifisch, stützen sich vielleicht sogar auf Placebo-Effekte, so wie eine Forschungsgruppe der Harvard University es für die Behandlung von Bluthochdruck mit Hilfe der kognitiven Therapie unterstellte, die sie als besonders glaubwürdiges Placebo bezeichnete. Auch wenn sie dazu neigt, sich damit zufrieden zu geben, dass sie anderen Menschen helfen kann – die Alternativmedizin muss sich der wissenschaftlichen Erforschung stellen. Mit Sicherheit werden wir dabei noch mehr darüber erfahren, wie das Gehirn zu den Körperorganen spricht.[49]

---

[49] In einem Plädoyer für einen breiteren Ansatz als den üblicherweise dort herrschenden eurozentrischen Blick, wies ein Dekan der Yale University darauf hin, dass ein Gedicht von Keats z. B. für die Studierenden sehr viel mehr Bedeutung angenommen hat, weil in den letzten 150 Jahren in seine Interpretation enorm viel Energie geflossen ist. Diese Beobachtung ist nicht weit von Harold Blooms These entfernt, dass die Leser in ein Gedicht ebenso viel einbringen wie der Dichter. Die hundert Jahre später Folgenden spüren seinen Einfluss auf die zurzeit des Schreibens noch ungeborenen Dichter. Ähnlich heben die Anhänger des orthodoxen Ansatzes die Defizite der Alternativmedizin hervor, freilich ohne die Berichte über schulmedizinische Erfolge der gleichen strengen Prüfung zu unterziehen.

12. Warum Ärzte Placebos nicht mögen

Obgleich Ärzte Placebos früher recht häufig einsetzten, leugnen sie heute in der Regel, je Placebos zu geben, als wäre dies in jedem Fall Betrug an ihren Patienten. Gleichzeitig verschreiben sie nicht selten unreine Placebos, womit sie wahrscheinlich das eigene Handeln vor sich selbst zu verschleiern versuchen. Die recht neuen Schuldgefühle beim Einsatz von Placebos haben ihren Ursprung in der biomedizinischen Vorstellung vom Körper als Maschine und vom Gehirn als dem diese Maschine steuernden Computer. Die Angst, dem naturwissenschaftlichen Anspruch nicht gerecht zu werden und als Scharlatan dazustehen, spielt ebenfalls eine Rolle. Wenn Placebos tatsächlich wirken, muss die Medizin einräumen, dass sie nicht alles mit ihren naturwissenschaftlichen Modellen erklären kann. Wissenschaftstreue kennzeichnet den ärztlichen Berufsstand; kritisch wird es, wenn sie dem, was Ärzte für kranke Menschen tun können, Grenzen zu setzen beginnt.[50]

Medizinische Ausbildung: Vernunft statt Intuition

Die streng wissenschaftliche, rationale Ausrichtung der modernen Medizin steht im Gegensatz zu ihrem priesterlich-mystischen Erbe. Die westliche Schulmedizin versucht, Erkrankungszustände logisch zu analysieren und ihre Behandlungsmethoden auf reproduzierbare Phänomene zu stützen. Die Diagnose hängt – zumindest in der Inneren Medizin, wenn auch vielleicht nicht in der Dermatologie – von der Fähigkeit ab, aufgrund des vom Patienten Gehörten vorauszusa-

---

50 In diesem Kapitel stütze ich mich auf die Arbeiten von Isaiah Berlin, Arutro Castiglione und andere, die so überzeugend sind, dass ich ihre Vorstellungen übernommen habe.

gen, was man sehen wird. Die Prognose wiederum stützt sich auf die Zuversicht, dass das, was einmal geschehen ist, in Zukunft wieder geschehen wird. Der Gegensatz zwischen der *Vernunft*, die misst und logisch analysiert, und der *Intuition*, die unmittelbar erfasst, geht bis zu den Griechen und sogar bis ins alte Ägypten zurück, wo es im Alexandria des 3. Jahrhunderts v.Chr. Versuche zur Messung physiologischen Verhaltens gab.

Die hippokratische Medizin steht für die rationale, durch naturwissenschaftlich fundiertes Wissen, praktische Erfahrung, logisches Nachdenken über Ursache und Wirkung sowie ethische Konzepte charakterisierte Medizintradition. Im Gegensatz dazu verließ sich die priesterliche oder äskulapische Medizin auf Träume, Orakel, Wunder und die Launen der Götter, ohne einer konsistenten Abfolge von Ursache und Wirkung weiter nachzugehen. Hippokratische Ärzte waren Empiriker, die durch Offenbarung enthüllten Dogmen ebenso misstrauten wie ihre modernen Kollegen. Auch auf die Geschichten ihrer Patienten gaben sie nicht viel, sahen sie als reine Meinungsäußerungen an. Aus solchen Gründen, sagt uns Lain Entralgo, bezeichnete Vergil die Medizin als stumme Kunst.

Die Anhänger des Äskulap, dessen Stab mit Schlange bis heute das Symbol der Medizin geblieben ist, bauten Tempel in der Nähe des Meeres und schmückten sie mit Kunstwerken, nicht anders als manche modernen amerikanischen Krankenhäuser auf Kundenfang. Bäder, Abstinenz, Zeremonien, Traumdeutung und sogar Hypnose gehörten zum Behandlungsprogramm. Es muss eine sehr beeindruckende Szenerie gewesen sein. Vielfältige Zeremonien stärkten den von den Patienten mitgebrachten Glauben und halfen sicherlich, Beschwerden zu lindern, die wir heute dem Kranksein zurechnen würden. Selbst die rationalen, empirisch orientierten griechischen Ärzte waren von religiösen Vorstellungen beeinflusst: «Wenn die Kunst des Arztes versagt, greift jeder auf Zauberformeln und Gebete zurück.» Das Gleiche gilt noch heute.

In Ephesos in der Türkei, wo Artemis verehrt wurde und Paulus gegen den Götzendienst predigte, hat man ein großes medizinischen Zentrum ausgegraben. Die Patienten bekamen Kräutertränke, die sie schläfrig machten. Während sie dann durch einen langen, unterirdischen Gang wandelten, flüsterten Priester ihnen heilsame, suggestive Worte zu und taten so, als kämen sie von den Göttern.

In der *Ilias* findet sich ein verblüffender Gegensatz zwischen Krankheiten, die durch die Launen der Götter verursacht werden und nur durch Tieropfer geheilt werden können, und Kampfwunden, die von Laien, besser aber noch von Ärzten behandelt wurden. Für die von den Göttern herabgesandten Seuchen galten Opfer und andere Formen der Besänftigung als wirksamer. Ärzte kommen in der *Ilias* nur als Wundärzte vor, die Verletzungen versorgen, Blutungen stillen und Schmerzen lindern.

Zwei Arten des Wissens

Im antiken Griechenland unterschied man zwischen dem durch Messung und dem nicht durch Messung gewonnenen Wissen; das Beschreiben und Klassifizieren war jedoch wichtiger als das Messen. Im Mittelalter waren die Geisteswissenschaften unterteilt in das *trivium* (auf verbaler Analyse basierend: Grammatik, Rhetorik, Logik) und das *quadrivium* (auf Messung und Berechnung basierend: Arithmetik, Geometrie, Astronomie und Musik). Später, als der Glaube an Bedeutung verlor und die rationale Wissenschaft in der allgemeinen Wertschätzung stieg, stand das *trivium* hinter dem *quadrivium* zurück. Das geringe Ansehen der ersten Gruppe spiegelt sich bis heute in der Äußerung, etwas sei *trivial*. Die bekannte Medizinhistorikerin Lina White mahnt jedoch:

> Bestritten werden muss, dass mathematisches Berechnen, messendes Erfassen und Quantifizieren uns in die tiefsten Probleme und Erfahrungen unserer Gattung jemals tieferen Einblick geben werden: Mut und Feigheit, Zuneigung und Hass, Großzügigkeit und Gier, Anziehungskraft und Abwehr, Höflichkeit und Grobheit, Ehrfurcht und Spott ... über all diese Dinge können wir nur miteinander reden ... und können dabei nicht erwarten, je zu irgendwelchen ‹Gesetzen› zu kommen, sondern müssen eher einen weit gefassten Konsens anstreben, der sich auf lange Erfahrung stützt und einen weiten Blick auf den vor uns liegenden Weg freimacht. Quadriviale Methoden sind unbestritten nützlich, doch wer sie gewohnheitsmäßig einsetzt und damit bei der Beackerung seines spezialisierten Feldes gute Ernte einfährt, wird bei der weitergefassten Anwendung bald die engen Grenzen seiner Lieblingsmethode erkennen. (White)

Seine Vormachtstellung errang das Prinzip der Quantifikation in jener bemerkenswerten Phase im 18. Jahrhundert, die man Aufklärung nennt; sie brachte die Überzeugung, wissenschaftliche Techniken könnten rationale Antworten auf alle Probleme geben. Die wissenschaftliche Methode hatte in der Welt der Physik solche Triumphe gefeiert, dass man meinte, sie ließe sich auf alle Felder des menschlichen Erforschens, also auch auf soziale, literarische und spirituelle Bereiche, übertragen. Isiah Berlin fasst die zentralen Prinzipien der Aufklärung wie folgt zusammen: «Universalität, Objektivität, Rationalität und die Fähigkeit, für alle ernsten Probleme des Lebens dauerhafte Lösungen zu finden» (Berlin). Vor diesem Hintergrund erscheint es nur logisch, dass «die Aufklärung die Mathematik zur Wissenschaft der Wissenschaften erklärte.»

Die Gegenaufklärung kann als Reaktion auf diesen rationalen Ansatz und seinen Anspruch auf Universalität gelten; sie gipfelte in der romantischen Bewegung des 19. Jahrhunderts und «ihrem Glauben an die Autorität von Offenbarungen, heiligen Schriften und anderen, nicht-rationalen, transzendentalen Quellen des Wissens.» Der Glaube an Gott, die religiöse Erfahrung und die Innenwelt des Individuums erschien wichtiger als die mit den Sinnen ermittelte Wahrheit über die Außenwelt.

Im frühen 18. Jahrhundert ging Giovanni Vico in Neapel davon aus, dass sich die kulturelle Entwicklung in Zyklen vollziehe, nicht in der unendlich sich fortentwickelnden Spirale, die die moderne Wissenschaft zugrunde lege. Nach Vico ist jede Kultur einzigartig, und ihre Fragen und Antworten sind in keiner Weise mit der anderer Kulturen vergleichbar; Symbole haben für jeden Einzelnen und zu verschiedenen Zeiten jeweils unterschiedliche Bedeutungen. Für die Medizinethnologie und die postmoderne Vielfalt wäre Vico der ideale Schutzpatron. Medizinische Praktiken können seiner Ansicht nach nur im Hinblick auf ihre eigene Struktur und ihr kulturelles Erbe verstanden werden.

Die romantische Bewegung war eine Gegenreaktion auf die Übermacht der Rationalität. Unerklärlicherweise hatte sie jedoch wenig Einfluss auf die medizinische Praxis, die sich auch weiterhin lieber auf nackte Tatsachen verließ. Dies erklärt die Existenz der schier unüberwindlichen Brandmauer zwischen Alternativmedizin und Schulmedizin bis in unsere heutige postmoderne Zeit mit ihrer Rückbesinnung auf Homöopathie, Akupunktur und andere alternative Ansätze.

Wissenschaft oder Intuition?

Die Rivalität von schulmedizinischem Reduktionismus und Alternativmedizin hat ihren Ursprung in diesen früheren intellektuellen Strömungen. Die Aufklärung schätzte ausschließlich das rationale Denken, die Gegenaufklärung setzte später den Mystizismus dagegen. Hippokrates und Äskulap stehen für den gleichen Gegensatz. Die westliche Medizin hat lange zwischen beiden Polen geschwankt, die aktuelle postmoderne Phase ist nur eine Pendelbewegung in diesem langfristigen Prozess. Einige Beobachtungen mögen etwas stark zurechtgebogen wirken, um in meine Sicht der Dinge zu passen, doch die Beschäftigung mit Placebos hat mich die Konturen stärker sehen lassen.

Der Reduktionismus lässt keinen Raum für alternative Methoden, weil er in den Menschen nur deren Körper sieht, und in diesen Körpern nur eine Ansammlung von Organen, die man messen, bildlich darstellen und ersetzen kann. Vor dem Hintergrund ihrer streng wissenschaftlichen Ausbildung erscheint die Geschichte der Medizin als stetiger, erfolgreicher Aufstieg von Intuition und Romantik zu Vernunft und Logik. Dozenten an modernen medizinischen Hochschulen wollen als Wissenschaftler anerkannt werden; nur wenige geben sich damit zufrieden, Lehrer und Poeten zu sein. Bis ins 20. Jahrhundert hinein war das medizinische Denken von Intellektualität geprägt; Ärzte gehörten zu einer Minderheit von Gebildeten und spielten im intellektuellen Leben eine sehr viel aktivere Rolle als heute, wo die medizinische Ausbildung vom intellektuellen Geschehen eher abgeschottet ist.

In mancher Hinsicht erscheint die medizinische Theorie wie ein seit der wissenschaftlichen Revolution unverändert gebliebenes Fossil. Die Schulmedizin hält unbeirrt an den Idealen der Aufklärung fest, lässt keinen Raum für Romantik oder Intuition. Selbst die Psychiatrie, früher einmal mit «Geistes»krankheiten befasst, setzt inzwischen alles daran, sich als logische Wissenschaft zu etablieren und hat den Geist in ihren Studien längst durch das Gehirn ersetzt. Die Neurobiologie besitzt die Vormachtstellung in den meisten psychiatrischen Abteilungen, wo die höchstens 15 Minuten dauernde Anpassung der Medikation seit langem an die Stelle der einstündigen Traumdeutung getreten ist. Die Psychopharmakologie hat bei der Behandlung von Depression, Schizophrenie und anderen Hirnerkrankungen wahre Wunder erreicht. Liebe, Ehrgeiz, Stolz und andere Leidenschaften hat sie jedoch nicht lokalisieren können. Freud war im Grunde ein Romantiker, der sich fälschlicherweise selbst als Wissenschaftler betrachtete. Die ganzheitliche Alternativbewegung in der Medizin ist die romantische Reaktion auf die Übermacht der Vernunft in unserer postmodernen Zeit.

Wir Menschen leben in beiden Welten von Körper und Geist. Der Geist scheint sehr viel mehr zu sein als unser Gehirn, doch wäre es genauso tollkühn, die Alternativmedizin dafür zu preisen, dass sie den Geist behandelt, wie die rationale Medizin auf den Sockel zu heben, weil sie sich auf den Körper konzentriert. Wir brauchen Raum für

Geist *und* Gehirn, für Neurobiologie *und* Psychiatrie. Gegenaufklärung und Romantik sagen uns, dass Ärzte in Menschen mehr sehen müssen als eine Ansammlung von Organen, dass ihre Patienten Menschen mit Plänen und Hoffnungen sind und jeder von ihnen einzigartig ist, eigene Ziele, Gefühle und intuitive Ahnungen besitzt. Dank der Alternativmedizin sickert diese Erkenntnis zum Glück ganz allmählich in die medizinische Praxis ein.

Ärzteausbildung in den USA

Eine wichtige Bastion gegen die Romantik in der Medizin ist die Ärzteausbildung, in den USA durch den berühmten Flexner-Report von 1910 standardisiert. In seiner Untersuchung über die medizinischen Hochschulen zu einer Zeit, als es noch viele «unkundige und schlecht ausgebildete Praktiker» gab, fand Abraham Flexner eine Flut «völlig unbeschlagener junger Leute», die bloß Mediziner werden wollten, weil sie gehört hatten, dass sich damit eine Menge Geld verdienen ließ. Der heutige Leser kommt nicht umhin, insgeheim Vergleiche mit der aktuellen Motivation zur ärztlichen Berufswahl anzustellen.

Obgleich er laut Auftrag die Ärzteausbildung mit unparteiischem Blick beurteilen sollte, unterstützte Flexner, wie nicht anders zu erwarten, die Kräfte, die eine streng wissenschaftliche Ausrichtung des Medizinstudiums forderten. Er brachte alle Überlegungen über das, was sich nicht messen oder auf Fakten reduzieren lässt, zum Verstummen und dämmte alle alternativen Ansätze in der offiziellen Ärzteausbildung ein.

Im Gegensatz zur heutigen Begeisterung für das Hausarztmodell in der Primärversorgung wollte Flexner nicht zwei Arten von Ärzten ausbilden – Wissenschaftler für die Forschung und Praktiker für die Krankenversorgung. Er glaubte, dass medizinische Praktiker auf Arbeitshypothesen ebenso angewiesen sind wie ihre Kollegen im Untersuchungslabor. «Der Praktiker hat es mit Fakten aus zwei verschiedenen Kategorien zu tun. Chemie, Physik und Biologie befähigen ihn, die erste Kategorie zu verstehen; darüber hinaus braucht er jedoch noch eine andere Ausrüstung, die ihn sehr bewusst wahrnehmen lässt, was auf subtilerer Ebene vor sich geht. Die Vorbereitung auf diesen Teil seiner Tätigkeit ist sehr viel schwieriger; man muss sich auf die erforderliche Menschenkenntnis und Einfühlsamkeit ebenso verlassen können wie auf eine breit gefächerte Erfahrung. Dass diese Art von Arzt vor allem ein gebildeter Mensch ist, versteht sich von selbst» (Flexner). Flexner empfahl, die vielen nicht-wissenschaftlich ausgerichteten Hochschulen und anderen Ausbildungsstätten abzuschaffen. Zehn Jahre später hatten die meisten von ihnen geschlossen. Die Vorstellung vom Arzt als Wissenschaftler hatte sich durchgesetzt. Als Kind der Aufklärung duldete Flexner nichts, was nicht wissenschaftlich war. Moderne Wissenschaftler räumen zumindest ein, dass oft die Theorie darüber entscheidet, welche Fakten ausgewählt werden, die meisten Dozenten und Studierenden glauben aber noch, dass es umgekehrt sei. Flexner sah Theorien als «handgerechte Zusammenfassungen der ermittelten Fakten, um daraus Handlungen ableiten zu können.» Wissenschaftlich gesehen, entwickelt sich die Theorie aus den Fakten, empirisch gesehen geht sie ihnen voraus. In der Wissenschaftsphilosophie würde Flexner daher heute nicht viel Zustimmung finden, doch die Vorstellung, dass eine Theorie erst auf den sorgfältigen Erwerb von Fakten oder Beobachtungen folgt, spricht seine medizinischen Erben stärker an. Angesichts der immensen Fortschritte in der Forschung glauben sie, dass Fakten schneller auf den Tisch kommen als Theorien, die sie erklären können.

Die wissenschaftliche Ausrichtung der medizinischen Hochschulen brachte zwei an sich widersprüchliche Ziele zusammen: die Ausbildung von Ärzten, die später kranke Menschen praktisch versorgen sollen, und die Erweiterung des medizinischem Wissens. Beide Ziele sollen von derselben Institution, oft sogar von denselben Menschen verwirklicht werden. Früher fiel die praktische Ausbildung in die Verantwortung von Krankenhäusern und Kliniken, die wissenschaftliche Forschung in den Bereich der Universitäten. Die heutige Ökonomisierung der Medizin, deutlich z. B. durch die Veräußerung von Universitätskliniken an profitorientierte Krankenhausketten, könnte eine Rückkehr zum britischen Modell mit sich bringen. Dort arbeiten Wissenschaftler an Universitäten, während Kliniker in Lehrkrankenhäusern praktizieren und Studierenden ihr Handwerk vermitteln.

Zwei Ausbildungshürden

Der Widerstand moderner Ärzte gegen Placebos geht teilweise auf das zurück, was Berlin den «naturwissenschaftlichen Trugschluss» nannte: die Überzeugung, dass sich alles durch Quantifikation lösen lässt. *Reduktionisten* ist der moderne Begriff für die gleichen Leute, die William James noch Medico-Materialisten nannte. Doch die Medizin ist nicht die einzige Disziplin, die dem naturwissenschaftlichen Trugschluss anheim gefallen ist; Anthropologen, Soziologen, Psychologen und Angehörige der meisten anderen Wissenschaften haben die Vorstellung akzeptiert, dass naturwissenschaftliche Techniken zu wasserdichten Erkenntnissen führen und die Tatsache, dass sich eine Antwort in Zahlen fassen lässt, diese wissenschaftlich macht. Die nach Objektivität strebende Wissenschaftstradition ging damals wie heute von drei grundlegenden Annahmen aus: (1) Auf jede echte Frage gibt es eine wahre Antwort; (2) ein rationales, logisches Vorgehen wird zu richtigen Lösungen führen; (3) dem, was geschieht, liegen universelle, ewig gültige, unwandelbare Gesetze zugrunde. Nach Berlin vollendete sich darin «die Stunde des größten Triumphes der Naturwissenschaft».

Schon Goethe warnte allerdings, dass Messungen in den streng physikalischen Wissenschaften nützlich sein könnten, biologische, psychische und soziale Phänomene sich der Quantifikation und Abstraktion jedoch entziehen würden. Dennoch triumphierte die Naturwissenschaft, und die Philosophie unterstützte sie mit der Ansicht, dass Logik und Rationalität zu richtigen Antworten führen müssen.

Ludwig Wittgenstein fasste den naturwissenschaftlichen Trugschluss wie folgt zusammen: «Unsere Sehnsucht nach Allgemeingültigkeit hat eine weitere wichtige Quelle: Unsere allgegenwärtige Beschäftigung mit der wissenschaftlichen Methode. Ich meine damit die Methode, die natürliche Phänomene mit der kleinstmöglichen Anzahl einfacher Naturgesetze erklären will; und in der Mathematik die vereinheitlichte Behandlung verschiedener Themen durch Verallgemeinerungen. Philosophen steht ständig die naturwissenschaftliche Methode vor Augen, und sie sind versucht, Fragen nach dieser Methode zu stellen und zu beantworten.»

Der naturwissenschaftliche Trugschluss ist für die zwei großen Hürden verantwortlich, die bis heute in der medizinischen Ausbildung fortbestehen. Die erste ist die naturwissenschaftliche Hürde. Um sich um einen Studienplatz in Medizin bewerben zu können, müssen zukünftige Ärzte gute Noten in Chemie, Physik und anderen naturwissenschaftlichen Fächern haben und sich im Grundstudium durch zahllose naturwissenschaftliche Grundkurse quälen. Aller Voraussicht nach werden sie das dort erworbene Wissen in ihrem späteren Berufsleben niemals brauchen, dennoch wird zu Beginn ihrer Ausbildung von ihnen ein umfassendes Bekenntnis zur Naturwissenschaft verlangt. Außerdem heißt es, wer einen Grundkurs in organischer Chemie besteht, zeige die Energie und das nötige Durchhaltevermögen, das für eine Ärztin oder einen Arzt später einmal nötig sein wird.

Die zweite Hürde ist die Assistenzzeit im Krankenhaus, die so technisch geworden ist, dass sie mit dem, was später in der ärztlichen

12. Warum Ärzte Placebos nicht mögen

Praxis verlangt wird, nur noch wenig zu tun hat. Der Sinn beider Hürden ist ernsthaft zu hinterfragen.

In jedem Fall leben Ärzte in zwei Welten: in der Welt der Naturwissenschaft, aus der sie ihr Wissen über Krankheiten beziehen und die ihnen technische Gegenmaßnahmen gegen diese Krankheiten nahe legt, und in der Welt des menschlichen Leids, in der Instinkt, Schmerz, Hoffnung, Verzweiflung und Freude dominieren. Lange Zeit war die Medizin vor allem eine Kunst und erst in zweiter Linie eine Wissenschaft. Heute betrachten viele Ärzte die Geisteswissenschaften allenfalls als Quelle der erquickenden Unterhaltung, nicht als Teil ihrer umfassenden Bildung. Sie sind dem naturwissenschaftlichen Trugschluss auf den Leim gegangen.

Indem sie in der Molekularbiologie nach Antworten auf Schmerz und Leid suchen, verwechseln sie einen kleinen Teil mit dem großen Ganzen. Um jeden Anschein von Scharlatanerie zu vermeiden, gehen sie allem aus dem Weg, was nach Intuition riechen könnte. Früher einmal waren sie darauf spezialisiert, ihren Patienten zuzuhören, und überließen die Funktion von Organen den Pathologen oder Biochemikern, inzwischen bevorzugen aber auch sie die kleinen Einheiten.

Das ist leicht zu verstehen. Ärzte behandeln Menschen, in denen persönliche, soziale und psychische Komponenten Manifestationen von Krankheiten beeinflussen. Sie sehen keinen großen Vorteil darin, «den Menschen» oder «die Gesellschaft» verstehen zu lernen. Sie untersuchen Krankheitsprozesse, deren Voranschreiten sich quantitativ messen lässt, und ziehen daraus den Schluss, dass naturwissenschaftliche Strategien gegen diese Prozesse am verlässlichsten sind. Die allerkleinsten physiologischen Vorgänge im Rahmen einer Krankheit sind heute so viel besser erforscht als die ungleich komplexeren Faktoren des Krankseins, dass man es Medizinern kaum verübeln kann, wenn sie sich auf das leichter Fassbare verlassen.

Sie fragen nicht mehr, warum sie sich auf die Physik und nicht auf die Poesie konzentrieren sollen, die aufregenden Entdeckungen der letzten Jahrzehnte haben sie in ihren Bann geschlagen. Der Aufstieg der Naturwissenschaften hat allem, was sich in der Medizin auf Intuition, Mystik oder Irrationalität stützte, den Todesstoß versetzt. Verdrängung ist, wie Franz Alexander es formuliert, in diesem Fall die Verteidigungsstrategie: «Die Medizin, dieser Newcomer unter den exakten Wissenschaften, legt die typische Mentalität aller Neulinge an den Tag. Sie setzt alles daran, ihre dunkle, magische Vergangenheit vergessen zu machen, deshalb achtet sie sehr darauf, dass nichts Verdächtiges an ihr haften bleibt, das die unerwünschten Überbleibsel ihrer vorwissenschaftlichen Zeit verrät. Die Physik als alter Aristokrat unter den Naturwissenschaften kann es sich da schon viel eher leisten, ihre Prinzipien zu hinterfragen und eine grundlegende Neuorientierung anzustreben. Die Medizin dagegen verteidigt ihre exakte Wissenschaftlichkeit mit allen Mitteln und eliminiert alles, was ihren wissenschaftlichen Anstrich gefährden könnte» (Alexander 1933).

Moderne Ärzte wollen auf keinen Fall als Scharlatane gelten. Nach der Definition im *Oxford English Dictionary* ist ein Scharlatan «jemand der vortäuscht, vor allem auf dem Gebiet der Heilkunst oder Medizin im Besitz bestimmter Fähigkeiten und Geheimnisse zu sein, ein medizinischer Hochstapler oder Quacksalber.» Scharlatane berufen sich auf verborgene oder geheimnisvolle persönliche Kräfte oder auf obskures Wissen. Wissenschaftler dagegen verkünden nur das, was beobachtet und gemessen wurde, entwickeln Hypothesen, um das Beobachtete zu erklären und modifizieren dann u. U. die Hypothesen. Der Scharlatan dagegen überprüft das Behauptete nicht und modifiziert auch nicht seine Hypothesen, wenn neue Beobachtungen ihnen widersprechen.[51]

Die Wissenschaft bietet Rituale, die Gewissheit suggerieren. Laborbefunde bis auf zwei oder drei Stellen hinter dem Komma verleihen eine vordergründig bestechende Genauigkeit. Die Arbeit in einem Forschungslabor während der Ausbildung gewöhnt junge Ärzte an die Vorstellung, dass genaue Messungen zu Gewissheit führen. Auch wenn die meisten von ihnen später in die klinische Praxis gehen, hat die Erziehung zur Präzision sie dennoch geprägt.

Studierende und selbst praktizierende Ärzte sind oft verzweifelt über alle die Zahlen und Fakten, die sie im Kopf behalten sollen, und sind froh über die Unterstützung eines Computers. Die meisten beginnen ihr Studium mit der Vorstellung, kranken Menschen helfen zu wollen; bald darauf müssen sie feststellen, dass sich alles um Zahlen dreht.

Viele Ärzte haben ihren Platz in der Welt der Menschen vergessen. Ihre freie Sicht ist durch den naturwissenschaftlichen Anspruch geblendet, sie haben nur noch ein Auge für die Krankheiten. Wissenschaftler stehen an der Grenzlinie zum Unbekannten und schauen nach vorn; Techniker schauen zurück, um das Vorhersagbare zu mes-

---

51 Das Reden über Scharlatane und ihre geheimnisvollen Mittel könnte manche an die Geheimniskrämerei am Sigmund-Freud-Archiv denken lassen. Die heute in literarische und philosophische Zirkel verbannte Psychoanalyse könnte das Gehabe eines Kults übernommen haben. Die Bezahlung von Iridologen aus Krankenkassengeldern zu hinterfragen ist nicht das Gleiche wie die Ohren vor den Lobpreisungen der Psychoanalyse zu verschließen.

sen. In der medizinischen Forschung im Rahmen der klinischen Ausbildung wird oft nur der Rang eines Technikers erreicht. Stoßen Wissenschaftler auf Phänomene, die mit der aktuellen Theorie nicht übereinstimmen, sagen sie: «Ich weiß nicht, warum dies so ist. Nach unserer Theorie ergibt es keinen Sinn, aber es passiert trotzdem! Wir müssen uns die Sache deshalb genauer anschauen, unsere Theorie womöglich revidieren und nach den Gründen forschen.»

Im *New England Journal of Medicine* hieß es doch tatsächlich vor einiger Zeit, Ärzte sollten sich Ingenieure zum Vorbild nehmen. «Menschen sind kausale Systeme, ganz ähnlich wie Brücken, Boote, Flugzeuge und Bakterien. Ohne diese Sichtweise, die Menschen zu Dingen macht, kann es die medizinische Wissenschaft nicht geben.»

Die angebliche Objektivität der Fakten

Ärzte vergessen, wie sehr das Aufspüren von Fakten von der jeweiligen Theorie bestimmt ist. Selbst in den objektivsten Wissenschaften wächst das Bewusstsein für das perzeptuelle Gepäck, das der Wissenschaftler in die Forschung einbringt, sowie für den Einfluss von Kultur und Gesellschaft darauf, was wir sehen und was wir untersuchen. Juristen z. B. halten Gesetze nicht für per se vorhandene, entdeckbare Größen; sie wissen, dass die Gesetzgebung von der jeweiligen Kultur und Gesellschaft geprägt ist. Die Philosophie wird immer versuchen, zu einer universellen Ethik zu gelangen; Pragmatiker dagegen argumentieren, dass die Kultur darüber bestimmt, was für eine bestimmte Zeitspanne als ethisch gilt. In der Naturwissenschaft ist es nicht anders.

Wittgenstein betont, wie sehr wir «sehen als» meinen, wenn wir bloß sagen, dass wir «sehen». Bei der Untersuchung eines Geschwürkraters z. B. sehe ich eigentlich nur einen weißen, vertieften Fleck mit einem kleinen, geröteten Rand. Aufgrund meiner Erfahrung aber sehe ich dies sofort als Geschwürkrater. Die Subjektivität der Deutung liegt auf der Hand. Oscar Wilde sagte kurz und knapp: «Die Natur imitiert die Kunst.» Der Künstler schenkt uns eine neue Realität, und wir akzeptieren zumindest vorübergehend seine Sicht. Ein Mensch aus der Steinzeit könnte mit einem Computer nichts anfangen. Zwar würde er Tastatur, Rechner und Monitor sehen, da er ihn aber in keinen Kontext einordnen kann, hätte er keine Ahnung, was er gesehen hat. In unserem Universum gibt es so viele Dinge, mit denen die Wissenschaft nichts anfangen könnte, wenn sie ihnen nicht mit irgendeiner vorgefassten Anschauung entgegentreten würde. Wie Peter Medawar es formuliert: «Wir können die Natur nicht abweiden wie eine Kuh eine Wiese.» Oder wie Albert Einstein einmal zu Werner Heisenberg bemerkte: «Im Grundsatz ist der Versuch, eine Theorie allein auf dem Beobachteten zu begründen, völlig falsch. In Wirklichkeit geschieht nämlich genau das Gegenteil: Die Theorie entscheidet darüber, was wir beobachten» (Heisenberg).

Auch naturwissenschaftliche Ärzte kommen auf Dauer nicht darum herum, sich mit alternativen Methoden auseinander zu setzen, wenn auch nur aus dem Grund, dass die Laien, die ihre Patienten sind, von ihnen so fasziniert sind. Auch wenn sie nicht am naturwissenschaftlichen Ansatz zweifeln, müssen sie den nicht-rationalen Kräften im Menschen mehr Aufmerksamkeit schenken. Kunst und Geisteswissenschaft, Psychiatrie und Psychoanalyse können zum Verständnis beitragen.

Ethnische und kulturelle Unterschiede

Dass es eine kulturell oder ethnisch geprägte Medizin gibt, die spezifisch chinesisch oder griechisch oder afrikanisch ist, erscheint manchen weit hergeholt. Weil Enzyme, Zellen und Gene im menschlichen Körper auf der ganzen Welt gleich funktionieren, halten viele Ärzte die Vorstellung, dass es bei der Reaktion auf eine Krankheit ethnische, kulturelle oder emotionale Unterschiede gibt, für einen vergänglichen Aberglaube, der durch die Triumphe der Wissenschaft von selbst verschwinden wird.

Und doch entscheiden kulturelle Muster darüber, wie Medizin praktiziert wird. Ärzte in Japan z. B. gehen die Behandlung Sterbender ganz anders an als in den USA lebende Kollegen japanischer Herkunft. In Japan ist es verpönt, todkranken Menschen zu sagen, dass sie sterben werden; bis zuletzt werden Bluttransfusionen und andere lebenserhaltende Maßnahmen angeordnet, die in den USA geborene, amerikanisch-japanische Ärzte gar nicht mehr einsetzen würden. Herztransplantationen sind in Japan seit 1968 nicht mehr durchgeführt worden, Abtreibungen dagegen sehr weit verbreitet. Die durchschnittliche Verweildauer im Krankenhaus lag 1990 in Japan bei fast 45 Tagen, also viel höher als der bei etwa einer Woche liegende Durchschnittsaufenthalt in amerikanischen Krankenhäusern. Diese Unterschiede haben keine wissenschaftlichen, sondern kulturelle Gründe.

Schauen wir uns an, was Ärzte heute bei Menschen anordnen, deren Dyspepsie sich der Behandlung widersetzt. Sie versuchen es mit Antibiotika, verdoppeln die Dosis der Säurehemmer, führen eine Endoskopie nach der anderen durch, erwägen eine Operation und führen statistische Studien durch. Keine dieser Maßnahmen erklärt jedoch die 10–15 Prozent aller Geschwürpatienten, die auf keine Therapie ansprechen oder einen nur endoskopisch ermittelbaren Rückfall ohne Symptome erleiden. Psychische Faktoren, die zu einem solchen Rückfall beitragen könnten, werden erstaunlicherweise ignoriert. Was interessiert, ist allein das Geschwür – außer vielleicht einigen objektiv messbaren Risikofaktoren wie Rauchen oder anderen schlechten Angewohnheiten. Ängste oder Stress finden keine Berücksichtigung.

Induktion und Deduktion

Der Unterschied zwischen Scharlatanerie und Wissenschaft läuft auf den Unterschied zwischen Induktion und Deduktion hinaus. *Induktion* schließt vom Besonderen auf das Allgemeine, *Deduktion* vom Allgemeinen auf das Besondere. Wie Medawar so schön sagt: «Induktion in wissenschaftlichen Aufsätzen [ist] die Haltung, die wir einnehmen, wenn sich der Vorhang hebt, weil wir so von der Öffentlichkeit gesehen werden wollen.» Induktion steht für die Entwicklung einer Theorie aus den gesammelten Fakten, doch wie Medawar weiß, «wählen Wissenschaftler die Fakten aus, die ihre Theorien stützen». Studierende der Medizin werden zur Induktion angehalten; der Primat von Fakten und Beobachtungen ist ungebrochen, auch wenn viele Wissenschaftler offen darüber sprechen, dass entscheidende Ideen oft ungefragt ganz plötzlich intuitiv zum Tragen kommen. In der Medizin ist das nicht anders. Dass die medizinische Praxis mehr ist als Molekularbiologie, dass Menschen mehr sind als eine Ansammlung von Chemikalien, spricht jedoch viele postmoderne Ärzte an, die hoffen, dass das Denken nicht auf bloße chemische Vorgänge im Gehirn reduzierbar ist.

Die wissenschaftliche Methode ist nicht falsch, aber sie braucht für Ärzte nicht die einzige Quelle der Inspiration zu sein. Mit dem Hinweis auf den dogmatischen Charakter der Wissenschaft bemerkt Paul Feyerabend, ein polemischer Philosoph, dass so wenige die naturwissenschaftliche Methode hinterfragen, weil sie selbst von ihr infiltriert sind. Eltern entscheiden, ob ihre Kinder religiös erzogen werden sollen, aber nicht, ob man ihnen Physik oder Astronomie beibringen soll. Wissenschaft ist eine Art, die Natur zu verstehen, doch die Vorstellung, dass es außerhalb der Wissenschaft kein Wissen geben kann, ist nach Feyerabend ein Ammenmärchen: «Wissenschaft, die darauf besteht, die einzig richtige Methode zu besitzen und die einzig akzeptablen Ergebnisse zu erzielen, ist eine Ideologie.»

Wissenschaftlicher Chauvinismus hat in einem Beruf, der vor allem mit Menschen und erst in zweiter Linie mit deren Krankheiten zu tun hat, eigentlich keinen Platz. Feyerabend schreibt: «Wodu hat eine materielle Basis, auch wenn wir sie noch nicht ausreichend verstehen, und die Beschäftigung mit seinen Manifestationen kann unser Wissen über die Physiologie bereichern, vielleicht sogar revidieren.» Manche Hypothesen verdienen es, vor anderen überprüft zu werden, andere können zunächst ignoriert werden. Nicht ignorieren aber sollten wir Mythen, Träume und ähnliche menschliche Erfahrungen. Carl Gustav Jung argumentiert, dass «wenn man z. B. allgemein glaubte, der Rhein sei früher einmal von seiner Mündung in Richtung Quelle zurückgeflossen, dieser Glaube an sich eine Tatsache wäre».

Was kann getan werden?

Die ärztliche Ausbildung stellt seit langem die wissenschaftlich messbaren Aspekte des Wissens in den Vordergrund und ignoriert die Sozialwissenschaften wie Anthropologie und Soziologie. Solche grundsätzlichen Ausrichtungen können sich ändern, sind im Hintergrund aber immer aktiv: Der Arzt beschafft Informationen, entdeckt Fakten, kämpft gegen Krankheiten. Die medizinische Praxis folgt diesem ständigen Streben nach Objektivität. Im späten 19. und im 20. Jahrhundert erlebte die Psychiatrie ihre Blütezeit und erschloss uns andere Dimensionen; dank des Siegeszugs der Serotonin-Wiederaufnahmehemmer hat sie sich inzwischen ebenfalls zum Reduktionismus bekehrt.

Das Problem ist, dass Ärzte keine sehr klare Vorstellung davon haben, was sie unter *Menschen, Leben* oder – noch wichtiger – *Tod* verstehen. Es ist zu schade, dass sie über solche Themen wie Krankheit, Kranksein, Gesundheit und Schmerz nicht offen diskutieren; sie könnten z. B. darüber sprechen, ob Krankheit eine eigenständige Größe ist oder ob eher das zählt, wie die betroffene Person die Krankheit fühlt und wie sie darauf reagiert. Richter und Ethiker können ihnen sagen, wann eine an lebenserhaltende Geräte angeschlossene

Person nach dem Gesetz als tot gelten kann; Ärzte sollten mehr darüber sprechen, was es bedeutet zu leben oder zu sterben.

In der öffentlichen Diskussion darüber, wann lebenserhaltende Maßnahmen sinnvoll sind, wie die knappen Ressourcen verteilt werden sollen usw. müssen wir uns auf eine gemeinsame Sichtweise verständigen. Die Auseinandersetzungen zum Thema Abtreibung zeigen ja, dass wir uns noch nicht einmal darüber einigen können, wann das menschliche Leben beginnt, was sich auch in der Wahl der Begriffe niederschlägt. Während Befürworter eines freien Rechts auf Abtreibung von Embryo und Fötus sprechen, beharren Abtreibungsgegner darauf, vom Zeitpunkt der Empfängnis an in der Leibesfrucht das «ungeborene Kind» zu sehen. Zusätzlich ist dieser Sprachgebrauch von religiösen Dingen überfrachtet; Ärzte haben die Aufgabe, eigene Definitionen zu finden, weiter zu diskutieren und zu lesen.

Viele Kollegen sagen mir, unwissenschaftliche Argumente seien für sie von geringem Interesse. Trägt dieses Ausblenden existenzieller Dinge mit Schuld daran, dass sich unser Verständnis grundlegender Fragen in den letzten hundert Jahren so wenig verändert hat? Wenn ein Zeitraum von 20 Jahren genügte, uns bei der Behandlung von Herzerkrankungen von der völligen Hilflosigkeit zu den modernen Wundern der Herzchirurgie voranzubringen, könnte dies vielleicht ein Vorgeschmack darauf sein, was die Wissenschaft uns eines Tages über die menschliche Persönlichkeit lehren wird. Doch die Naturwissenschaft reicht nicht aus, um den ganzen Menschen zu erfassen. Dass viele Ärzte dennoch an dieser Vorstellung festhalten, nur weil sie die Organe und Krankheiten der Menschen im Griff zu haben glauben, liegt allein an der heute vorherrschenden naturwissenschaftlichen Ausrichtung des Medizinstudiums.

Ich vergleiche die wissenschaftliche Ausbildung in der Medizin gern mit einer Schneiderlehre. Stellen Sie sich vor, ein zukünftiger Schneider müsste sich erst einmal monatelang mit der chemischen Struktur von Polyesterfasern befassen. Danach käme die Molekularstruktur der Wolle dran, vielleicht auch noch eine kleine Forschungsarbeit über die unterschiedliche Wollproduktion von Angoraziegen unter verschiedenen klimatischen Bedingungen. Anschließend müsste er lernen, wann und wie Baumwolle gepflückt wird und wie ihre Fasern zu Garn versponnen werden. Zum Abschluss käme er ein Jahr lang in eine moderne Textilfabrik, um den neuesten Stand der Technik im Bereich der Spinn- und Webmaschinen kennen zu lernen. Und dann, nachdem er alle damit verbundenen Prüfungen bestanden hätte, würde er in die Welt hinaus geschickt, um Kleider zu nähen. Wann hat er gelernt, einen Anzug zu machen? Dieses Wissen muss er sich selbst erst mühsam in der Praxis aneignen! Ob dieser hoch qualifizierte Mann letztlich tragbare Schnitte und saubere Nähte zustande bringt, muss leider dahingestellt bleiben.

Mein Vergleich wird nicht immer mit Begeisterung aufgenommen, und natürlich hinkt er, wie alle Vergleiche. Dennoch bin ich davon überzeugt, dass er ein Körnchen Wahrheit enthält.

Nach dem Universitätsstudium lernen junge Ärzte einige Jahre lang, in Krankenhäusern schwerkranke Menschen zu versorgen. Obgleich die meisten von ihnen anschließend in einer Praxis oder Ambulanz arbeiten werden, verbringen sie den größten Teil ihrer Zeit im Umgang mit der in Krankenhäusern eingesetzten Hochtechnologie. Vor allem aber lernen sie, Patienten nach Krankheiten aufzuteilen, die sie behandeln können. In jedem Fall erwerben sie Kompetenzen, die nur einen sehr geringen Teil ihrer späteren Aufgaben bilden und überdies ohnehin innerhalb kürzester Zeit überholt sein werden. Ein angesehener Kardiologie erzählte mir einmal, wie froh er sei, ein- bis zweimal im Jahr einige Zeit auf einer Herzstation hospitieren zu können, um sich auf diese Weise auf den «neuesten Stand» zu bringen. Ein Internist warf ein, er könne es kaum abwarten, ebenfalls auf diese Station zu kommen, weil «die da jetzt Sachen mit der linken Herzkammer machen, mit denen ich mich noch gar nicht auskenne!» In der Medizin schreitet die Technologie so schnell voran, dass das, was in einem Jahr als große Neuigkeit gilt, im nächsten Jahr schon veraltet ist.

Unsere Krankenhäuser werden immer mehr zu großen Intensivstationen. Die Ausbildung bereitet junge Ärzte nicht darauf vor, Menschen mit diffusen Schmerzen oder chronischen Krankheiten zu helfen. In primitiven Kulturen sind Religion und Medizin häufig ein und dasselbe. Feyerabend hat Recht: Für die meisten Ärzte ist die Wissenschaft zu einer Religion geworden.

Der wissenschaftliche Ansatz in der Medizin hat viel Lohnendes hervorgebracht. Doch so wie geistige Inhalte bloße Vorgänge im Gehirn überragen, so spielt auch die Vorstellungskraft beim Kranksein eine große Rolle. Mögen die Erfolge von Placebos auch größtenteils symbolischer Natur sein – es sind und bleiben unbestreitbar Erfolge. Wir alle leben in zwei Welten: in der Welt der wissenschaftlichen Leistung, wo Medikamente Lungenentzündungen heilen, und an einem anderen, geheimnisvolleren Ort, wo tröstende Worte über den menschlichen Kummer Macht gewinnen.

Für diese zweite Welt ist mehr Aufmerksamkeit nötig. Natürlich sollen Studierende der Medizin sich mit Wissenschaft und Logik, vielleicht sogar der Mathematik befassen, um zu Experten der rationalen Medizin zu werden; aber sie sollten auch Geschichte, Belletristik und

Poesie studieren, um so etwas über die andere, «triviale» Seite des Lebens zu lernen. Geisteswissenschaftliche Themen während des Medizinstudiums und in der ärztlichen Praxis brauchen nicht von naturwissenschaftlichen Fragen abzulenken. Vielmehr können sie lehren, emotionale und soziale Aspekte wertzuschätzen; sie können daran erinnern, dass Menschen mehr sind als ihre Biologie und die medizinische Praxis mehr berücksichtigen muss als irgendwelche molekularen Vorgänge.

Das American Board of Internal Medicine nennt drei menschliche Qualitäten guter Ärzte: Integrität, Respekt und Mitgefühl. *Integrität* ist definiert als «das persönliche Bekenntnis zu Ehrlichkeit und Vertrauenswürdigkeit», *Respekt* als «der bewusste Anspruch, die Rechte und Entscheidungen anderer Menschen zu akzeptieren», und *Mitgefühl* als «das Verständnis für Leid und Kranksein ohne übermäßige emotionale Verstrickung».

Zu dieser Liste würde ich noch Loyalität und Empathie hinzufügen.

13. Mögliche Wirkungsweisen von Placebos

Placebos wirken – die Frage ist nur: wie? Vielleicht ist das Ganze auch eine Illusion. Schließlich gehen Menschen meist dann zum Arzt, wenn ihre Symptome am schlimmsten sind, sie sie also schon längere Zeit ertragen haben. Weil die meisten Beschwerden von selbst wieder vergehen, könnte es sein, dass Placebos, alternativmedizinische Interventionen oder irgendwelche anderen Maßnahmen das Lob für eine Verbesserung einheimsen, zu der es auch auf ganz natürlichem Wege gekommen wäre.[52] Alternativmedizinische Interventionen sind Placebos vorzuziehen, weil sie Selbsthilfe und Selbstheilung aktivieren. Insofern sind sie in keinem Fall Illusion, denn sie helfen dabei, aus der passiven Rolle herauszukommen, ermuntern zur Aktivität. Die folgenden Ausführungen beziehen sich auf Placebos, deren Wirkung im Rahmen schulmedizinischer Forschung untersucht worden ist.

Lindern von Schmerz und Leid

Inzwischen müsste klar geworden sein, dass ich davon überzeugt bin, dass Placebos Schmerz und Leid – aber auch nicht mehr – lindern können und dabei verschiedene Wirkmechanismen im Spiel sind, unter denen die Veränderung der Wahrnehmung besonders heraus-

---

52 Wenn psychosoziale Faktoren für die Pathogenese von Schmerz, Leid, Kranksein und alle emotionalen Begleiterscheinungen von Krankheiten so wichtig sind, erscheint die Vermutung, dass sie bei der Pathogenese der Krankheit selbst eine ähnliche Rolle spielen, nicht allzu unverschämt. Handauflegen hat schon früher vielen Menschen geholfen und könnte dies auch heute, hat aber nie gegen Krebs gewirkt. Mit Hilfe einer genaueren Differenzierung von Krankheit und Kranksein könnte hier Klarheit geschaffen werden. Bis dahin kann vielleicht das alte Wort *Störung* für neutrales Terrain sorgen.

sticht. Die Macht der Imagination, stellte vor langer Zeit schon Montaigne fest, kann uns gesund oder krank machen. Sie kann uns aber auch, wie ich hinzufügen möchte, gesund oder krank *fühlen* lassen. Die meisten experimentellen Studien zum Thema Schmerz und Schmerzlinderung führen psychische Mechanismen an, auch wenn Endorphine im Spiel sind. Die meisten Wunderkuren erweisen sich bei genauerer Prüfung als phantasmagorisch; einige wenige Kommentatoren berichten von dramatischen Veränderungen, kommen in ihren Erklärungen jedoch auf Vorgänge im Gehirn zurück. Bei der Diskussion potenzieller Mechanismen, mit deren Hilfe Schmerz und Leid gelindert werden können, werde ich nur solche Veränderungen berücksichtigen, die kurz nach der Gabe eines Placebos eintraten; spätere Folgen einzuschätzen, ist sehr viel schwieriger und mit zahlreichen Unwägbarkeiten verknüpft.

Placebos können auch dann Linderung bringen, wenn der Arzt sie in täuschender Absicht einsetzt – allerdings nur, wenn der Patient an ihre Wirkung glaubt. Darin zeigt sich, welche Macht Hoffnung und Glauben besitzen, auch wenn der Anspruch der Wahrhaftigkeit und das Ideal des mündigen Patienten den meisten Ärzten heute verbieten, Placebos auf diese Weise ins Spiel zu bringen. Aber Placebos wirken selbst dann, wenn sie als Herausforderung eingesetzt werden, was ihr Geheimnis noch undurchdringlicher macht.

Tierversuche

Die Placebo-Reaktion bei Tieren zu untersuchen ist schwierig, weil wir nicht wissen können, was ein Hund fühlt, wenn er mit dem Schwanz wedelt, geifert oder seine Immunreaktionen verändert. Die Hündin meiner Frau ist gutmütig und friedliebend. Wenn sie hinter einem Tennisball herschwimmt, schaut sie in alle Richtungen, ob vielleicht auch noch andere Hunde den Ball haben wollen; wenn dies so ist, lässt sie es sein und kehrt zum Ufer zurück. Was sie dabei fühlt – ob sie konfliktscheu und ängstlich ist oder eher großzügig über den Dingen steht –, habe ich kein Recht zu entscheiden. Genauso wenig können Forscher über die Gefühle von mit Placebos behandelten Versuchstieren urteilen.

Besonders beliebt ist das Studium konditionierter Verhaltensreaktionen bei Tieren, dessen Erkenntnisse gern auf den Menschen übertragen werden. Durch Konditionierung lassen sich die Immunreaktionen von Ratten verändern, was es leichter macht sich vorzustellen, dass allein die ärztliche Verordnung eines Medikaments Reaktionen aktivieren könnte, die durch vorherige Erfahrungen, möglicherweise schon in der Kindheit, konditioniert wurden. Insofern können solche Versuche uns einige interessante Hinweise geben. Allerdings lassen sich Menschen nicht allein auf konditionierte Verhaltensreaktionen reduzieren.

Jeder Mensch, ob Patient oder Versuchsperson in einem Experiment, der schon einmal durch ein Schmerzmittel Linderung erfuhr, wird mit einiger Wahrscheinlichkeit eine stärkere Placebo-Reaktion haben als jemand, der bisher wenig mit Ärzten zu tun hatte oder negative Erfahrungen gesammelt hat. Die Konditionierung könnte mit dem weißen Kittel, der Injektionsnadel, dem Betreten der Arztpraxis oder auch dem bloßen Anruf in der Praxis mit der Bitte um einen Termin zusammenhängen. Je besser Ärzte und ihre Therapien einem Menschen bisher helfen konnten, desto günstiger wird seine Placebo-Reaktion ausfallen. Das Gegenteil trifft allerdings ebenfalls zu: Negative Erfahrungen schwächen die Placebo-Reaktion. Und man kann es mit Placebos auch übertreiben. Patienten, die wiederholt Placebos bekommen, erfahren mit der Zeit weniger Hilfe, weil der Konditionierungsreiz schwächer wird.

Geist und Gehirn

Die schmerzlindernde Wirkung von Placebos ist, wie wir gesehen haben, manchmal schwer zu beurteilen, weil sich die Frage stellt, ob der Schmerz in der fraglichen Zeit ohnehin vergangen wäre. Die Dichotomie von Geist und Gehirn spielt in den meisten Erklärungen eine große Rolle, doch die Bereiche der Psychiatrie, die sich mit dem Geist befassen, und die, die das Gehirn in den Mittelpunkt stellen, sind von einer Einigung noch weit entfernt. Fachleute, die das Gehirn als Computer begreifen, verweisen mit Vorliebe auf Mechanismen, wie sie in Kapitel 7 beschrieben wurden. Psychische Krankheiten führen sie auf molekulare Vorgänge zurück, begreifen Depressionen als eine Störung des Serotoninstoffwechsels und sehen Verhaltensweisen in fest verdrahteten neuronalen Verbindungen begründet, die schon im Mutterleib oder in der frühen Kindheit entstanden sind. Diejenigen, die im Geist mehr sehen als die Summe seiner festen strukturellen Komponenten, suchen nach Ideen oder Symbolen, die die Placebo-Reaktion stimulieren könnten, und sprechen von Konditionierung. Niemand hat je das Gehirn eines mit einem Placebo behandelten Menschen einer Positronenemissions- oder Kernspinresonanztomographie unterzogen, um genau nachzuvollziehen, was dabei im Gehirn geschieht. Die meisten Erklärungen von Placebo-Reaktionen bleiben deshalb reine Mutmaßungen.

Verhaltensmechanismen

Warum ein Mensch auf Placebos reagiert und ein anderer nicht, bleibt ein Geheimnis, da doch beide den gleichen biologischen Apparat besitzen. Dass ein Drittel von uns sehr gut auf Placebos anspricht, könnte – wie z. B. Farbenblindheit – genetisch bedingt oder – was mir plausibler erscheint – durch erlernte Reaktionen auf bestimmte Stimuli erklärbar sein. Wer ein guter Basketballspieler sein will, muss schließlich ebenfalls üben.

Es gibt zwei Arten von Theorien: (1) *mentale*, die sich auf gedankliche Vorgänge beziehen, und (2) *konditionale*, die Veränderungen im Verhalten verantwortlich machen. Mentale Theorien setzen auf Hoffnung, positive Erwartungshaltung und andere konstruktive Emotionen, die sich auf Videomonitoren nicht sichtbar machen lassen. Beim konditionierten, also erlernten Verhalten löst ein bestimmter Stimulus vorhersagbare Reaktionen aus. Auch wenn die Placebo-Reaktion sich größtenteils als mental erweist, verdient sie, weil sie Hilfe bringt, Respekt. Die Öffentlichkeit liest gern darüber, dass alternativmedizinische Methoden die natürlichen Heilprozesse stimulieren, doch wie dies genau geschieht, lässt sich schwer definieren. Wir wissen nur, dass jedem gesunden Körper die natürliche Neigung innewohnt, sich selbst wieder ins Gleichgewicht zu bringen. Bei allem dürfen wir nicht vergessen, dass Heilung für die meisten Ärzte etwas anderes bedeutet als für ihre Patienten.

Die Konditionierungstheorie setzt auf eine sehr einfache Erklärung: Die Erwartungshaltung des Patienten bestimmt über die Wirkung von Medikamenten.

Der Mensch als Automat

Weil Menschen erwarten, dass Pillen ihnen helfen, bringen auch Placebopillen Erleichterung, weil sie mit früher einmal eingenommenen, wirksamen Medikamenten gleichgesetzt werden. Selbst die Wirkung von Farbe, Größe, Geschmack und anderen Eigenschaften von Scheinmedikamenten ist in entsprechenden Experimenten untersucht worden; dabei wurde unterstellt, dass die Versuchsperson auf einen bestimmten Stimulus mit einer genau festgelegten Reaktion antwortet – wie ein Getränkeautomat, der nach Einwurf der richtigen Kombination von Münzen eine Dose ausspuckt.

Stress-Symbole

Im sonstigen Leben völlig neutrale Signale können zu Stress-Symbolen werden. Das Herz-Kreislauf-System reagiert auf Reize, die für das Individuum wichtig sind. Bernard Lown erzählte die Geschichte eines 40jährigen Mannes mit Herzproblemen, der an einem Kurs zum gezielten Körpertraining unter ärztlicher Überwachung teilnahm. «Dabei fiel auf, dass er bei Stepping-Übungen stets nach dem 44. Übersteigen der Stufe aufhören musste.» Um zu prüfen, ob ein konditionierter Reflex vorlag, begann Lown, die Anzahl der Übungen auszurufen. Bei der Zahl 44 entwickelte der Patient jedes Mal Angina und elektrokardiografische Veränderungen. Nach einer Weile zählte Lown bewusst falsch und rief bereits «vierzig, einundvierzig, zweiundvierzig» und so weiter aus, wenn die Stufe in Wirklichkeit erst zum 28. Mal überstiegen wurde. Bei jedem falschen Ausrufen der Zahl 44 klagte der Mann über Brustschmerzen, und im EKG zeigten sich Veränderungen, die mit denen nach einer tatsächlich bis zur 44. Übersteigung fortgesetzten Übung identisch waren. Als der Patient merkte, dass er getäuscht worden war, setzten die Schmerzen erst wieder bei der echten 44 ein.

Die Zahl 44 war zu einem Stress-Symbol geworden, das für die Entwicklung von Schmerzen verantwortlich war. Ein solches Beispiel dafür, wie Symbole die Schmerzwahrnehmung beeinflussen können, führt uns deutlich vor Augen, wie viel mehr wir noch über die Wirkungen von Worten, Kommentaren und sicher auch nonverbalen Signalen nachdenken müssen, die Ärzte oder Vertreter anderer Heilberufe in der Begegnung mit ihren Patienten bewusst oder unbewusst zum Tragen bringen.

Lown wartete 20 Jahre lang, bis er diesen Fall in einer Fachzeitschrift veröffentlichte. Ich nehme an, die Entscheidung könnte aufgrund einer veränderten Selbstwahrnehmung gefallen sein (als «elder statesman» und Nobelpreisträger würde man ihn nicht so leicht verspotten). Aber auch die Bandbreite dessen, was für Herausgeber und die allgemeine medizinische Öffentlichkeit akzeptabel ist, hatte sich in diesen 20 Jahren verändert. Auf meine Nachfrage antwortete er: «Für meine klinische Einstellung waren diese Erfahrungen so prägend, dass ich mich verpflichtet fühlte, sie mit meinen Kollegen zu teilen. In Vorträgen hatte ich schon häufiger davon erzählt. Dabei ist mir aufgefallen, dass es viel einfacher war, sie vor Laien zu präsentieren als vor einem medizinischen Fachpublikum. Meiner Vermutung nach liegt dies daran, dass Ärzte ständig dazu angehalten – ja, geradezu darauf konditioniert – werden, Verhaltensfaktoren außer Acht zu lassen. Ein überheblicher ‹Wissenschaftswahn› trübt ihre Wahrnehmung der Möglichkeiten von Placebos – mögen sie aus Worten, einem Schulterklopfen oder Pillen bestehen.» Seine Beobachtungen decken sich mit einigen aktuellen Theorien über die negativen Auswirkungen von Hoffnungslosigkeit und Pessimismus. Überzeugungen können manche Menschen krank und andere gesund machen.

So wie Angst den Schmerz verschlimmert, kann alles, was Stress reduziert oder gar ganz überwindet, zur Schmerzlinderung beitragen. Schaltungen im Mittelhirn sind hierfür der Schlüssel. Bestimmte Bereiche in Mittelhirn und Medulla sind anatomisch mit dem Rückenmark verbunden und für die Schmerzwahrnehmung wichtig. Vollgestopft mit Opiatrezeptoren und endogenen Opioidpeptiden, müssen sie bei der konditionierten Analgesie bei Tieren und Menschen eine große Rolle spielen.

Eine andere Erklärung verweist auf etwas komplexere Vorgänge bei der positiven Verstärkung bestimmter Verhaltensreaktionen. Verhalten wird dabei grundsätzlich als Reaktion auf Konsequenzen gesehen, kann also über diese Konsequenzen gesteuert werden: Wenn ich einen Witz erzähle, und Sie lachen darüber, werde ich mit ziemlicher Sicherheit gleich den nächsten Witz zum Besten geben. Wenn Sie die Stirn runzeln, werde ich es dagegen lieber bleiben lassen. Selbst bloße Beobachter von Konditionierungsversuchen können die Herzfrequenz von Versuchstieren beeinflussen. Tierpfleger, die Ratten betreuen, deren Herzfrequenz experimentell erhöht wird, lösen bei den Tieren nach einer Weile allein durch ihr Erscheinen im Labor schnellere Frequenzen aus. Die Reaktion beschränkt sich aber nur auf diese Personen, Fremde können sie nicht hervorrufen. Heisenberg hatte Recht mit seiner These, dass die Ereignisse durch ihre Beobachter beeinflusst werden.

Verbindungen zwischen Gehirn und Immunsystem werden in Studien über Stress am offensichtlichsten. *Stress* ist definiert als «Zustand der Disharmonie, der die sonst stabile Homöostase bedroht». Durch das Nervensystem und seinen neuroendokrinen Apparat ist das Gehirn mit dem Immunsystem verbunden, dessen Außenposten in den Lymphknoten wie Forts im ganzen Körper verteilt sind, und beide werden durch die Hirnanhangdrüse kontrolliert. Neurotransmitter – von den Nerven ausströmende Hormone – generieren

Substanzen wie Zytokinin und Interleukin, die wiederum auf die Hypothalamus-Hormon-Achse Einfluss nehmen. Ein Corticotropin freisetzendes Hormon (*Corticotropin-releasing Hormone*, CRH) steht für eine wichtige Verbindung zwischen Nervensystem und Immunsystem, da es sowohl im Hypothalamus präsent ist als auch an der Peripherie direkt als Immunomodulator agiert. CRH bindet sich überdies zur Entzündung oder neoplastischen Transformation an Viren oder Gene an. Die angeblich erhöhte Überlebensrate von Brustkrebspatientinnen bei psychosozialer Behandlung und Stressreduktion wurde u. a. durch diesen angenommenen Mechanismus erklärt.

Die genauen Zusammenhänge sind umstritten, kurz gefasst lässt sich jedoch sagen, dass Stress die normale Immunfunktion der Zellen vermindert, was zu Krankheiten oder deren Verschlechterung führen kann. Wer einen Angehörigen mit Alzheimer-Krankheit pflegt, lebt mit einem hohen Stresspegel und hat eine schlechtere Immunreaktion als jemand, der eine solche Verantwortung nicht tragen muss. Eine durch Stanzbiopsie verursachte Wunde am Unterarm brauchte in einer Studie bei solchen Angehörigen neun Tage länger, um zu heilen, als bei vergleichbaren Mitgliedern einer Kontrollgruppe. Körperliche Aktivität hatte mit der verzögerten Wundheilung nichts zu tun; das Forschungsteam machte allein den Stress dafür verantwortlich.

Neuroimmunologie

In den letzten zehn Jahren hat die Neuroimmunologie neue und aufregende Möglichkeiten eröffnet. Der Geist kann Gefühle in physiologische Funktionen übersetzen: Menschen sterben aus Angst oder Zorn; Einbrecher defäkieren unfreiwillig in fremden Wohnzimmern, in die sie eingedrungen sind, wie Soldaten, die aus dem Schützengraben müssen; mathematische Aufgaben bringen die Magensaftsekretion durcheinander; und Stress führt zu Darmkrämpfen – um nur einige Beispiele herauszugreifen. Dies auf andere, komplexere Einflüsse zu übertragen, ist jedoch schwierig, auch wenn es z. B. eine Beziehung zwischen Stress und Immunfunktion sowie zwischen Immunfunktion und Krebserkrankung gibt.

Wie ein Geheimdienst, der heimlich Feinde beseitigt, zerstört das Immunsystem verletztes Gewebe. Das Problem ist, dass man einen Störenfried vielleicht gerade noch stellen kann, es aber sehr viel schwieriger ist, eine aufgebrachte Menge unter Kontrolle zu bringen. Bisher gibt es wenig Beweise dafür, dass psychosoziale Faktoren zu klinisch relevanten Verschlechterungen der Immunfunktion führen, wie selbst Robert Ader, einer der Begründer der Neuroimmunologie, vor einigen Jahren beklagte.

Stellen wir uns einen Bach am Rande eines Feldes vor. Bei normaler Fließgeschwindigkeit ist er leicht einzudämmen; sehr viel schwieriger wird es, wenn Schneeschmelze oder heftiger Regen ihn anschwellen lassen. Den reißenden Strudeln einer ernsthaften Erkrankung ist ebenso wenig beizukommen wie den Fluten eines Sturzbaches. Nerven- und Immunsystem sind miteinander verbunden, wie viel sie der Pathophysiologie einer schweren Krankheit entgegensetzen können, ist ungewiss.

Eine Hochburg der Psychoneuroimmunologie steht seit langem in Rochester, New York. Schon in den 1940er Jahren versuchten dortige Forscher, die Verbindung zwischen dem Tod eines Patienten, seiner Depression und der Beeinträchtigung seiner Immunfunktion herzustellen. In den 1970er und 1980er Jahren zeigten Robert Ader und andere, dass eine Immunreaktion so konditioniert werden kann, dass sie auch im Zusammenhang mit einem fremden Stimulus, also letztlich auch mit Strongroizon, auftreten kann. Die Gabe von Wasser mit Saccharingeschmack zusammen mit einem immunsupprimierenden Medikament führte dazu, dass Versuchstiere den Saccharingeschmack mit der Immunsuppression assoziierten. Bei den auf diese Weise konditionierten Tieren war die Immunreaktion geschwächt. Danach konnte auch Saccharin allein die Immunreaktion schwächen und die Entwicklung einer ererbten Autoimmunstörung verlangsamen: Mäuse mit dieser Störung, die dem Konditionierungsreiz ausgesetzt wurden, lebten insgesamt länger.

Konditionierung ist irgendwo zwischen einer einfachen Pawlowschen Reizreaktion und einer zentraleren Autorität angesiedelt; höhere Ebenen des menschlichen Gehirns setzen simplere, durch die wiederholte Assoziation von neutralen Ereignissen mit stimulierten Reaktionen hervorgebrachte Verbindungen nicht unbedingt außer Kraft. Die wiederholte Injektion eines Stimulans führte bei Ratten zu erhöhter motorischer Aktivität, auch wenn nach einiger Zeit nur noch Kochsalzlösung injiziert wurde – die Tiere assoziierten die Injektion mit Hyperaktivität. Meinem Hund kann ich beibringen, mir die Zeitung zu holen, indem ich ihm jedes Mal, wenn er sie mir bringt, einen Hundekeks gebe. Ähnlich reagieren Menschen auf manche therapeutische Situationen wie dem Verordnen einer Pille damit, dass sie sich besser fühlen – das Ritual der Verordnung wird zum konditionierten Reiz.

Und doch sollte die Begegnung zwischen Arzt und Patient weit mehr beinhalten als eine primitive Konditionierung. Ich glaube, dass das Konditionierungsmodell eine partielle, nicht aber eine vollständige Erklärung von dem geben kann, was geschieht, wenn jemand von seiner Ärztin oder seinem Arzt ein Placebo bekommt. Nur wenn bis dahin wenig Austausch und beiderseitiges Engagement vorlag, erfüllt das Arzt-Patienten-Modell die Kriterien einer konditionierten Reaktion.

Mentale Reize können das normale Immunsystem beeinflussen, doch ist dieser Einfluss eher klein und bedarf der statistischen Manipulation, um überhaupt nachgewiesen werden zu können. Angesichts von Hinweisen darauf, dass Depressionen die Immunreaktion hemmen können, fordern manche Ärzte ihre Krebspatienten auf, sich bildlich vorzustellen, wie sich ihre Leukozyten und Immunozyten auf ihre Krebszellen stürzen und sie zerstören. Die gleichen Ärzte empfehlen ihren Krebspatienten häufig auch eine psychologische Behandlung, um möglicherweise vorangegangene Depressionen, die für die Krebserkrankung mit verantwortlich sein könnten, zu diagnostizieren und zu behandeln.

Die Rolle des Arztes

Die konditionierte Regulation der Immunreaktion wird parallel zu anderen pharmakophysiologischen Effekten gesehen; die Arztpraxis, die beruhigende Gegenwart des Arztes oder auch nur der Anblick des weißen Arztkittels werden, wie wir gesehen haben, mit therapeutischen Mitteln assoziiert und können sich so in konditionierte Reize verwandeln. Am Ende kann es dem Arzt gelingen, allein durch den Einsatz dieser Reize Reaktionen auszulösen, die sonst nur durch aktive Medikamente hervorgerufen werden können. Wer zum Arzt geht, fühlt sich besser, weil der Arztbesuch ihn auch schon früher besser fühlen ließ. Wer vom Arzt eine Pille verschrieben bekommt, verspürt eine Verbesserung, auch wenn man ihm sagt, dass es ein Placebo ist, weil er früher schon durch ärztlich verschriebene Pillen Linderung erfuhr. Dies könnte der Hauptgrund dafür sein, warum Menschen mit diffusen Schmerzen und Schwächegefühlen so gut auf Injektionen mit Vitamin B_{12} reagieren.

Konditionierte Reaktionen ähneln denen auf Medikamente, mit denen sie ursprünglich assoziiert waren. Morphium verstärkt allerdings paradoxerweise eher den Schmerz. Warum dies so ist, vermag ich nicht zu sagen.

In kontrollierten Studien lässt sich der Placebo-Effekt durch kontinuierliche Verstärkung weiter intensivieren. Ader regt zu der Überlegung an, Placebo und aktives Medikament in sich verändernden Anteilen zu geben, um so die Medikamentendosis (und mögliche Nebenwirkungen) zu reduzieren und auch die Kosten der Therapie günstig zu beeinflussen. Für ihn «ist der therapeutische Effekt eines Placebos nichts Mystisches, kein Trick und auch keine Lüge. Als echtes Lernphänomen ist der ‹Placebo-Effekt› der experimentellen Analyse zugänglich und wird mit seinen therapeutischen Potenzialen eher unter- als überschätzt»(Ader 1995).

Der zentrale psychische Zustand (Geist/Gehirn) – ist für die Konditionierung wesentlich; der Arzt kann den Patienten für Suggestionen zur Verbesserung seiner Gesundheit empfänglich machen. Bei Tieren erwies sich ein vorher ineffektiver Stimulus als wirksam, sobald er mit Futter assoziiert wurde, was zu einer zentralen Grunderregung führte. Ader meint: «In gewissem Sinne könnte dies ein Paradigma für die therapeutische Situation sein, in der gesundheitsfördernde Veränderungen im Patienten am ehesten durch einen Arzt induziert werden, der in der Lage ist, einen grundlegenden Zustand der Erregung zu kultivieren.» Patienten sehnen sich danach, die Erwartungen ihres Arztes zu erfüllen, denn sie antizipieren Anerkennung und Verständnis.

Wie die Verwandlung der medizinischen Praxis von einer Profession zu einem Geschäft und die Verwandlung von Ärzten zu Angestellten bei Gesundheits-Dienstleistungsfirmen sich auf die Reaktionen der Patienten auf den Arzt und ein verschriebenes Placebo auswirken wird, bleibt noch abzuwarten.

Um es zusammenzufassen: Die Verschreibung eines Placebos könnte einen konditionierten Reflex auf den Arzt oder die Pille auslösen. Hat der betroffene Patient bis dahin eher *schlechte* Erfahrungen mit dem Gesundheitswesen gemacht, kann es sein, dass das Placebo Angst oder andere negative Reaktionen auslöst, also nicht nur nicht hilft, sondern die Lage noch verschlimmert und zum *Nocebo* wird. Manche Ärzte sind bessere Heiler als andere, aber die Vorstellung, dass die besseren Heiler bei ihren Patienten eine stärkere konditionierte Reaktion auslösen, hat in der Ärzteschaft nicht viel Beifall gefunden.

Aufhebung

Wer ins Krankenhaus kommt, wird dem Umfeld entzogen, das die Krankheit möglicherweise hervorgebracht oder verstärkt hat; allein diese Tatsache kann – unabhängig von der jeweiligen Therapie – zur Verbesserung führen. Werden in einer solchen Situation Placebos gegeben, wird wahrscheinlich ihnen der Erfolg gut geschrieben, obgleich die Entfernung vom krank machenden Reiz die eigentliche Ursache war. Ein Reiz, der geschwächt oder gar ganz ausgeschaltet wird, führt in der Regel zur Aufhebung bzw. Löschung oder zumindest zur Minderung einer konditionierten Reaktion, während eine Wiederholung des Reizes die Reaktion reaktiviert. Die Aufnahme im Krankenhaus bringt Erleichterung, weil von potenziell krank machenden Reizen z. B. zuhause oder bei der Arbeit eine räumliche Trennung eintritt, und weil die Erwartungshaltung besteht, im Krankenhaus kompetent und umfassend versorgt zu werden. Versicherungsgesellschaften halten allerdings nicht viel vom therapeutischen Effekt der Krankenhausaufenthalte. Aus Kostengründen werden Patienten heute am gleichen Tag nach Hause geschickt, an dem sie ein Kind geboren, ihre Gallenblase verloren oder gar eine Brust abgenommen bekommen haben. Solche Direktiven mögen für den Profit gut sein, in jedem Fall aber sind sie schlecht für die Patienten. Die positiven konditionierten Reaktionen werden zwangsläufig in negative verwandelt, Krankenhausbesuche werden nur noch mit unangenehmen Untersuchungen oder therapeutische Maßnahmen assoziiert. Geradezu paradox ist es, dass durch die Architektur inzwischen versucht wird, Krankenhäuser attraktiver und angenehmer zu gestalten. Was nützt es, wenn die Patienten so schnell entlassen werden, dass sie die postmoderne Architektur überhaupt nicht würdigen können?

Gesundheitsbewusstes Verhalten

Wellness ist zu einem beliebten Mantra geworden, das selbst in schulmedizinischen Einrichtungen unermüdlich hergebetet wird. Basierend auf der Vorstellung, dass die Verhaltenstherapie gesundheitsbewusstes Verhalten fördern kann, scheint dieser Ansatz darauf abzuzielen, gesunde gegenüber anderen, der Gesundheit eher abträglichen Reaktionen zu stärken. Zu Letzteren zählt Neal Miller: «Erschöpfung, Schwäche, Jammern, Zurückziehen, Beschränkung körperlicher Aktivitäten und andere Beschwerden.» Appetit kommt bekanntlich beim Essen. Placebos können gesundheitsbewusstes Verhalten fördern und das Gefühl von Kompetenz und Kontrolle stärken. Suggestion ist dabei ein wichtiger Faktor – frei nach Coué: «Es geht mir mit jedem Tag in jeder Hinsicht immer besser.»

Der Psychologe Irving Kirsch gesteht freimütig ein, dass Placebos seiner Erfahrung nach nur bei psychischen Mechanismen wirken und von der Einstellung der Patienten abhängig sind. Er unterteilt *Erwar-*

tung in eine Reaktion wie Freude oder erhöhtes Bewusstsein (also genau die Art von Emotion, die man durch Placebos verstärken will) und einen Reiz (Geld, Essen oder andere spezifische Belohnungen, die mit Placebos assoziiert werden). Die Wahrnehmung sei für die klassische Konditionierung wesentlich; ein Reiz müsse durch seinen Effekt wahrgenommen werden können. Nach seinem Modell ist die Reaktion auf ein Medikament ein Reiz, der zu einer bestimmten Erwartungshaltung führt. Auf diese Weise könnte selbst eine Placebo-Reaktion die Konditionierung verstärken. Kirsch meint, dass eine gewisse Verbesserung bei kontrollierten Studien schon in dem Augenblick messbar ist, in dem jemand als Versuchsperson ausgewählt wird, also ehe es überhaupt zu einer Medikamentengabe kommt. Aufgrund ihrer täglichen Beobachtung werden viele Ärzte zustimmen, denn vielen ihrer Patienten geht es schon in dem Moment besser, in dem sie einen Praxisbesuch vereinbart haben. Allerdings gibt es bisher nur wenig Forschungsdaten, die einen solchen Effekt belegen.

Hoffnung

«Hoffnung hilft», auch wenn wir uns noch nicht ganz sicher sein können, dass eine Placebo-Reaktion tatsächlich von physiologischen Veränderungen begleitet wird. Allein von der positiven Erwartungshaltung geht ein Impuls zur Verbesserung aus. Vielleicht können die damit verbundenen Veränderungen und Hirnaktivitäten eines Tages durch Positronenemissions- oder Kernspinresonanztomographie dargestellt werden. Pessimismus ist der Gesundheit abträglich. Fatalismus kann zu neuen depressiven Schüben führen, die Angst vor der Angst neue Panikattacken auslösen. Ebenso können aber auch positive Erwartungen an ein neues Antidepressivum dessen Wirksamkeit erhöhen.

Erwartungshaltung

Der Wunsch nach Schmerzlinderung lässt sich nicht mit deren Erwartung gleichsetzen. Versuchspersonen, die für ihre Teilnahme an einem Experiment bezahlt werden, sind zweifellos freudigerer Erwartung als Menschen, die unter chronischem Schmerz leiden; lang anhaltender experimenteller Schmerz kann allerdings ebenfalls Angst auslösen. Vorherige Erfahrungen mit Schmerzmitteln beeinflussen die Placebo-Reaktion. Auch Suggestion, die Autorität des Arztes, das Ritual der Begegnung von Arzt und Patient und alle anderen Komponenten der Erwartungshaltung spielen eine große Rolle. Der Wunsch nach Schmerzfreiheit wird durch die Erwartungshaltung verstärkt, dass der andere mir helfen wird. Postmoderne Ärzte wissen, dass Glaube, Hoffnung und die sie begleitenden optimistischen Gefühle für die Heilung wichtig sind. Vielleicht wird es eines Tages möglich sein, Emotionen mit Hilfe von Skalen zu messen, um so auch die Zahlengläubigen von ihrer realen Existenz zu überzeugen. Bis dahin sollten Ärzte sich bemühen, all die neurologischen, hormonellen und psychischen Faktoren anzuerkennen, die mit im Spiel sind, wenn es darum geht, ihren Patienten zu helfen.

Compliance

Die *Compliance*, also das Einhalten von Verhaltensmaßregeln und die vorschriftsmäßige Einnahme eines verordneten Placebos oder Medikaments, bringt nachgewiesenermaßen Vorteile für den Heilungsprozess. Compliance ist letztlich das, was wir schon als Kinder gelernt haben: Brave Kinder, die tun, was man ihnen sagt, werden belohnt. Wie gut jemand die Anordnungen seiner Ärztin oder seines Arztes befolgt, hat – unabhängig von diesen Anordnungen – einen wichtigen Einfluss darauf, wie gut es ihm anschließend geht. Dies gilt z. B. selbst für die Einnahme Blutfett senkender Medikamente nach einem Herzinfarkt, wie mehrere Studien jetzt bestätigt haben.

Die Schlüsselworte lauten *Konditionierung* und *Kognition*. Letzteres ein Oberbegriff dafür, was die betroffene Person denkt oder fühlt. Was ihre Neurophysiologie betrifft, mögen Menschen Ratten ähneln, doch *wie* sie interpretieren, was mit ihnen geschieht, und *wie* sie den Arzt oder Heiler sehen, der sie behandelt, ist für die Wirkung von Placebos wesentlich. Genau dieses Moment muss in den griechischen Tempeln zu Ehren Äskulaps, an heiligen Orten wie Lourdes oder eben auch in mancher Arztpraxis wirksam gewesen sein. Um die Ursache des Erfolgs differenziert benennen zu können, müssen wir uns auf eine Unterscheidung zurückbesinnen, die die Philosophie, die Psychologie und sogar die Medizin durch ihre Konzentration auf neuroimmunologische Vorgänge aus dem Blick verloren haben: die Unterscheidung zwischen Krankheit und Kranksein.

Die Bedeutung der Begegnung zwischen Arzt und Patient, die durch kulturelle Prägungen und persönliche Erfahrungen beeinflusst wird, spielt bei der Placebo-Reaktion eine wichtige Rolle. Ein Arzt, der für das Problem eine befriedigende Erklärung geben kann, Kompetenz ausstrahlt, sich fürsorglich zeigt und sich darüber hinaus zuversichtlich gibt, kann die therapeutische Reaktion deutlich verbessern. Indem er sich Zeit nimmt, verstärkt er die positive Erwartungshaltung seiner Patienten. Zuhören hilft in jedem Fall, ganz egal, welche konkreten Maßnahmen folgen. Der Glaube an Wunder, Geheimnisse und Magie bleibt; seine Stoßkraft lässt sich nutzen.

Mentale Mechanismen

Obgleich wir über mentale Ereignisse, die auf die Vorgänge im Gehirn Einfluss nehmen, bisher nur wenig wissen, erkennen wir im Placebo ein Symbol für die Kraft des Heilers, andere zu trösten und ihnen zu helfen. Injektionen mögen konditionierte Reaktionen auslösen, am Schlucken einer Pille aber können für Menschen höhere, fast sakramentale symbolische Bedeutungen beteiligt sein, die eine Ratte nicht fühlen kann. Wer Medikamente schluckt, macht sie zu einem Teil seiner selbst, er «verleibt» sie sich ein. Für Patienten mit Verdauungsproblemen kann gerade dieses Moment sehr wichtig sein. Die sakramentale Kraft des Placebos verdient deshalb mehr Beachtung.

Auch Geschenke sind Symbole. Von einem Arzt etwas verschrieben zu bekommen, ist wie ein Geschenk und ein Versprechen. Für Jerome Frank ist das Placebo eine Form von Psychotherapie: «Die Gabe einer inaktiven Arznei ist auch eine Form der Psychotherapie, da ihre Wirksamkeit von der Symbolisierung der Heilfunktion des Arztes abhängig ist.» Für Flanders Dunbar haben die richtigen Symbole einen eigenständigen Heilaspekt, vor allem, wenn sie Teil eines Rituals sind, das kulturell akzeptiert und leicht verständlich ist. In modernen Zeiten kann dies eine Pille oder Tablette sein oder auch ein bestimmtes Ritual wie eine Untersuchung mit Röntgenstrahlen oder Computertomographie, die beide als Placebo fungieren können, auch wenn manche Ärzte dies nicht glauben wollen. In postmodernen Zeiten könnte das Placebo auch in Fitnessübungen wie Jogging oder einer bestimmten Minutenzahl pro Tag auf dem Laufband bestehen. Die Einnahme einer Pille oder Tablette erfordert von zur Passivität erzogenen Patienten wenig Einsatz. Alternative Ansätze scheinen gesünder zu sein, weil sie aus der passiven Rolle befreien, doch ist längst nicht jeder dazu bereit, regelmäßig Sport zu treiben oder seine Ernährung umzustellen.

Den symbolischen Effekt von Placebos in den Vordergrund stellend, meinen Psychiaterinnen und Psychiater, Placebos gäben die Chance, erwachsen zu werden. «Der Patient wird in die Lage versetzt, bis dahin gehemmte Funktionen auszuleben; gleichzeitig kann er den eigenen Anteil daran leugnen und die neue Aktivität der Pille zuschreiben. Die Verdauung der Pille ist ein Ritual oder ein symbolischer Akt, durch den er zu einer sonst blockierten Funktion Zugang findet» (Krystal). Zuckerpillen, Biofeedback-Geräte, Laufbänder, die Gesänge eines Schamanen oder die Suggestionen eines Hypnotiseurs – sie alle helfen dem Patienten auf ziemlich gleiche Weise: Er erhält die Chance, Kontrolle zurück zu erlangen und innere Blockaden zu überwinden.

Vor einer Weile wurde berichtet, dass die behandelnden Ärzte in San Francisco sich nicht erklären konnten, warum ein AIDS-Patient sich so viel besser fühlte, obgleich eine Knochenmarkstransplantation seinen Immunstatus nicht verbessert hatte. Sie übersahen den möglichen Placebo-Effekt, starrten nur auf T- und B-Zellen und bedachten nicht, dass die erhöhte Aufmerksamkeit und Hoffnung des Behandlungsteams sowie die Tatsache, dass «etwas gemacht» wurde, eigenständige Wirkungen in Gang setzten.

Suggestion als Therapie

Die moderne Technologie hat so große Fortschritte erzielt, dass Ärzte eigentlich mehr Zeit für die Kommunikation mit kranken Menschen bleiben sollte; stattdessen macht die Vielzahl von Versuchsergebnissen mehr Kommunikation zwischen Fachleuten notwendig, wobei die Patienten häufig umgangen werden.

Placebos lenken die Aufmerksamkeit in beide Richtungen: auf den Arzt, der sie verschreibt, ebenso wie auf den Patienten, der sie nimmt. Placebos versichern dem Patienten, dass der Arzt versuchen wird, ihm zu helfen. Gleichzeitig erinnern sie den Arzt daran, dass ihm auf der anderen Seite seines Schreibtisches eine Person, keine Krankheit gegenübersitzt. Ärzte fürchten therapeutisches Versagen, ihre Reaktion auf kranke Menschen kann von ihren eigenen neurotischen Bedürfnissen bestimmt sein: Patienten, die keine Besserung zeigen, bedrohen ihre berufliche Identität und ihre Sehnsucht nach Liebe und Bewunderung. Placebos entschärfen diese Konfrontation, sie bringen die gegenseitige Anerkennung von Ungewissheit und mobilisieren Empathie und andere hilfreiche Emotionen. Etwas zu verordnen, dessen Wirkweise sie sich selbst nicht erklären können, mahnt Ärzte zur Demut: Im Grunde sind sie nichts weiter als Menschen, die versuchen, anderen Menschen beizustehen.

Übertragung

Übertragung muss am Placebo-Effekt beteiligt sein. Die emotionale Abhängigkeit könnte zu einer Überbewertung des Arztes und schließlich zu einer Übertragung von Reaktionen auf die Person des Arztes führen, die der Patient bereits als Kind im Umgang mit anderen Autoritätsfiguren erlernte. Analytiker behaupten, die Autonomie ihrer Klienten zu bewahren, indem sie die Übertragungsreaktion analysieren und nicht als Führer oder Vorbild fungieren. Für Ärzte können diese anderen Rollen einem therapeutischen Zweck dienen, indem sie die Kontinuität der Arzt-Patienten-Beziehung symbolisieren. Dass sich Patienten auf «Wunder» verlassen, könnte ihre Autonomie mindern, doch die enge Verbindung ist für die Linderung von Schmerz äußerst wichtig.

Damit ist ein gewisses Loslassen verbunden, das wohl auch James im Sinn hat, wenn er im Hinblick auf heilsame religiöse Gefühle schreibt: «Unter diesen Umständen liegt der Weg zum Erfolg, wie durch unzählige authentische persönliche Erzählungen verbürgt, in einer anti-moralistischen Methode, einer gewissen ‹Unterwerfung› ... Passivität statt Aktivität, Entspannung statt Verkniffenheit ... Gib das Gefühl der persönlichen Verantwortung auf, lockere deinen Griff, lege die Sorge um dein Schicksal in die Hände höherer Mächte ... Durch das Entspannen, Loslassen wird eine Form der Regeneration möglich, die sich psychologisch von der lutherischen Rechtfertigung durch den Glauben und die wesleyanische Akzeptanz der freien Gnade nicht unterscheiden lässt.»

In unserer säkularen Zeit rücken Placebos die Verbindung zwischen Patient und Heiler auf ähnliche Weise in den Brennpunkt wie andere Rituale und Zeremonien dies vielleicht in einem religiöseren Zeitalter vermocht haben.

Gefühle von Stress und Hilflosigkeit werden durch jede Krankheit intensiviert. Die Regression in einen kindlicheren Zustand kann hilfreich oder schädlich sein; nach einer Operation können sich Patienten am besten selbst helfen, indem sie tun, was man ihnen sagt. Übertragung muss eigenständige therapeutische Effekte und physiologische Folgen haben, die denen positiver Gefühle ähnlich sind. Wenn sie ein so normales menschliches Phänomen ist, wie ihre große Verbreitung nahe legt, kann die Verschmelzung zweier Menschen auf psychischer Ebene sehr wohl einen therapeutischen Nutzen bringen.

Auch in diesem Fall ist es möglich, dass das Phänomen, nämlich die Übertragung, unabhängig von der jeweils mit ihr verknüpften Theorie wirksam ist. Allein die Begegnung wirkt therapeutisch, ganz egal, welche Maßnahmen aus ihr folgen. Der Gang zum Arzt hat einen eigenen Placebo-Effekt; das Gleiche gilt für den Gang zum Psychotherapeuten, der unabhängig vom daraus resultierenden psychotherapeutischen Prozess zur Entlastung führt, wie kontrollierte klinische Studien ergeben haben.

Gegenübertragung

Die unrealistische Einschätzung mancher Patienten als Fälle von ungerechtfertigter Übertragung muss ebenfalls eine Rolle spielen, wenn es darum geht, die Fähigkeit von Ärzten, die inneren Heilkräfte kranker Menschen anzusprechen, weiter zu verbessern. Placebos könnten diese Heilkraft mobilisieren.

Suggestion

Die Überlegungen zum Thema Übertragung und Gegenübertragung leiten zu meiner sehr realen Überzeugung hin, dass Suggestion die Wirkung jeder Therapie auf das Kranksein verbessert. Nach James ist «'Suggestion' nur ein anderer Name für die Macht der Ideen über Glaube und Verhalten.» Mack Lipkin unterscheidet *Überzeugungskraft*, «das Beeinflussen durch Argumente oder Appelle an die Vernunft», von *Suggestion*, dem subtilen, sich einer rationalen Kontrolle weitgehend entziehenden «Aufprägen einer Idee oder Einstellung durch Andeutung». Tatsächlich mag Suggestion sich weniger rational geben als Überzeugungskraft, beide sind dennoch eng miteinander verwandt.

Paul Kaunitz, ein ehemaliger Professor der Psychiatrie an der Yale University, erklärt, warum er den meisten Patienten günstige Prognosen stellt: «Positive Verstärkung fördert den Optimismus, die Patienten schauen hoffnungsvoller in die Zukunft und haben den Ansporn, wieder gesund zu werden.» Über die Rolle des Therapeuten sagt er: «Seine Aufgabe ist es, die psychischen Mechanismen und äußeren Umweltfaktoren eines Patienten nach bestem Können so zu beeinflussen, dass die Kräfte der Natur möglicherweise verborgene oder verschüttete individuelle Stärken in den Vordergrund rücken.»

Glaube, Hoffnung und Erwartungshaltung sind für die Suggestion wichtig – ganz egal, ob man zu einem Analytiker geht oder zu einem Heiligtum pilgert. So wie ein Arzt aus Gründen, die wahrscheinlich mehr mit seinen Genen als mit seiner Ausbildung zu tun haben, Röntgenaufnahmen besser lesen kann als andere, kann ein anderer seine Patienten besser heilen und trösten. Genauso gibt es Ärzte, die Placebos mit mehr Charisma verschreiben können als andere.

Therapeutische Allianz zwischen Placebobehandlung und Psychotherapie

Die Frage nach dem Unterschied zwischen Placebobehandlung und Psychotherapie wird zu Recht als anmaßend empfunden. Psychotherapeuten sind qualifizierte, sozial sanktionierte Heiler, die versuchen, im emotionalen Zustand, in den Einstellungen und im Verhalten ihrer Patienten bestimmte Veränderungen zu induzieren. Placebos verändern die Wahrnehmung von Schmerzen, wirken sich aber nicht auf die Einstellungen oder gar die Persönlichkeit des kranken Menschen aus. Placebos und psychotherapeutische Methoden ermuntern beide zur Selbsthilfe und zielen auf die Lösung von Störungen ab. Placebos wirken auf noch unerklärliche, manchmal geradezu wundersame Weise, während die Psychotherapie mit Hilfe einer sehr viel reiferen, rationaleren Strategie in das Geschehen einzugreifen versucht. Trotz der Unterschiede können beide eine therapeutische Allianz eingehen.

Wie Cousins können wir fragen, ob Dankbarkeit, Hoffnung oder andere Gefühle einen physiologischen Effekt haben und wie sie auf die viel zitierten Endorphine wirken. Placebos sind Symbole für die Verbindung zweier Menschen, machen sie zu verbündeten Mitgliedern einer Gruppe – ähnlich wie etwa die Anonymen Alkoholiker oder andere Selbsthilfegruppen. Loyalität oder gegenseitige Verpflichtung spielen hier eine große Rolle, worauf ich im nächsten Kapitel noch eingehen werde.

Die therapeutische Verbindung scheint sich nur wenig von einer mystisch-religiösen Vereinigung zu unterscheiden:

> Die Gruppen-System-Hypothese hat den Vorteil der Schlichtheit und einfachen Übertragbarkeit auf sonst so unterschiedliche Felder wie Politik, Religion, Psychotherapie und Medizin. Unter einer Vielfalt unterschiedlicher Etiketten ist die integrierende Kraft des Gruppen-Systems erkennbar. Dies gilt für die Anonymen Alkoholiker ebenso wie für die Suchthilfe-Gemeinschaft Synanon, religiöse Gruppen, politische Bewegungen, Gehirnwäsche und vielen Formen der Psychotherapie. Psychodynamisches Verständnis, Psychotherapien und therapeutische Gemeinschaften bieten kranken Menschen

sowohl Ersatzbeziehungen als auch eine systematisierte Weltanschauung. (Adler)
Der kranke Mensch wird aufgerichtet und in eine Art Heilmodus gebracht. Die physiologische Wirkung von Dankbarkeit harrt noch der Erforschung. Zu wissen, dass ein anderer die Sache in die Hand nimmt, dass man betreut wird, könnte Heilung bringen oder ihren Beginn initiieren. Wenn Symbole einen physiologischen Effekt haben, kann die Selbsthilfe auch allein bewerkstelligt werden. Wer das Glück hat, sich selbst Therapeut sein zu können, kann aus Selbsthilfehandbüchern großen Nutzen ziehen.

Auch wenn wir nicht genau wissen, wie Placebos wirken – alles spricht dafür, dass sie kranken Menschen helfen können. Positiv eingesetzt, sind sie ein Geschenk des Arztes an den Patienten, ein Symbol seiner Bereitschaft, etwas für ihn zu *tun*. Das mag herablassend klingen, doch die Beziehung zwischen Arzt und Patient schließt unweigerlich ein, dass der eine dem anderen zu helfen versucht.

Wie Lisa Newton es formuliert: «Ich muss wissen, dass der Arzt sich mit mir gegen die Krankheit verbündet, nicht umgekehrt, sonst würde ich nicht zu ihm gehen, und dieses Bündnis kann ich an jedem Punkt im Verlauf der Behandlung verifizieren, allein durch ein wenige Minuten dauerndes Gespräch.» Für den Heilungsprozess ist ihrer Ansicht nach äußerst wichtig, dass der Patient die Existenz dieses Bündnisses spürt – eines Bündnisses, das durch die Umstrukturierung des Gesundheitswesens im Zuge der Kostendämpfung akut bedroht ist.

Bei Menschen mit verlässlichen Freundschaften zuhause und bei der Arbeit sind depressive Symptome selten; sie leiden mit geringerer Wahrscheinlichkeit an Erschöpfung, Ängsten, Niedergeschlagenheit, Reizbarkeit, Rückenschmerzen, Kopfschmerzen, Herzklopfen, Benommenheit oder Atembeschwerden. «Die soziale Umgebung ist eine wichtige Determinante des Gesundheitszustands.» Über längere Zeit bestehende Depressionen können zur Isolation führen, doch soziale Bindungen beeinflussen die Symptome positiv. Placebos symbolisieren Freundschaft, eine zwischenmenschliche Verbindung, wenn auch nur zu einem professionellen Heiler. Verbindung ist tröstlich, und Trost fördert die Heilung.

Wieder einmal treffen diese Überlegungen *nur* auf die Linderung von Leid und Schmerzen zu. Bei Krebs oder organischen Herzerkrankungen Handauflegen zu empfehlen, empfände ich als empörend. In einer über drei Jahre laufenden Studie im Rahmen des Health Insurance Plan of New York starben Patienten, die «sozial isoliert und vielen Stressfaktoren ausgesetzt waren», mit viermal größerer Wahrscheinlichkeit nach einem Herzanfall als Menschen mit geringerem Stress und großem Freundeskreis. Die Autoren des Forschungsberichts vermuten einen physiologischen Prozess (eine stressinduzierte Hormonausschüttung) als Auslöser von Herzrhythmusstörungen; ob die Beobachtungen jemals repliziert wurden, vermag ich jedoch nicht zu sagen. Studien, die einen solchen Zusammenhang nahe legen, werden in der Regel aus dem Kontext gerissen oder – wie Schrittsteine quer durch einen Fluss – so arrangiert, dass sie eine Verbindung zwischen zwei im Grunde unverbundenen Punkten suggerieren.

Bedrückende Empfindungen anderen mitzuteilen, ja allein schon, sie aufzuschreiben, hilft vielen Menschen, um für körperliche Erkrankungen weniger anfällig zu werden, wie viele Psychotherapeuten und Hausärzte aus eigener Anschauung wissen. Sich einem anderen anzuvertrauen, kann den Körper vor schädlichen internen Stressfaktoren schützen. Leute, die nicht fähig sind, sich anderen vertrauensvoll zu öffnen, haben ein weniger effektives Immunsystem. Wer durch Tod plötzlich seinen Partner verliert und die Trauer nicht offen auslebt, hat mehr Gesundheitsprobleme als Menschen, die in der Lage sind, über ihre Trauer zu sprechen. Ähnliches gilt ganz allgemein: Wer Stress hat und versucht, seine Probleme unter den Teppich zu kehren, schwächt sein Immunsystem. Beobachtungen wie diese stehen hinter der alten Erkenntnis: «Kummer, der nicht in Tränen Ausdruck findet, bringt die Organe zum Weinen.» Um uns zu entlasten, müssen wir mit anderen sprechen. Menschen, die sich in Psychotherapie befinden, gehen seltener zum Arzt. Wer sich seinem Partner oder einem Freund anvertraut, muss auf die Gefühle und Reaktionen seines Gegenübers Rücksicht nehmen; bei einem Therapeuten braucht er das nicht. Aus diesem Grund kann ein Arzt manchmal sogar mehr helfen als ein Freund.

Unterstützung und Freundschaft sind in jedem Fall gesund. In einer interessanten Studie wurden Frauen, die bereits Kinder geboren hatten, gebeten, anderen Frauen bei ihrer ersten Niederkunft beizustehen, sie zu trösten und ihnen das Geschehen zu erklären. Die Rate der Kaiserschnitte senkte sich dadurch von 18 auf 8, die der Epiduralanästhesie von 55 auf 8 Prozent. Statt «An apple a day ...» könnte es auch heißen: «A friend a day keeps the doctor away.»

Indem sie Placebos verächtlich abtun, verzichten moderne Ärzte auf die Hilfe von Symbolen, Ritualen und Suggestionen. Diagnostische Verfahren, die – klug eingesetzt – ebenfalls als Placebos wirken können, bringen sie eher sklavisch als souverän ins Spiel. Während viele von ihnen Placebos als heimliche Schande der Medizin ansehen, verlassen sich andere Ärzte wie Andrew Weil unbeirrt auf Verhaltensänderungen durch Meditation und Entspannungstechniken, die er als aktive Placebos bezeichnet. Wie alle Placebos nehmen sie mehr Einfluss auf den Geist als auf den Körper.

14. Loyalität in der Beziehung zwischen Arzt und Patient

«Feindliche Übernahme» ist wohl der richtige Ausdruck für die Veränderungen im US-amerikanischen Gesundheitssystem in den letzten Jahren, die weder Ärzte- noch Patientenschaft oder gar die gewählten Volksvertreter zu verantworten haben. Doch viele Ärzte haben neue Metaphern wie «Gesundheits-Dienstleister» und «Gesundheits-Konsumenten» gemeinsam mit anderen Begriffen aus der Wirtschaftssprache gleichmütig hingenommen und sind dank Medicare und dem ständig wachsenden Hightech-Füllhorn dabei reich geworden. Trotzdem gilt: Ärzte arbeiten hart, und wenn auch einige in ungebührlichem Maße abkassieren, schuften die meisten doch schwer, um ihren Patienten zu helfen, und kommen dabei nicht über ein mittleres Einkommen hinaus.

Die Übernahme kam aus wohl bekannten Gründen: den wachsenden Kosten der medizinischen Versorgung, der Notwendigkeit zur Kostenbegrenzung und dem Scheitern von Präsident Clintons Gesundheitsreform. Die nicht durchsetzbare Reform hinterließ ein Vakuum, die findige Geschäftsleute – unter dem Vorwand, die Kosten in den Griff bekommen zu wollen – rasch in ihrem Sinne besetzten. Aus Ärzten wurden Angestellte profitorientierter Gesundheitsunternehmen, und die altmodischen Tugenden, die ich in diesem Buch hochzuhalten versuche, wurden obsolet gemacht; die Beziehungen zwischen Ärzten und ihren Patienten sowie innerhalb der Ärzteschaft werden inzwischen fast vollständig von geschäftlichen Interessen beherrscht. In diesem Kapitel möchte ich meine Trauer über das, was dabei verloren ging, zum Ausdruck bringen – aber auch meine Überzeugung, dass dieser bedauernswerte Zustand nicht anhalten kann, und meine Hoffnung, dass Ärzte und Patienten in naher Zukunft wieder ein Bündnis eingehen werden.

Was ist Loyalität?

Loyalität bildet den idealen Kontext für den Einsatz von Placebos und ein Leitbild für die Beziehung zwischen Arzt und Patient, auch wenn der Begriff heute nicht mehr so *en vogue* ist. Vielen mag er als antiquierte Abstraktion erscheinen, eine überkommene Tugend, die für moderne Ärzte und ihre entfernt vom Geschehen agierenden Gesundheitsmanager keine Bedeutung mehr hat. Wer den Einsatz von Placebos mit Loyalität verknüpft, läuft Gefahr, chauvinistisches Verhalten zu glorifizieren und die Abhängigkeit kranker Menschen ebenso zu fördern wie die Arroganz ihrer Ärzte. Doch nur eine loyale Beziehung macht die Gabe von Placebos möglich und, wie ich meine, auch ethisch vertretbar.

In diesem Zusammenhang von Loyalität zu sprechen, setzt voraus, dass Ärzte nicht allein kraft ihrer Persönlichkeit, sondern vor allem kraft der professionellen Ausübung ihres Berufes «loyal» sein müssen. Die Beziehung zwischen Arzt und Patient ist eine professionelle Beziehung. Dass sie bestimmten ethischen Regeln unterliegt, besagt schon der Eid des Hippokrates, den in den USA alle Studierenden der Medizin bei ihrem Examen ablegen. *Loyalität* heißt, «ehrlich und redlich zu sein sowie treu zu den eigenen Verpflichtungen, Aufgaben, Beziehungen, Verbindlichkeiten und Werten zu stehen...» Loyalität hat nichts mit Patriotismus zu tun; auch ein politischer Treueeid wird nicht verlangt. Ich verbinde Loyalität mit Pflichterfüllung.

Der Eid des Hippokrates

Zu den professionellen Pflichten von Ärzten nimmt der Eid des Hippokrates eindeutig Stellung. Ich gebe ihn deshalb hier in voller Länge wieder:

> Ich schwöre, Apollon, den Arzt, und Asklepios und Hygieia und Panakeia und alle Götter und Göttinnen zu Zeugen anrufend, dass ich nach bestem Vermögen und Urteil diesen Eid und diese Verpflichtung erfüllen werde:
> Den, der mich diese Kunst lehrte, meinen Eltern gleich zu achten, mit ihm den Lebensunterhalt zu teilen und ihn, wenn er Not leidet, mit zu versorgen; seine Nachkommen meinen Brüdern gleichzustellen und, wenn sie es wünschen, sie diese Kunst zu lehren ohne Entgelt und ohne Vertrag; Ratschlag und Vorlesung und alle übrige Belehrung meinen und meines Lehrers Söhnen mitzuteilen, wie auch

den Schülern, die nach ärztlichem Brauch durch den Vertrag gebunden und durch den Eid verpflichtet sind, sonst aber niemandem. Meine Verordnungen werde ich treffen zu Nutz und Frommen der Kranken, nach bestem Vermögen und Urteil; ich werde sie bewahren vor Schaden und Ungerechtigkeit. Ich werde niemandem, auch nicht auf seine Bitte hin, ein tödliches Gift verabreichen oder auch nur dazu raten. Auch werde ich nie einer Frau ein Abtreibungsmittel geben. Heilig und rein werde ich mein Leben und meine Kunst bewahren. Auch werde ich den Blasenstein nicht operieren, sondern es denen überlassen, deren Gewerbe dies ist. Welche Häuser ich betreten werde, ich will zu Nutz und Frommen der Kranken eintreten, mich enthalten jedes willkürlichen Unrechtes und jeder anderen Schädigung, auch aller Werke der Wollust an den Leibern von Frauen und Männern, Freien und Sklaven. Was ich bei der Behandlung sehe oder höre oder auch außerhalb der Behandlung im Leben der Menschen, werde ich, so weit man es nicht ausplaudern darf, verschweigen und solches als ein Geheimnis betrachten. Wenn ich nun diesen Eid erfülle und nicht verletze, möge mir im Leben und in der Kunst Erfolg zuteil werden und Ruhm bei allen Menschen bis in ewige Zeiten; wenn ich ihn übertrete und meineidig werde, das Gegenteil.

Der Eid des Hippokrates ist zu einem Symbol für die professionelle Loyalität gegenüber kranken Menschen geworden. Ludwig Edelstein preist ihn als zeitlos gültig: «In allen Ländern und zu allen Epochen, in denen der Monotheismus in religiöser oder eher säkularer Form vorherrschend war, galt der Hippokratische Eid als allseits anerkanntes Credo, fand Beifall als Verkörperung der Wahrheit.»

Einige Studenten, die den Eid als sexistisch und autoritär empfinden, weigern sich, ihn zu sprechen und lehnen ihn auch als bloßen Initiationsritus für junge Ärzte ab. Ein führender Vertreter der medizinischen Ethik, Robert Veatch, kritisiert nicht nur den Eid an sich, sondern stellt «die Berechtigung eines Berufsstandes, sich selbst ethische Standards zu setzen», grundsätzlich in Frage. Er empfindet die Verpflichtung zur Loyalität gegenüber den Kranken als hohles, chauvinistisches Versprechen einiger sich selbst Auserwählenden, die mit denen, die es unmittelbar betrifft, niemals darüber diskutiert haben. Bis heute, so argumentiert er, gäben Ärzte ihren Patienten in den Dingen, auf die es ankommt, kein Mitspracherecht.

Doch die Gesellschaft hat sich schon lange in ein ungleiches Verhältnis von Arzt und Patient gefügt. Wohl als Gegenbewegung hierzu wird die Gleichheit heutzutage manchmal überbetont.

Der Bund zwischen Arzt und Patient

In Anspielung auf den Bund Gottes mit dem Volk Israel spricht William May auch beim Hippokratischen Eid von einem «Bund». Dieser Bund umfasst seiner Auffassung nach: (1) Pflichten gegenüber den Patienten, (2) Pflichten gegenüber den Lehrern und (3) ewige Verbindlichkeit durch die Zeugenschaft der Götter.

Der tägliche Austausch zwischen medizinischen Lehrern, Schülern und Kollegen stärkt die Loyalität innerhalb der Ärzteschaft. Dass Ärzte der Gesellschaft und ihren Lehrern für ihre Ausbildung Dankbarkeit schulden, ist nach May allerdings stark aus dem Blickfeld geraten. Ebenso leicht vergessen wird allerdings, dass Ärzte ohne Patienten überflüssig wären, ja dass Ärzte ihre Patienten brauchen. «Niemand, der schon einmal einen Arzt nervös auf die Pensionierung zugehen sah, wird verkennen, wie sehr er seine Patienten braucht, um er selbst zu sein.»

Der Begriff «Bund» scheint May für die Beziehung zwischen Arzt und Patient besser zu passen als «Vertrag». Ein Vertrag bricht mit dem eher autoritären Modell des sich fürsorglich zu seinem Patienten herablassenden Arztes, betont eher Zustimmung als Vertrauen. In einer gleichberechtigten, vertraglichen Beziehung werden Informationen gegen Waren, Dienstleistungen gegen Geld ausgetauscht. Ein Vertrag hat nichts mit fürsorglicher Wohltätigkeit zu tun, sondern besiegelt einen von zwei Menschen bewusst abgeschlossenen Handel, von dem sie beide meinen, dass er zu ihrem Besten ist.

Ärzte, die mitten in der Nacht aufstehen, um nach ihrem auf eine Intensivstation verlegten Patienten zu sehen, obwohl sie wissen, dass sich das dortige Personal ausreichend um ihn kümmert, geht es nicht um einen möglichen Nachtzuschlag zu ihrem Honorar. Es ist mehr als Selbstinteresse im Spiel, auch wenn Zyniker behaupten mögen, in Wirklichkeit wollten sie nur stets die Kontrolle behalten. May räumt ein, dass Ärzte anderen Menschen sehr viel geben, widerspricht jedoch «der moralischen Anmaßung einer letztlich doch nur ihren Beruf ausübenden Gruppe, sich allein als Gebende zu sehen». Nicht nur im materiellen Sinne komme doch eine ganze Menge zurück.

Ein Vertrag beschränkt die Transaktion zwischen Arzt und Patient. Er spezifiziert die für eine bestimmte Gebühr geleisteten Dienste und lässt keinen Raum für Eventualitäten. May bringt als Gegenentwurf die Treue zum geschlossenen Bund ins Spiel, doch der Versuch, die Ethik auf das Transzendentale zu gründen, könnte in unserer modernen, säkularen, multikulturellen Gesellschaft ins Leere gehen. Mit *Bund* sind religiöse Konnotationen verbunden, was bei *Loyalität* nicht der Fall ist. Ich frage mich, was May wohl zur Managed Care sagen würde.

Loyalität gegenüber den Patienten

Die Erfahrung mit autoritären Regimen hat im Umgang mit Begriffen wie «Loyalität» und «Pflichterfüllung» zu Vorsicht geführt. Dennoch können sie für Menschen in Heilberufen durchaus Anstöße zur Reflexion der eigenen Rolle beim Leben und Sterben ihrer Patienten geben. Patientenverfügungen und -vollmachten dokumentieren das Bedürfnis kranker Menschen, sich vor Ärzten zu schützen. Eine Neubelebung des Loyalitätsgedankens könnte hier neue Akzente setzen.

Josiah Royce

Royces 1928 erschienenes Buch *The Philosophy of Loyalty* hat für alle, die die Zeit der Konzentrationslager und die Folgen unbedingter Loyalität erlebt haben, einen fragwürdigen Beigeschmack. Royce spricht von der «Loyalität zur Loyalität» und definiert *Loyalität* als «willentliche, praktische und grundlegende Hingabe einer Person an eine Sache. Ein Mensch ist loyal, wenn er erstens eine Sache hat, der er loyal dienen kann, wenn er sich zweitens dieser Sache willentlich und grundlegend verschreibt, und wenn er drittens diese Hingabe in seinem praktischen Handeln zeigt, in dem er jederzeit im Dienste seiner Sache tätig ist.»

Loyalität bezeichnet mehr als den Kapitän, der mit seinem Schiff untergeht. Sie zeigt sich auch durch Handlungen, «die nicht durch bloße Routine vorherbestimmt sind». Als Beispiel zitiert Royce die Reaktion des britischen Speaker of the House of Commons, als King Charles I einige Mitglieder des Parlaments festnehmen wollte. Gefragt, ob er die Gesuchten im Parlament gesehen habe, antwortete er: «Ihre Majestät, ich bin der Speaker dieses Hauses und als solcher habe ich weder Augen, die etwas anderes sehen, noch eine Zunge, die etwas anderes spricht als das, was dieses Haus mir befiehlt; und ich bitte Eure Majestät ergebenst um Entschuldigung, wenn dies die einzige Antwort ist, die ich Eurer Majestät geben kann.» Der Speaker begriff sich voll und ganz als Diener einer Sache. Loyal zu sein bedeutet, sich *willentlich* als treues Werkzeug einer Sache zur Verfügung zu stellen. «Sie muss mich ganz aufwühlen und durchdringen, mich am Ende ganz besitzen ... Und doch ist meine Loyalität niemals bloßes Schicksal, sondern immer das, was ich mir selbst erwähle» (Royce).

Loyalität erfordert die Vorstellung von einer Gemeinschaft (*community*), wie John Smith, einer der wenigen modernen Schüler Royces, uns erklärt. Wissenschaftliches Wissen ist außerhalb einer dem Ideal der Wahrheit verpflichteten Gemeinschaft der Wissenschaftler nicht vorstellbar. Wissenschaft erfordert Beobachtung, Beweise, Validation und eine auf den Regeln der wissenschaftlichen Gemeinschaft basierende Interpretation.

Die «Ärzteschaft»

Diese Vorstellung nötigt zu einem nostalgischen Rückblick auf den früheren Zusammenhalt der Ärzteschaft mit ihren Regeln, Verpflichtungen, einem eigenen Verhaltenskodex und einer grundsätzlichen Loyalität zum gemeinsamen Berufsstand. Vielleicht existierte sie in Wirklichkeit nur in den schriftlichen Zeugnissen ihrer Gefolgsleute. Womöglich war sie durch Enge gekennzeichnet, beschäftigte sich mehr mit Etikette als mit ethischen Fragen. Und doch setzte sie dem beruflichen wie dem persönlichen Verhalten offenbar feste Grenzen. Mit der Assistentenzeit war das Bewusstsein verbunden, in eine Gemeinschaft einzutreten. Diese Gemeinschaft mag in erster Linie selbstsüchtige Interessen vertreten haben (was ich nicht glaube), und doch brachte sie sowohl den Patienten als auch den Ärzten Vorteile. Heute beherrschen Gewinnstreben und Konkurrenz die klinische Arbeit. In einer Zeit, in der Ärzte als Angestellte immer größerer Gesundheitsunternehmen zu willkürlichen Gruppen zusammengeworfen werden, erscheint die Vorstellung vom Arztberuf als *Berufung* und von der Ärzteschaft als menschlicher Gemeinschaft obsolet oder zumindest naiv. Irgendetwas muss im Zuge dieser Entwicklung verloren gegangen sein.

Anders als bei den klinisch arbeitenden Medizinern hat die Gemeinschaft (*community*) von medizinischen Wissenschaftlern nicht nur fortbestanden, sondern ist auch stetig gewachsen. Sie mag bei der Suche nach der Wahrheit nicht immer ganz stringent sein, ihre Fehler gern verstecken und die eigenen Schwächen zu häufig verteidigen, doch stellt die akademische Medizin eine Gemeinschaft dar, die sich auf eine Weise selbst erhält und stützt, wie dies praktizierenden Ärzten heute kaum noch möglich ist.

Arroganz und Ehrgeiz, die Gier nach unbegrenzter Macht und das Bedürfnis nach Bewunderung sind unter Medizinern weit verbreitet. Von ihrer Arbeit her sehen sie dennoch aus wie eine Gemeinschaft, wenn auch wie eine, die die Hoffnung auf Profit allzu oft mit der Suche nach der Wahrheit vermischt. Viele halten das wissenschaftliche Ideal aufrecht, weil die Wissenschaft ihnen die einzige Vision vom Absoluten gibt – sie ist das noch verbliebene einende Merkmal der «Ärzteschaft». Die Kollegialität leidet unter der Konkurrenz, die vom System geschürt wird, um die Kosten der medizinischen Versorgung zu drücken. Die alte «Ärzteschaft» mag nie die ideale Gemeinschaft gewesen sein, die uns der von Nostalgie verklärte Blick heute präsentieren will, doch bot sie eine grundsätzliche Verbindung zwischen Ärzten mit gemeinsamen Zielen und Pflichten gegenüber ihren Patienten.

Umfassende Betreuung (*care*)

Welcher besseren Sache könnte sich die Loyalität von Ärzten verschreiben als der umfassenden Betreuung ihrer Patienten? In dieser Sache lassen sich Leidenschaft, sozialer Nutzen und intellektuelles Interesse aufs Vortrefflichste vereinen. Sie beantwortet Royces Frage: «Gibt es eine praktische Möglichkeit, der universellen menschlichen Sache im Sinne der Loyalität zur Loyalität zu dienen?» Mehr als die Vertreter des Humanitätsgedankens, die der gesamten Menschheit helfen wollen, kümmern Ärzte sich um die Individuen, die ihnen Tag für Tag gegenüberstehen. Ihre Patienten sind die gute Sache, für die es sich zu engagieren lohnt. «Wenn ich loyal sein will, muss meine Sache mich in jedem Augenblick faszinieren, meine ganze Körperkraft anspannen, meinen Arbeitseifer entfachen, auch wenn die Arbeit mühsam ist. Nackten Abstraktionen kann ich meine Loyalität nicht zeigen. Loyal kann ich nur gegenüber dem sein, was mein Leben in körperliche Taten übersetzen kann.»

Loyalität hat mit Emotion zu tun; die alte Arzt-Patienten-Beziehung ist dagegen eher leidenschaftslos, beruht auf Empathie, nicht auf Mitleid. Die Emotion von Ärzten gilt ihrem Beruf (darf ich sagen, ihrer *Berufung?*), nicht der einzelnen Patientin oder dem einzelnen Patienten. Placebos können ohne Engagement oder große Emotion gegeben werden und dennoch Linderung bringen.

Loyalität und Pflichtgefühl in der Medizin mögen an militärische Metaphern denken lassen, den Gehorsam gegenüber höheren Dienstgraden und das Vertrauen in Autoritätsfiguren. Diese Metaphern wirkten vor allem in der Pflege, angefangen mit Florence Nightingale während des Krimkriegs. Loyalität galt als *die* herausragende Tugend von Pflegenden («Treu und pflichtbewusst werde ich danach streben, dem Arzt bei seiner Arbeit zu helfen»), die Kritik am Krankenhaus, der Lehranstalt, an anderen Pflegenden oder gar am Arzt, «unter» dem sie arbeiteten, galt als tabu. Loyalität in der Medizin kann aber meiner Auffassung nach nie gegenüber irgendwelchen hierarchischen Strukturen, sondern nur gegenüber den Patienten gelten.

Diese Loyalität ist durch das heutige System in Frage gestellt. Ärzte sehen sich einander widerstreitenden Verpflichtungen gegenübergestellt: Sie sollen denen dienen, die ihre Arbeit bezahlen, und denen, die sie mit ihrer Arbeit behandeln. Wer soll Patienten in kontrollierte klinische Studien einschreiben, an deren Ergebnissen der behandelnde Arzt ein Eigeninteresse hat? Soll ein Arzt ein zusätzliches diagnostisches Verfahren anordnen, das eigentlich überflüssig ist, an dessen Durchführung sein Arbeitgeber jedoch gut verdienen könnte? Soll er ein diagnostisches Verfahren nicht anordnen, weil es von der Krankenversicherung nicht bezahlt wird, obgleich er es für notwendig hält? Grundlegende Loyalität im Sinne Royces stellt die Interessen der Patienten über die des Arztes und die seiner Arbeitgeber.

Das Loyalitätsversprechen

Ein Versprechen ist «ein Gelöbnis oder eine Zusicherung im Hinblick auf das eigene zukünftige Verhalten; wer einer anderen Person etwas verspricht, sagt ihr fest zu, etwas Bestimmtes zu tun, zu gewähren oder zu unterlassen.» Juristen schätzen die Verbindlichkeit von Versprechen als sehr hoch ein – wahrscheinlich, weil gebrochene Versprechen sie in Lohn und Brot halten. Im juristischen Sinne sind Versprechen «ein Prinzip, mit dem sich Menschen selbst Verpflichtungen auferlegen, wo vorher keine Verpflichtungen bestanden».

Vertrag

Juristen preisen den Vertrag als universelles Medium, durch das zivilisierte Menschen ihre bürgerlichen Freiheiten verwirklichen können. Nicht umsonst gilt die Vertragsfreiheit als hohes Rechtsprinzip. Verträge untermauern Versprechen, und in der Regel bestehen sie aus drei Teilen: dem Versprechen, der Akzeptanz dieses Versprechens und einer Gegenleistung für das Einhalten des Versprechens. Diese Gegenleistung muss konkret sein, auch wenn sie manchmal nicht mehr ist als ein Gegenversprechen («Wenn Du X machst, mache ich Y»).

Eine Verpflichtung ist selbst auferlegt, wie Charles Fried erläutert, und unterscheidet sich in diesem Punkt von einer Pflicht, die er als «Leistung» definiert, «die man jemandem schuldet, und zwar ungeachtet irgendwelcher freiwilliger Handlungen oder Entscheidungsspielräume». Ein Versprechen richtet sich an ganz bestimmte Personen: «Indem wir etwas versprechen, erlegen wir uns selbst eine Verpflichtung auf.» Versprechen stabilisieren die Zusammenarbeit und den gegenseitigen Austausch.

In der Begegnung zwischen Arzt und Patient schwang lange Zeit das Versprechen mit: «Wenn Du mich bezahlst, werde ich mich um deine gesundheitlichen Interessen kümmern. Ich werde alles tun, was sich auf ärztlichem Gebiet für dich machen lässt.» Ein solches Versprechen kann mehr sein als ein geschäftlicher Vertrag, das aber sollte er auf jeden Fall sein. Im günstigen Fall kam dann noch Loyalität hinzu. Unter den gegenwärtigen Bedingungen der medizinischen Praxis bleibt die Loyalität außen vor, die Arzt-Patienten-Beziehung ist rein kommerzieller Natur. Ärzte arbeiten heute für Dritte, nicht mehr für ihre Patienten, und sind an Verträge gebunden, die sie mit diesen Dritten geschlossen haben. Die Loyalität zur Loyalität ist verloren gegangen.

Die Gabe eines Placebos sollte wie ein Versprechen sein, bei dem der Arzt seinem Patienten versichert, dass er sich nicht nur auf seine jetzige Ernsthaftigkeit, sondern auch auf seine zukünftige Leistung verlassen kann. Die selbst auferlegte Verpflichtung gegen Bezahlung ist das ärztliche Versprechen der Loyalität. Die Bezahlung ist nicht hinderlich. Im Gegenteil, sie trägt zu einer kontinuierlichen und wechselseitigen Beziehung bei. Indem sie ihm ihren Körper anvertrauen, geben Patienten das Gegenversprechen, ihrerseits ihm gegenüber loyal zu sein. Falls sie mit dem, was er ihnen rät, nicht einverstanden sind, oder wenn sie vorhaben, seinen Rat nicht zu befolgen, müssen sie ihm das sagen. Auch Patienten haben Verpflichtungen, die mehr Aufmerksamkeit verdienen als dies in einer Zeit, in der ständig die Rechte betont werden, allgemein üblich ist. Was wir brauchen, ist gegenseitige Verlässlichkeit.

Placebos als Versprechen

Wegen ihrer impliziten Bedeutungen sind Placebos für Patienten ebenso wichtig wie für Ärzte. Die Realität der Placebo-Reaktion, um die niemand herum kommt, macht kranke Menschen nicht zu einer von ihren Ärzten beliebig formbaren Masse. Vielmehr zeigt uns die Placebo-Reaktion, dass in uns allen Fähigkeiten zur Erneuerung unserer inneren Stärke und der Gesundheit von Geist und Körper schlummern. Die Placebo-Reaktion ist der Schlüssel zur Selbsthilfe. Sie lenkt unseren Blick auf die Kraft, die durch Gemeinschaftlichkeit entsteht, auf das Wunder, dass ein Mensch dem anderen helfen kann, indem er es einfach versucht. Sie erinnert uns daran, dass manche Menschen auch ohne Medikamente oder eine andere spezifische Behandlung gesunden können, wenn ihre eigenen Heilkräfte ins Spiel gebracht werden, sei es durch Placebos oder durch alternativmedizinische Ansätze.

Für Ärzte verbindet sich mit Placebos die Botschaft, dass auch sie Menschen sind und andere Menschen stärken können, indem sie Charakter zeigen, Zuversicht vermitteln und Hilfsbereitschaft signalisieren. Sie können die Erwartungshaltung ihres Gegenübers beeinflussen, sie können Zeit mit ihm verbringen, und allein schon diese dem kranken Menschen gewidmete Zeit kann zur Heilung beitragen. Damit ist nichts Neues gesagt, sondern einfach das oberste und grundlegende Ziel ärztlicher Tätigkeit anerkannt: Trost und umfassende Betreuung.

Der Arzt verspricht nicht, etwas ganz Bestimmtes zu tun, sondern er verspricht, *etwas* zu tun und damit keine Möglichkeit der Hilfe unversucht zu lassen.

Die Gabe eines Placebos kann Ausdruck der ärztlichen Loyalität sein, kann aber die Zeit und Energie nicht ersetzen, die Ärzte ihren Patienten widmen müssen, um ihnen helfen zu können. Am allerwichtigsten aber scheint zu sein, dass Ärzte den eigenen therapeutischen Kräften vertrauen.

Mit der Verschreibung eines echten Medikaments oder eines Placebos verspricht der Arzt: «Ich werde für dich tun, was mir möglich ist.» Wer Placebos verschreibt, verpflichtet sich zur Loyalität. Im Rahmen einer solchen Loyalität können Placebos zu Geschenken werden. Es mag gar keine weitere Erklärung nötig sein als: «Ich glaube, das wird Ihnen helfen», solange Ärzte die Interessen des Patienten über alles stellen. Solche Ärzte sollen bevormundend sein? Vielleicht, aber auch nicht bevormundender als ein Klempner, der mir rät, einen neuen Ausguss zu kaufen.

Die Gabe eines Placebos führt nicht automatisch zu Loyalität. Placebos sind keine Zaubermittel und bewirken keine wundersame Verwandlung. Die Verschreibung eines Placebos ohne Selbstreflexion und loyale Hingabe dient nur dazu, das Selbstbild des Arztes zu glorifizieren, der scheinbar aus dem Handgelenk heilen kann. Darum aber geht es bei Placebos gerade nicht.

15. Das Placebo-Versprechen

Das Placebo ist meine Linse, durch die ich die auf das Messbare fixierte Naturwissenschaft und die ganz spontan agierende Intuition, die Schulmedizin und die Alternativmedizin betrachte. Geheimnisse können das Verständnis vertiefen, Magie kann die Suche nach Antworten auf verbotene Fragen unterstützen. Während die Naturwissenschaft weiter das Universum der Zelle erforscht, können wir möglicherweise auf andere Weise viel über uns erfahren, indem wir den Wundern der Intuition nachgehen. Eines Tages werden vielleicht die Milliarden von Neuronen im menschlichen Gehirn nachgezeichnet sein, sodass wir unsere Gedanken aufzeichnen und unsere Hoffnungen mit enzymatischen Klebstoffen flicken können. Vielleicht erweist sich der Geist tatsächlich als Programm des Gehirns und der Schöpfer nur als Geschöpf unserer Hoffnung. Bis dahin jedoch wollen wir unserer Ahnung nachgehen, dass es mehr als Hard- und Software ist, was uns zu Menschen macht.

Die wissenschaftliche Methode kann dazu dienen, diese sehr materielle Welt zu verbessern, und nirgendwo auf diesen Seiten sollte jemand auch nur eine Andeutung darauf finden, dass ich antiwissenschaftlich geworden sei. Und doch bleibt noch so vieles, das die Wissenschaft nicht erobert hat. Depressionen lassen sich mit chemischen Substanzen beheben, doch gegen Trauer und Kummer helfen Antidepressiva nicht. Ärzte und Patienten können zwischen beiden Kulturen, Kunst und Wissenschaft, Einsicht und Intuition, eine Brücke bauen, indem sie sich anschauen, was alternative und ganzheitliche Heiler tun und wie sie auf die Bedürfnisse kranker Menschen eingehen.

Placebos lindern Schmerz und vermögen einige Patienten sogar zu heilen. Verhaltensweisen oder Gedanken setzen Endorphine, neurale Schaltkreisen und immunoneurologische Reaktionen in Gang, sodass das neurobiologische Netzwerk Linderung bringen kann. Der neurale Spalt, dieses raffinierte Versteck körpereigener Schmerzmittel, bietet Symbolen vielleicht den entscheidenden Durchschlupf zu diesem System. Dabei zeigt er sich so variabel, dass die Reaktionen bei verschiedenen Menschen und zu verschiedenen Zeiten ganz unterschiedlich ausfallen können.[53] Der Körper kann dem Geist nicht entfliehen: Unsere Reflexe sind konditioniert, Übertragung ist unser Instinkt. Symbole sind Reize mit einer jeweils ganz eigenen Botschaft, die von Generation zu Generation variieren kann. Erworbene Persönlichkeitszüge werden nicht über die Gene vererbt, aber Gewohnheiten und typische Reaktionen können auch so von den Eltern an das Kind weitergegeben werden. Unsere emotionalen Reaktionen auf bestimmte Reize – sei es eine Injektion vom Kinderarzt oder das Muster einer Flagge – überleben mehrere Generationen. Placebos zeigen Patienten, dass sie einen Arzt haben, der sich um sie bemüht, und sie erinnern den Arzt an die Menschen in den Körpern, die sie reparieren wollen.

Suggestion, die beim Placebo-Effekt eine so wichtige Rolle spielt, sollte nicht Gegenstand des Bündnisses zwischen Arzt und Patienten sein, doch in der hektischen Welt der modernen Medizin ist dies nicht immer möglich. Placebos stehen für das Versprechen des Arztes, den Interessen des Patienten gegenüber loyal zu sein. Wenn Ärzte ihren Patienten zuhören und mehr als bloß die Schlüsselwörter für bestimmte Krankheitssymptome abfragen, die Persönlichkeit wahrnehmen, ergründen, wie sie leidet und warum, werden Placebos nicht länger gebraucht, weil Ärzte gelernt haben, was sie längst schon einmal wussten: Dass sie die Heilung ihrer Patienten kraft ihrer Persönlichkeit unterstützen können. Placebos schaffen keine Loyalität; der Arzt muss sie von sich aus geben.

In keinem Fall aber dürfen wir die Patienten vergessen. Sie sind mehr als eine willenlose, durch Ärzte formbare Masse. Placebo-Effekt und Placebo-Reaktion gehen vor allem von den Betroffenen aus. Wichtig ist der Glaube, den sie der Medizin entgegen bringen. Dieser Glaube hat nichts Kirchliches. Er geht vom kranken Menschen aus und schließt die Handlungen von Ärzten und Pflegenden ein, aber er muss verdient werden. Aus dem bisher Gesagten soll keinesfalls der Eindruck entstehen, der Placebo-Effekt hinge nur vom Arzt ab. Er ist das Produkt eines Bündnisses, an dem Arzt und Patient gleichermaßen beteiligt sind. Nur zur Verdeutlichung einiger Einzelaspekte habe ich beide getrennt.

---

53 Die wichtige Rolle der Kultur für die Vorstellung über bestimmte Krankheiten betonend, stellt Robert Aronowitz die in den USA als durch Arthritis bestimmte Lyme-Borreliose der Bewertung der gleichen Krankheit in Europa gegenüber. Als Erythema chronicum migrans fällt sie dort in die Zuständigkeit der Dermatologie.

Worte als Placebos

Auch Worte können auf Gesunde ebenso wie auf Kranke positiven Einfluss nehmen. Reden können zum Krieg anstacheln oder zu Tränen rühren, und Beruhigung und Trost können in einem Kranken entscheidende Heilungskräfte mobilisieren. Soll das Kranksein eines Menschen gelindert werden, müssen Worte die Therapie begleiten. Worte können wirksame Placebos sein.

Auch aus diesem Grund haben so viele allgemeinmedizinische Zeitschriften sich für Dinge geöffnet, die vor zwanzig Jahren noch ignoriert worden wären: Poesie und Ernährung, Philosophie und Glaube. Aus dem gleichen Grund haben auch so viele lyrische Zitate, Fotos und Gemälde ihren Weg in medizinische Praxen und Kliniken gefunden. Die Dinge ändern sich.

Moderne medizinische Therapien haben zu vielen Ärzten, die ohne ihre Hochtechnologie völlig hilflos dastehen, das Gefühl gegeben, bloße Vermittler von Macht, Pillen und Verfahren zu sein. Die Ärzte als austauschbare Module behandelnde Gesundheitsindustrie hat diesen Eindruck verstärkt. Sobald Ärzte wieder Zutrauen in die Realität ihrer Worte finden, werden sie feststellen, dass das Gespräch mit ihren Patienten manchmal mehr helfen kann als alle Pillen.

Lain Entralgo hat mit viel Elan die Macht des gesprochenen Wortes vom antiken Griechenland bis heute beschworen; für ganzheitliche, postmoderne Heiler ist dies nichts Neues. Sie wissen, dass Patienten nicht immer Recht, aber in der Regel doch eine Vorstellung davon haben, was ihnen fehlt. Deshalb sollte man stets versuchen herauszufinden, was die Betroffenen selbst über die *Gründe* ihrer Erkrankung denken. Weil sie darauf trainiert sind, Bilder und Laborwerte zu deuten, misstrauen moderne Ärzte einfachen Worten, in denen sich körperliche Empfindungen widerspiegeln. Zuhören braucht Zeit, und moderne Ärzte behaupten stets, keine Zeit zu haben. Hinzuschauen geht schneller als zuzuhören. Doch das Sehen distanziert uns von unserem Gegenüber, bringt Präzision auf Kosten von Vertrautheit. Ein Bildnis können wir anbeten, aber wir können nicht mit ihm sprechen.

Viele Menschen mit Bauchschmerzen ungewisser Herkunft werden auf jede erdenkliche Weise untersucht; jede natürliche, dazu noch künstlich geschaffene Köperöffnungen werden genauestens unter die Lupe genommen – ohne Ergebnis. Viele werden zur psychiatrischen oder psychologischen Behandlung geschickt, nehmen Schmerz- oder Beruhigungsmittel. Frage ich sie: «Wenn Sie mit diesem Schmerz leben müssten, würden Sie dann ihren Kopf in einen Gasofen stecken?», versichern mir die meisten, die größten Sorgen mache ihnen, dass die Ärzte so viele Untersuchungen durchführen würden, offenbar würden sie doch etwas Schlimmes vermuten. Nur wenige Ärzte sagen heutzutage: «Ich kann Ihren Schmerz nicht erklären, aber Sie werden nicht daran sterben, und er wird Sie auch nicht ewig quälen.» Allein diese Beruhigung, von einer Autoritätsperson ausgesprochen, hilft.

Leo Carella schrieb mir über eine wichtige Erfahrung in seinen jungen Jahren. Von einem ständigen Klingeln in seinem Ohr, dem kein Arzt beikommen konnte, schrecklich gequält, sah er schon sein ganzes Leben verpfuscht, bis ein weiser älterer Freund ihm sagte: «Ach, das hatte ich auch einmal.» Carella fragte natürlich sofort, was er dagegen getan habe, und der Mann erwiderte: «Ich habe einfach beschlossen, mich davon nicht mehr beeinträchtigen zu lassen. Ich habe nicht mehr darauf geachtet und mir selbst gesagt, dass ich zäher bin als das Klingeln in meinem Ohr.» Diese beruhigenden Worte brachten auch für Carella den Durchbruch. Denken wir an Platons Kommentar:

> Die kranken Menschen in den Städten, die Sklaven und die Freien, werden ganz unterschiedlich behandelt: Die Sklaven von Sklaven, die entweder ihre Runden machen oder bei den Dispensarien bleiben. Keiner dieser letzteren Ärzte gibt oder empfängt Berichte von den Leiden, die irgendwelche Haussklaven heimsuchen. Statt dessen gibt er seine Anweisungen aufgrund der Meinungen, die er aus Erfahrung gewonnen hat. Er behauptet, alles genau zu wissen, und teilt Befehle aus wie ein eigensinniger Tyrann ... Der freie Arzt kümmert sich um die Leiden der Freien. Er untersucht sie, ergründet die Anfänge ihrer Krankheiten, hält Zwiesprache mit dem Kranken und seinen Freunden, lernt also von dem Kranken und versucht, so gut er kann auch den Kranken etwas zu lehren. Anordnungen gibt er erst, wenn er von deren Nutzen gänzlich überzeugt ist, und mit dieser Überzeugung beruhigt er den Kranken, was ihm Erfolg bringt, weil es ihn zurück zur Gesundheit führt.

Heutige Ärzte täten gut daran, ihre Patienten als «Freie» und nicht als Sklaven zu behandeln. Erinnern wir uns daran: «Doktor» hieß einmal «Lehrer», und Doktoren halfen ihren Patienten, frei zu sein.

Trost und Suggestion

Überzeugung und Beruhigung können nicht wahllos und ohne Grund vermittelt werden, doch Ärzte brauchen sich auch nicht dafür zu schämen, kranke Menschen zu trösten und aufzumuntern, wenn klar ist, dass sie persönliche Ansprache, Trost und Hoffnung brauchen. Alternative Ansätze haben ja gerade deshalb solchen Zulauf, weil sie eine engere zwischenmenschliche Verbindung versprechen.

Im Verhältnis von Ärzten und Patienten gibt es vieles zu klären. Der Einsatz lebensverlängernder Maßnahmen angesichts des bevorstehenden Todes, Chemotherapie bei Krebs, Organspenden nach dem Tod – das sind einige wichtige Themen, die jetzt allgemein diskutiert werden. Auch die Frage, wie weit man jedem einzelnen Symptom mit diagnostischen Mitteln nachgeht, würde sich als Diskussionsthema lohnen. Die meisten Menschen gehen erst dann zum Arzt, wenn sie bereits fürchten, krank zu sein. In dieser Situation wollen sie vielleicht, dass alles Menschenmögliche getan wird; ein demütiges Eingeständnis begrenzter ärztlicher Möglichkeiten könnte den Wunsch nach Aktionismus wohltuend dämpfen.

Wie viel Informationen ein kranker Mensch tatsächlich will, sollte ebenfalls stärker hinterfragt werden als dies bis heute getan wird. Wenn Arzt und Patient sich darauf einigen können, dass die Linderung der Symptome bei geringeren, vorübergehenden Beschwerden ausreichend ist, ließen sich viele teure und fruchtlose diagnostische Bemühungen einsparen. Eine Medizin, die ihre Fortschritte und Errungenschaften ständig anpreist und ewige Gesundheit verspricht, verführt jedoch dazu, für jedes Zipperlein auch eine Erklärung zu verlangen.

Doch nicht jeder Schmerz geht auch auf eine echte Krankheit zurück. Viele Beschwerden sind einfach bloß unangenehm, ohne gleich zu bedrohlichen Krankheiten aufgeplustert werden zu müssen. Die Tendenz moderner Ärzte, natürliche Phänomene zu Krankheiten zu erheben, habe ich schon angesprochen. Wenn Magensäure in die Speiseröhre kommt, lässt sich das dadurch entstehende Sodbrennen leicht mit freiverkäuflichen Mitteln behandeln. Studien über den Schließmuskel, der einen solchen Reflux eigentlich verhindern soll, verhalf dem sehr verbreiteten Prozess zu neuer Würde, bis das altbekannte Sodbrennen die neue Bezeichnung «Gastroösophageale Refluxkrankheit» bekam. Der breiten Vermarktung von Heilmitteln gegen die neue Krankheit stand nun nichts mehr im Wege. Die Erfindung bildgebender Verfahren hatte einen ähnlichen Effekt. Anstatt kleine physiologische Abweichungen wie bisher einfach hinzunehmen, wird nun alles sichtbar Unnormale gleich zur Krankheit erklärt. Ich wiederhole, was ich schon an früherer Stelle geschrieben habe, nämlich dass Krankheiten nichts ewig Gültiges, sondern vorübergehende Konstrukte von Kunst und Wissenschaft, Biologie und Kultur sind.

Alternativmedizin und psychosomatische Medizin scheinen mir sehr ähnlich zu sein. Die Psychosomatik geht davon aus, dass Krankheiten von emotionalen, sozialen und kulturellen Ereignissen wenn nicht verursacht, so doch beeinflusst werden und dass man deshalb die ganze Person behandeln muss, deren Verhaltensreaktionen ebenso wichtig sein können wie messbare physiologische Veränderungen. Jemand mit Rektalblutungen durch Colitis ulcerosa, dessen Darmöffnung untersucht, operiert und mit verschiedenen Flüssigkeiten gebadet wird, macht sich höchstwahrscheinlich Sorgen, dass hinter den anhaltende Blutungen eine unerkannte Krebserkrankung stecken könnte. Wegen eines dringenden Durchfalls muss ein Student aus der Vorlesung laufen, weil es ihm peinlich ist, kommt er vielleicht nicht mehr zurück. Ein Politiker, der Angst hat, dass zu viel Verantwortung seine Krankheit verschlimmern könnte, gibt womöglich eine vielversprechende Karriere auf, obwohl seine Ärzte, die nur auf die Untersuchungsergebnisse schauen, sich über seine Fortschritte freuen.

Patienten bringen viel Persönliches in ihr Kranksein ein; die moderne Ausbildung, die sie zu Wissenschaftlern oder Detektiven macht, erschwert Ärzten den Blick für diese persönlichen Dinge. Sagt man Ärzten, dass sich Verdauungsprobleme durch eine neue Entdeckung, einen Protonen-Pumpen-Inhibitor, lindern lassen, ohne dass man ihre Quelle erst mit Hilfe einer Endoskopie erforschen muss, werden sie dies empört als unwissenschaftlich ablehnen. Schlägt man vor, es zuerst mit Placebos zu versuchen, tippen sie sich an den Kopf.

Inzwischen mögen Sie sich fragen, was meine eigene Überzeugung ist. Die Beschäftigung mit Placebos hatte eine tief greifende Wirkung auf mich und zwang mich, dem Geist und sogar spirituellen Dingen in meiner eigenen medizinischen Praxis mehr Platz einzuräumen. Und doch sind keine Wunder zu erwarten. Zwar kann der Geist, wo auch immer er angesiedelt sein mag, nachweislich auf den Körper Einfluss nehmen, doch erlangen Krankheitsprozesse auch eine gewisse Autonomie, die sie vom Willen und anderen Kontrollmechanismen unabhängig macht. Ein Tumor ist eine Revolution gegen jede Kontrolle, er unterbricht die normale Abfolge von Gedanke, Wille und Handlung, wie sie für den gesunden Körper und jedes verantwortliche Tun so wichtig ist. So sehr man auch seine ganze Willenskraft zusammennimmt, mit einem gebrochenen Genick kann man keinen Arm, kein Bein, ja nicht einmal einen Finger bewegen. Der Schauspieler Christopher Reeve ist ein leuchtendes Beispiel dafür, wie ein unbeugsamer Wille und eine ausgefeilte Technologie dennoch zum Wohl des Patienten zusammenwirken können, und ihm gebührt unser aufrichtiger Respekt. Weder seine Tapferkeit noch unsere Bewunderung können jedoch auch nur den kleinsten seiner Zehen bewegen. Das ist traurig, aber bloßes Wünschen hilft nicht.

Das Buch Hiob schildert all die Fragen und Antworten, die wir zu Krankheit und menschlicher Verzweiflung haben, und viele finden Trost darin. Die Antworten sind klar: «Kannst du den Leviathan fangen mit der Angel und seine Zunge mit einer Fangschnur fassen?» Erst als Hiob seine eigenen Grenzen eingestanden hat, segnet Gott sein Opfer mit mehr weltlichen Gaben als je zuvor. Ich deute diese Lektion als Erinnerung daran, dass das, was wir aus eigenem Willen tun können, seine Grenzen hat.

Nun mögen Sie sich fragen, ob es nicht einfacher gewesen wäre, Hiobs Geschichte nachzudrucken, als dieses Buch zu schreiben. Ein wahrscheinlich nicht sehr populärer Grund dafür, warum ich mich für das Buch entschieden habe, liegt darin, dass ich die Publikationen einiger Fachleute, die in ihren Behauptungen darüber, was der Geist für den Körper tun kann, viel zu weit gehen, nicht ignorieren kann. Für Geistliche mag es in Ordnung, ja sogar lobenswert sein, in diesem Zusammenhang von Heilung zu sprechen, weil sie damit eine Einheit von Seele, Geist und Körper meinen, die einen Zustand inneren Friedens schafft. Aber diese Einheit kann keinen Krebs stoppen, ja nicht einmal eine verstopfte Arterie wieder freimachen, so sehr sie uns auch beruhigen oder unsere Entschlossenheit stärken mag. Die Menschheit hat gegen Krankheit viel mit Hilfe von Technologie und Wissenschaft erreicht, weniger durch Gedanken, Willenskraft, Hoffnung oder gar Liebe.

Und doch fechte ich in diesem Buch für die Kraft von Hoffnung, Denken und Entschlossenheit. So wie wir bei manchen Liedern eine Gänsehaut bekommen, bei einigen Geschichten weinen müssen und uns bei bestimmten Kirchenliedern ganz erhaben fühlen, so können auch unser Mut gestärkt und unsere Angst gelindert werden. Menschen können lernen, die Lähmung von Armen oder Beinen zu ertragen, ihre Krankheit vielleicht sogar positiv sehen, obgleich keine irdische Macht sie von ihren Leiden befreien kann.

Ich gräme mich darüber, dass Ärzte, die von Heilung sprechen, aus ihren Doktortiteln unlauteren Nutzen ziehen. Was für Norman Vincent Peale angehen mag, passt nicht zu medizinischen Fachleuten, die kranken Menschen in einer Klinik oder Praxis, nicht in einem Tempel oder in einer Kirche gegenübertreten. Wir können Geist und Seele stärken, doch ohne medizinische Wissenschaft kann für den von Krankheit befallenen Körper wenig getan werden. Die Beschäftigung mit Placebos hat mir die Grenzen dessen, was Ärzte und Patienten gemeinsam erreichen können, deutlich gemacht.

Die Medizin – eine «stumme Kunst»

Placebos sind Teil der medizinischen Praxis, eine Möglichkeit für den Arzt, dem Patienten Loyalität zu versprechen, und eine Erinnerung daran, dass Medizin mehr ist als eine Wissenschaft. Zur Heilung werden die Kunst, die Persönlichkeit und die Hingabe des Arztes benötigt. Als Symbol dessen, was Heilende für kranke Menschen tun können, verdienen Placebos Respekt, aber sie sind nicht so wichtig wie die Person, die sie einnimmt, oder gar die Person, die sie verschreibt.

Homers Ärzte linderten Kranksein mit Gebeten, Zauberformeln und aufmunternden Worten. Vergil nannte die Medizin seiner Zeit später eine «stumme Kunst», weil sie, um sich von den irrationalen Praktiken der Tempelpriester zu distanzieren, alle Gesänge und Zauberformeln, dazu aber auch alle Worte des Trostes abgeschafft hatte. Im 19. und 20. Jahrhundert brachte das Aufblühen von Psychotherapie und Psychosomatik Heilende wieder dazu, mit ihren Patienten zu sprechen und ihnen zuzuhören, bis die technische Revolution die Medizin verstummen ließ und bald nichts mehr zu hören war außer dem Piepen, Surren und Klicken der Geräte. Nach wie vor ist das Gespräch aber, wie George Engel uns erinnert, «die einzige Möglichkeit, die Patienten besitzen, um ihre Ärzte mit ihrer inneren Erfahrung des Krankseins bekannt zu machen.»

Ein Kollege klagte mir einmal: «Ich habe bei einer Patientin alle nur denkbaren Untersuchungen gemacht und kann trotzdem keine Erklärung für ihre Bauchschmerzen finden.» Die Patientin war Assistenzärztin in einer großen, hektischen, herzchirurgischen Einrichtung. Als ich ihn fragte, ob er sich nach ihren persönlichen und emotionalen Stressfaktoren erkundigt habe, lachte mein Freund: «Howard, das ist dein Revier. Mein Job ist es, Krankheiten zu behandeln.» Er führte diagnostische Verfahren, keine Gespräche durch, dafür wurde er bezahlt. Indem er das persönliche Leben seiner Patientin ignorierte, tat dieser hoch qualifizierte, gewissenhafte Arzt das, was man ihm beigebracht hatte. Die Fallmanager im Rahmen der Managed Care folgen leider der gleichen Logik.[54]

---

54 Wenn es darum geht, mit einem kranken Kollegen über persönliche Dinge zu sprechen, sind Ärzte besonders zurückhaltend. Man gibt sich alle Mühe, sie rasch, korrekt und effizient zu behandeln, scheut aber alle emotionalen Themen, die in der Arzt-Patient- oder (in diesem Fall) Arzt-Arzt-Beziehung als peinlich empfunden werden könnten.

Katharsis

Moderne Ärzte schenken der Freisetzung von Emotionen durch die kathartische Wirkung von Worten zu wenig Aufmerksamkeit. Katharsis stellt eine emotionale Reinigung dar; Aristoteles bezeichnete mit diesem Begriff die Wirkung einer Tragödie. «Für Aristoteles wäre ein Arzt, der mit seinen Worten in einem Kranken psychische Reaktionen hervorrufen kann, die den Reaktionen auf ein tragisches Gedicht ähneln, therapeutisch wirksamer und vollständiger als ein Arzt, der die Medizin nur als ‹stumme Kunst› praktiziert. ... Kann es daher überraschen, dass das Wort, das die Realität des Menschen so grundsätzlich und einflussreich beherrschen kann, auch an sich, ohne das Hinzukommen einer magischen Kraft, die Heilung menschlicher Krankheit erreichen oder zumindest unterstützen kann?» (Entralgo)

Hippokrates erinnerte Ärzte daran, dass «manche Patienten, auch wenn sie wissen, dass ihr Zustand bedrohlich ist, allein durch ihre Zufriedenheit mit der Güte ihres Arztes genesen können.» Klar ist, dass Literatur, Musik, Theater und Film starke Emotionen mobilisieren können. Dass das therapeutische Potenzial der Worte mehr Aufmerksamkeit verdient, ist eine logische Folge. Worte können die Aufmerksamkeit kranker Menschen und damit auch deren Wahrnehmung der eigenen Situation beeinflussen. Eine Deutung des Geschehens kann sehr hilfreich sein. Nach Jung muss «eine Psychoneurose als Leiden eines Menschen verstanden werden, der nicht entdeckt hat, was das Leben für ihn bedeutet.... Der Arzt, der diese Wahrheit erkennt..., ist mit der Notwendigkeit konfrontiert, dem Kranken die heilende Fiktion zu vermitteln, also die Deutung, die seine Genesung beschleunigt – denn genau danach sehnt sich der Kranke mehr als nach allem, was Vernunft und Wissenschaft ihm geben können.»

Heilende Worte brauchen nicht einmal von einer Ärztin oder einem Arzt zu stammen. Wir alle wissen, wie eindrucksvoll die Worte von Präsidenten, Geistlichen, Künstlern und Dichtern sein können. Um heilsam zu sein, müssen Worte «schön und der Situation angemessen» sein, wie Entralgo sagt, doch «vor allem für die psychotherapeutische Behandlung... muss eine besondere Beziehung zwischen Sprechendem und Hörendem entstehen.»

Ärzte suchen den Ersatz für Worte in ihren therapeutischen Verfahren, in Ritualen, zu denen sie raten, und in bestimmten Übungen. Als Mensch mit sitzender Tätigkeit sehe ich die von vielen Joggern beschriebene Ausschüttung von Endorphinen als eine andere Art von Placebo und als Hinweis darauf an, dass Heilung auch von innen kommen kann. Die von vielen postmodernen Ärzten vorgeschlagenen Mantras bieten eine andere Möglichkeit, die so hilfreichen inneren Stärken zu aktivieren. Jeder spricht auf andere Hilfen an, sodass wir alle unsere eigenen Heilmittel und inneren Stärken finden müssen.

Um solche inneren Prozesse in Gang zu setzen, ist nicht unbedingt eine Ärztin oder ein Arzt erforderlich. Die harte, zwölf Jahre dauernde medizinische Ausbildung ist eine Voraussetzung für die Diagnose und Behandlung ernsthafter Krankheiten, aber auch für die treffsichere Unterscheidung von Krankheit und Kranksein. In Praxen und Ambulanzen, wo die meisten Patienten behandelt werden, könnten Angehörige anderer Heilberufe ebenso wie Sozialpädagogen und andere Spezialisten einen großen Teil der Betreuung übernehmen. Die Verschreibung von Placebos sollte jedoch Ärzten vorbehalten bleiben, und auch diese sollten nur zu Placebos greifen, nachdem sie der betroffenen Person tatsächlich zugehört haben.

In der Schulmedizin gilt als undenkbar, dass Worte, mögen so noch so aufrichtig sein und von Herzen kommen, mehr als die Einstellungen und Emotionen kranker Menschen berühren können. Wer sich jedoch z. B. die Beziehung zwischen dem neuroendokrinen Apparat des Gehirns und dem Darm klar macht, kann sich eher vorstellen, dass geistige Einstellungen sowie gehörte und wiederholte Worte die Physiologie des Körpers beeinflussen können. Den damit verbundenen Hoffnungen kann ich nicht widersprechen.

Empathisches Zuhören

Empathisches Zuhören kann keine Krankheiten beseitigen, aber dennoch zur Heilung beitragen. Der verwundete Heiler mag den verwundeten Patienten verstehen, ein zuhörender Heiler kann ihm am besten helfen.[55] Wie mal jemand sagte: «Mensch sein heißt, miteinander zu sprechen ... Der gute Zuhörer ist für alle, die krank sind im Denken und Fühlen, der beste Arzt.» Gebete sind Worte, die sich an einen zuhörenden Gott richten. Um zu heilen, muss man zuhören. Die Rekonstruktion seines Krankseins in einer logischen, in sich geschlossenen Geschichte hilft dem kranken Menschen; findet weder er noch der Arzt einen roten Faden, wird es nur Chaos geben.

Nicht alle Ärzte sind gute Zuhörer; ein guter Zuhörer zu sein ist

---

55 Mir gefällt der Ausdruck «der zuhörende Heiler»; er stammt von Stanley Jackson, einem Freund, der ihn in seinem wunderbaren Essay *The Listening Healer* verwendet hat.

eine Frage der Veranlagung, nicht so sehr des Trainings. Gute Zuhörer haben die Fähigkeit, sich anderen, die in Not sind, zuzuwenden und die Begegnung mit dem Kummer eines anderen Menschen auszuhalten.

Selbst ein so kompromisslos naturwissenschaftlich ausgerichteter Arzt wie Bernard Lown beschrieb die tödliche Macht von Worten, als er von einer Frau mittleren Alters mit geringgradiger Herzinsuffizienz berichtete. Sie kam regelmäßig in die Sprechstunde von Dr. Samuel Levine, einem bekannten Bostoner Herzspezialisten. Bei einer dieser Gelegenheiten verkündete Dr. Levine einer Gruppe von Studierenden, der er die Patientin vorgeführt hatte: «Diese Frau hat TS», und ging hinaus. «Kaum war Dr. Levine aus der Tür, veränderte sich das Betragen von Mrs. S. Sie wirkte ängstlich und rang nach Luft ... In ihren Lungen, die wenige Minuten zuvor noch ganz frei gewesen waren, war jetzt feuchtes Knistern zu hören ... Ich fragte Mrs. S. nach dem Grund für ihre plötzliche Aufregung. Sie antwortete, Dr. Levine habe gesagt, sie habe TS, und ihres Wissens nach bedeute dies ‹terminale Situation›, also den Endzustand.»

Tatsächlich stand die Abkürzung «TS» jedoch für eine Trikuspidalstenose, eine chronische Deformation der Herzklappe. Das Missverständnis führte zur dramatischen Verschlimmerung bei der Patientin, die «noch am gleichen Tag an Herzversagen starb. Bis auf den heutigen Tag lässt mich die Erinnerung an dieses tragische Geschehen erzittern, wenn ich daran denke, welche Macht die Worte eines Arztes haben können» (Lown).

Wie so oft, findet Cousins die richtige Formulierung: «Aus dem Mund eines Arztes können Worte Tore öffnen oder zuschlagen. Sie können den Weg zur Genesung freimachen oder aber den kranken Menschen in Angst, Abhängigkeit oder Rebellion versetzen. Die richtigen Worte können einem kranken Menschen Kraft geben, seinen Lebenswillen mobilisieren und heroischen Reaktionen den Boden bereiten. Die falschen Worte dagegen können ihn in Verzweiflung stürzen» (Cousins 1979).

Das therapeutische Wort

Meine Frau Marian erzählt gern von einem Erlebnis mit ihrem Hautarzt, einem gütigen, mitfühlenden Mann. Marian ist ihr ganzes Leben lang sportlich aktiv gewesen, ist den ganzen Sommer lang auf dem Tennisplatz oder auf dem Segelboot und im Winter auf der Skipiste, ohne dabei viele Gedanken an die Sonne zu verlieren, die schließlich ihren Tribut verlangte. Mit tieftraurigem Blick seufzte ihr Arzt: «Die Sonne hat Ihre Haut ruiniert.» Ziemlich geknickt verließ sie seine Praxis. Als sie zwei Wochen später zur Behandlung wiederkam, empfing sie eine schwedische Vertretungsärztin, die bei ihrem Anblick ausrief: «Was für ein tolles, von Wind und Wetter gegerbtes Gesicht!» Meine Frau war entzückt und begann voller Zuversicht mit der empfohlenen Behandlung.

Die therapeutische Wirkung des Worts ist eine Realität, die jedoch größtenteils nur außerhalb schulmedizinischer Praxen wahrgenommen wird. Alternativmediziner wissen, dass Heilung viele verschiedene Quellen hat. Ich kann Hans Christian Andersens Märchen vom «Kleinen Mädchen mit den Schwefelhölzern» meinen Enkeln nicht vorlesen, ohne dass mir die Tränen kommen. Dass Worte unsere Wahrnehmung verändern können, steht außer Frage.

Schulmediziner sollten keine Angst davor haben, sich bei ihrer Therapie auch auf die Suggestion zu verlassen. Therapeutisch wirksame Worte werden von kranken Menschen oft noch bereitwilliger aufgenommen als Pillen und Tabletten. Zuversichtliche, suggestive Worte können direkt auf den Schmerz eingehen, das durch das existenzielle Kranksein verursachte Leid ansprechen. Aktive Arzneimittel und aufwändige therapeutische Verfahren können für Krankheiten reserviert bleiben, für deren Behandlung sie wirklich erforderlich sind.

Wir alle, Ärzte ebenso wie Patienten, werden tagtäglich mit Werbung überschüttet, die uns müheloses Abnehmen, jüngeres Aussehen, ewige Gesundheit und strahlendes Selbstvertrauen verspricht. Neue Bücher verkaufen sich, weil sie jene Hoffnung vermitteln, die Ärzte offenbar nicht mehr bieten können. Die Autoren mögen auf Geld aus sein; ihre Elixiere und Heilmittel präsentieren sie aber auf überzeugende Weise. Sie alle behaupten, den Schlüssel zu Gesundheit, Vitalität und Langlebigkeit gefunden zu haben. Enttäuschung mag die unvermeidliche Folge sein, doch bis dahin ist schon ein neues Buch mit einer neuen Therapie in Mode. Ärzte können von solchen populären Ansätzen lernen, dass sie Menschen mit Zuversicht und Hoffnung helfen können.

Ärzte können ein Medium für Placebos sein.

In diesem breiteren Sinne sind Placebos als notwendige Ergänzung spezifischer Mittel immer angezeigt. Wir gehen häufig davon aus, dass Mitgefühl und Erfahrung auf Seiten des Arztes ausreichen und die Ängste und Hoffnungen des Patienten damit letztlich von selbst berücksichtigt werden. Im Alltag deutet sich jedoch immer wieder an, dass persönliche Erfahrungen vor allem in stressreichen Umfeldern viel schwieriger – ja, sogar gefährlicher – sein können, als sich dies durch intellektuelle Urteile über den richtigen Umgang mit Patienten erfassen lässt ... Ehrliche, direkte Kommunikation kann Angst lindern. Mehr noch: Sie kann selbst zum Placebo werden und den Einsatz potenziell toxischer Medikamente überflüssig machen, weil sie an sich schon eine akzeptable Linderung von Beschwerden bringt. (Bourne)

Ärzte sprechen zwar gelegentlich von der engen Beziehung von Geist und Körper, behandeln aber trotzdem in der Regel nur den Körper. Eine Geschichte, die uns zu Tränen rührt, kann uns aber Heilung bringen. Wenn Placebos unsere Wahrnehmung verändern können, ist dies auch Geschichten oder Parabeln zuzutrauen. Placebos sind Abkürzungen, der erste Schritt im Heilungsprozess.

Das Placebo als Symbol

Das Placebo sollte für Ärzte ebenso wie für ihre Patienten ein Symbol sein, vielleicht sogar ein Sakrament. Selbstverständlich ist es kein Ersatz für eine klinische Evaluation, aber es fördert Veränderungen in der Beziehung zwischen Arzt und Patient und stellt eher das Kranksein als die Krankheit in den Mittelpunkt der gemeinsamen Bemühungen. Während des Rituals von Anamnese und Untersuchung kann der Arzt sich darüber klar werden, was vorliegt und was getan werden muss. Vor allem kann er entscheiden, ob, wie so oft, nur Hoffnung und Zuversicht notwendig sind. Müssen weitere diagnostische Maßnahmen ergriffen werden, oder verheißen Ernährungsratschläge, körperliche Übungen, Gebete oder ein anderer Ansatz die beste Lösung?[56]

Die Vorstellung, dass ein Placebo den therapeutischen Vertrag besiegelt, macht die Transaktion explizit. Viele Patienten bedürfen einer symbolischen Linderung, und ein Placebo stärkt das Vertrauen. Wie das Siegel, das alten Urkunden Rechtskraft verlieh, bietet die Verschreibung des Placebos eine Zeremonie, die beide Seiten zum Innehalten und Nachdenken bringt. Die Verschreibung eines aktiven oder inaktiven Medikaments unterstreicht die Ernsthaftigkeit des

---

56 Manche könnten dies so interpretieren, als wäre ein «diagnostischer Rundumschlag» niemals nötig. Das ist nicht der Fall; doch Kranksein ist Teil einer Krankheit, und die meisten Patienten wünschen sich Empathie und Trost ebenso dringend wie wissenschaftliche Untersuchung.

Vertrags ebenso wie das Pressen des Rings in das noch heiße Siegelwachs. Ärzte müssen ihren Patienten genug Vertrauen entgegenbringen, um ihnen Placebos verschreiben zu können, wenn es angemessen erscheint, doch darf das Placebo niemals als Ersatz für Zeit und Energie gegeben werden. Schließlich unterstreicht es das Versprechen der Loyalität.

Die Beschäftigung mit dem beeindruckenden Potenzial eines Placebos kann dabei helfen, die Kluft zwischen rationaler medizinwissenschaftlicher Ausrichtung und therapeutischer Intuition zu überbrücken.

Letztlich wäre ein neuer Begriff für *Placebos* nützlich. Der jetzige Begriff wird oft so abfällig benutzt und ist so häufig hinterfragt worden, dass es sinnvoller sein könnte, die Interaktion zwischen Arzt und Patient in den Vordergrund zu rücken, anstatt noch länger über alte Konzepte zu diskutieren. Wegen der legalen Implikationen für den gegenseitigen Vertrag habe ich den Begriff *Siegel* vorgeschlagen; in dem Sinne wäre das Placebo ein Zeichen ärztlicher Hilfsbereitschaft, eine Ikone der Loyalität. Da beide Partner den Vertrag besiegeln müssten, wäre wirkliche Gleichheit impliziert. An anderer Stelle in diesem Buch habe ich den Begriff *Transformation* ins Spiel gebracht.

Placebos als Teil des Heilsystems

Placebos sind nur der erste Schritt zur Besserung, ein kleiner, vorsichtiger Schritt zumal, der den Beginn des Bündnisses zwischen Arzt und Patient besiegelt und das Reden und Zuhören ebenso wichtig nimmt wie das Hinschauen und Messen. Der Arzt übernimmt die Verpflichtung zur loyalen Betreuung des Patienten, der wiederum verspricht, in diesem Bündnis ein aktiver und verantwortungsvoller Partner zu sein. Wissenschaft und Intuition gehen Hand in Hand, wenn Placebos den gegenseitigen Vertrag besiegeln.[57] Für den heilsamen Effekt einer starken Arzt-Patienten-Beziehung gibt es viele Zeugnisse.

---

57 Was wird der neue Angestelltenstatus der meisten Ärzte in einem Managed Care-System für ihre Loyalität bedeuten? Weil ich nicht glauben kann, dass die profitorientierte Managed Care lange Bestand haben wird, beschränke ich mich darauf, das Problem nur kurz zu streifen. Bezahlte Angestellte, ob Ärzte oder Pflegekräfte, in nicht-profitorientierten Einrichtungen wie den Militär- oder Universitätskrankenhäusern, in denen ich gearbeitet habe, können loyale Betreuung bieten. Bei zwei Gelegenheiten bin ich bisher selbst Patient gewesen. Ich hatte das Glück, mich auf andere verlassen

Sollten Placebos bei bestimmten Problemen gegeben werden, ehe man zu spezifischen Medikamenten greift? Schließlich, so argumentieren manche, kann man den durch ein peptisches Ulkus oder eine Angina pectoris hervorgerufenen Schmerz durch Symbole lindern, indem man die eigenen Heilkräfte mobilisiert oder die zentrale Schmerzwahrnehmung verändert. Warum sollte man also nicht solche Mittel verwenden, die keine Nebenwirkungen haben, ehe man aktive Medikamente nimmt? Es kann sein, dass ich mich bei der Behandlung einer bestimmten Patientin oder eines bestimmten Patienten für ein Placebo entscheide, in der allgemeinen Strategie aber muss das aktive Medikament an erster Stelle stehen. Auch wenn ein Placebo den Schmerz ebenso rasch lindert wie ein pharmakologisch aktives Mittel, wird die Heilung durch Magensäure hemmende Mittel doch beschleunigt und Antibiotika können heute Geschwüre für immer zum Verschwinden bringen.

Müssen Ärzte jene 50 Prozent der Patienten behandeln, deren Geschwür sich schon bei näherer Überprüfung zurückbildet? Sollen sie die Heilung in jedem Fall vorantreiben? Das Nitroglyzerinpflaster über dem Herzen zur Linderung oder Vorbeugung von Angina pectoris ist von Ärzten wie Patienten gleichermaßen gepriesen worden, obwohl schon früh Hinweise darauf vorlagen, dass der Effekt der eines Placebos ist. Kein Kardiologie würde jemandem ein bloßes Heftpflaster übers Herz kleben, um seine Schmerzen zu lindern; ähnliches gilt für die meisten anderen Krankheiten, zumal bei Misslingen eines Behandlungsversuchs mit Placebos Gerichtsverfahren drohen.

Genau in diesem Bereich zeigen alternative Behandler so wenig Zweifel. Ihre unterschiedlichen Ansätze, ob es sich um homöopathische Arzneimittel, körperliche Übungen oder Meditationen mit Hilfe von Mantras handelt, bieten Rituale, die die Erwartungshaltung kranker Menschen positiv einstimmen und sie so auf dem Weg der Selbstheilung enorm voranbringen können. In vielen Fällen sind sie deshalb einfacher und angemessener.

Wann sollten Placebos eingesetzt werden?

Aber auch in der Medizin haben Placebos durchaus ihren Platz, wenn dieser vielleicht auch sehr viel kleiner ist. Sie sollten stets nur nach sorgfältiger Evaluation durch einen Arzt zum Einsatz kommen, der

> zu können, die mich berieten und für mich Entscheidungen trafen, weil ich als kranker Arzt im eigenen Krankenhaus von Menschen betreut wurde, die mich kannten.

erklärt und beruhigt und einen diagnostischen Plan entwirft. Viele Menschen profitieren von einem greifbaren Zeichen der Hilfe, doch wenn Ärzte zu einem Placebo greifen, müssen sie mehr tun, als bloß eine Pille verschreiben: Sie müssen ein Versprechen geben, ihre Hilfe zur Verfügung stellen, denn Placebos sind nur ein Symbol dessen, was ein Arzt an nicht quantifizierbarer Hilfe leisten kann.

Placebos können eingesetzt werden, um Süchtige von Drogen zu entwöhnen, um den Schmerz von Krebspatienten zu lindern, ehe man zu stärkeren Mitteln greift, und – mit Vorsicht – um Patienten mit Schmerzen ungewisser Herkunft zu behandeln, ehe man stärkere, mit Nebenwirkungen oder Suchtgefahren verbundene Mittel ins Auge fasst. Letzteres betrifft häufig um ihre Gesundheit besorgte, auf ärztliche Hilfe fixierte Menschen. Auch in diesem Fall darf die Verschreibung eines Placebos jedoch niemals das therapeutische Engagement des Arztes ersetzen.

Viele engagierte Ärzte berichten, wie sehr es sie frustriert, wenn Patienten nach einem langen Gespräch über ihre Probleme fragen: «Können Sie mir nicht doch ein Medikament verschreiben?» Magie und Suggestion haben in solchen Fällen ihren Platz, zumal es für manche Patienten ebenso schwierig ist, in ihrer eigenen Behandlung eine aktive Rolle zu übernehmen, wie für manche Ärzte, dies zuzulassen. Aktive Patienten sind wünschenswert, aber nicht alle sind dazu in der Lage und profitieren davon, wenn man ihr Bedürfnis nach dem gewohnten Ritual, der Verschreibung eines Medikaments, befriedigt. Das mag nach Bevormundung klingen, doch inzwischen sollte klar geworden sein, dass ich an ein gewisses Maß von Führung glaube, das übrigens auch bei alternativen Behandlungsansätzen eine Rolle spielt.

Der Arzt schreibt dem Patienten ein Rezept aus und sagt voraus, dass ihm das verordnete Medikament helfen wird. Aderlass, Schröpfen und ähnliche Verfahren hatten früher die gleichen symbolische Funktion wie heute Röntgenstrahlen, CAT oder MRI. Akute Störungen werden oft von sich aus besser, und wenn solche Mittel oder Verfahren dem Arzt Zeit geben, um zu entscheiden, was als nächstes zu tun ist, kann es sich lohnen, sie im Einzelfall anzuordnen. Manchmal übernehmen Pillen die Funktion solcher Untersuchungsverfahren, weil sie beiden Seiten das beruhigende Gefühl geben, dass etwas unternommen wird. Eine Erklärung zu geben, sich Zeit zu nehmen und empathisch zuzuhören mag ebenso wirksam sein, doch für viele ist eine Erklärung weniger tröstend als eine Verschreibung.

Rituale sind für die meisten von uns tröstlich. Schon allein die Tatsache, dass ich mich in ein Krankenhaus oder eine Arztpraxis (in einen «heilenden Kontext») begebe, kann heilsam sein. Wer zu einer berühmten Klinik oder zu einem bekannten Arzt reist, ist ebenso bereit dafür, tatsächlich Hilfe zu erfahren, wie jemand, der sich auf eine lange Pilgerfahrt begibt. Der Ort und die Umstände der Begegnung von Arzt und Patient spielen also eine wichtige Rolle. Darüber hinaus brauchen Patienten eine Erklärung für ihr Kranksein, die in ihre Weltsicht passt. Am besten sind sie bei Ärzten und Pflegenden aufgehoben, die emotionale Unterstützung geben und versuchen, ihr Kontrollgefühl zu stärken.

Worte statt Pillen

Ich hoffe, dass Placebos eines Tages auch als Symbole ärztlicher Hilfsbereitschaft überflüssig werden. Sobald Ärzte – und auch Pflegende – erkennen, dass sie kraft ihrer Persönlichkeit, durch Suggestion und Überzeugung, Worte und kleine Taten viele ihrer Patienten trösten und positiv beeinflussen können, werden inaktive Medikamente nicht mehr notwendig sein. Denn in dieser fernen Zukunft werden kranke Menschen sich auch eigenständig über alternative Behandlungsmöglichkeiten informieren, und eine breite Aufklärung wird uns allen zu der Erkenntnis verhelfen, dass es in uns Kräfte gibt, die Schmerzen, Depression und Angst lindern und Kranksein heilen können. Man wird keine Pille mehr nehmen müssen, um Reaktionen auszulösen, die sich aus vielen anderen Quellen speisen können, von der Meditation bis zur Massage, vom Gebet bis zum Kräutertee. Richtig eingesetzt, erinnern Placebos Ärzte und Pflegende daran, dass sie es mit ganzen Menschen zu tun haben. Gleichzeitig geben sie den Patienten das beruhigende Gefühl, dass ihr Arzt mehr sein kann als ein modernste Techniken beherrschender Automat. Sehen beide Seiten erst einmal die vielen Alternativen zu Technologie und Pillen, können sie sich stärker auf das heilende Bündnis verlassen, dass sie im Moment der Konsultation miteinander eingehen.

Wir können beides haben, Wissenschaft und Intuition, Vernunft und Romantik. Ein Entweder-oder braucht es nicht zu geben. Die Medizin hat für beides Platz, und vermeintliche Dichotomien erweisen sich letztlich als Teile eines Ganzen. Für Ärzte sollte es keine Trennung zwischen Naturwissenschaft und Geisteswissenschaft, zwischen Schulmedizin und Alternativmedizin geben. Jeder Patient ist anders; der eine erfordert mehr Kunst, der andere mehr Wissenschaft. Wissenschaft und Intuition schließen einander nicht aus. Empathie und Kommunikation sind ebenso wichtig wie Medikamente und komplizierte diagnostische Verfahren. Wenn Placebos helfen, brauchen sich

Ärzte wegen der magischen Aspekte ihrer Arbeit nicht schuldig zu fühlen; das Gleiche gilt, wenn ihre Patienten nach Alternativen suchen, die Geist und Seele mit Energie beflügeln.

Ich bin überzeugt davon, dass man zur Behandlung von Krankheiten immer Ärzte brauchen wird. Wirklich bewiesene Wunder gibt es wenige, und der stetige Fortschritt der wissenschaftlichen Medizin, gemeinsam mit enormen Verbesserungen bei der Hygiene und der Präventivmedizin, hat den allgemeinen Gesundheitszustand in postindustriellen Ländern enorm verbessern können. Bis vor kurzem hat das amerikanische Gesundheitssystem jedoch die meisten anderen Formen des Heilens vernachlässigt. Allein oder in Verbindung mit einer organischen Krankheit auftretendes Kranksein kann von alternativen Heilern ebenso wie von Ärzten behandelt werden. Eine solche Behandlung ist ein Zeugnis unserer gemeinsamen Menschlichkeit, ein Zeichen dafür, dass ein Mensch einem anderen helfen kann und dass wir uns manchmal auch selbst helfen können.

Placebos lassen ahnen, was in einer Zeit der medizinischen Hochtechnologie und der Managed Care aus der medizinischen Praxis werden kann. Der Arzt steht zwischen dem kranken Menschen und der moderner Technologie; wie die Priester Apollons, die im Auftrag anderer alles dafür taten, ihren Gott versöhnlich zu stimmen, zähmen moderne Ärzte die geheimnisvollen Mächte der Wissenschaft im Auftrag der Menschen, denen sie dienen. Placebos sagen uns, dass die medizinische Behandlung *(cure)* sich auf Wissenschaft gründet, die ärztliche Betreuung *(care)* aber eine Kunst ist und Poesie dem kranken Menschen ebenso viel bieten kann wie die Physik. Sie sagen uns auch, dass Ärzte sich nicht nur um die Krankheit, sondern auch um die Verzweiflung ihrer Patienten kümmern müssen. Placebos sind Symbole, aber sie unterscheiden sich von bloßen Computer-Icons als Zeichen von Technologie und Macht; sie stehen für ein Versprechen, dass ein Mensch einem anderen gibt.

In einer Ära der bildgebenden Verfahren erinnern uns Placebos daran, dass Patienten mehr sind als ihre Krankheiten – dass sie Menschen sind. Placebos stehen für die tägliche Arbeit in den Arztpraxen, die uns immer wieder den Unterschied zwischen Beschwerden und Krankheiten vor Augen führt. Um Placebos zu geben, braucht man nicht mehr als eine Hand und seinen Geist. Tabellen und Bilder rücken Krankheiten in die Ferne; sie schaffen Distanz, sind steril, rational, ohne Emotion und Leidenschaft. Placebos werden hier und jetzt von einem Menschen zum anderen weitergegeben. Ihre Wirkung ist noch immer geheimnisvoll und irrational und steht in einer romantischen Tradition. Computer-Icons werden mit den Augen erkannt.

Placebos dagegen brauchen aufmerksame Ohren. Icons zeigen Tatsachen an, Placebos aber spenden Trost. Von sich aus haben sie keine Macht, aber sie bringen ein Versprechen mit.

Wechselseitige Abhängigkeit, Glaube und Heilung

Dieses Buch handelt von Placebos, aber auch von der wechselseitigen Abhängigkeit der Menschen untereinander. Die meisten sehnen sich danach, einer Gruppe anzugehören, und manche legen es leider darauf an, andere aus ihrer Gruppe auszuschließen. Ob Gruppenmensch oder Einzelgänger, früher oder später müssen wir uns letztlich alle aufeinander verlassen – eine Abhängigkeit, die manchmal als infantil abgetan wird und von der es heißt, spätestens beim Erwachsenen müsste sie abgelegt sein. Doch die Fähigkeit, sich zu entspannen, sich von anderen versorgen zu lassen und ihnen die Entscheidungen zu überlassen, kann kranken Menschen helfen – und tut es auch.

In dem Moment, in dem ich dies aufschreibe, frage ich mich, ob ich versucht bin, eine persönliche Erfahrung als allgemein gültige Regel zu verkaufen. Tatsächlich war ich ein Musterpatient, erlaubte meinen Ärzten alles zu tun, was sie für nützlich erachteten, und hielt mich mit dem eigenen Urteil zurück, was für einen Arzt nicht immer leicht ist. Auch in anderen Situationen bin ich immer bereit, Hilfe von anderen anzunehmen. Gibt zum Beispiel beim Segelboot meiner Frau der Motor seinen Geist auf, wenn wir gerade durch einen Kanal fahren müssen, bin ich der erste, der um Hilfe winkt, während meine Frau, die ohnehin viel unabhängiger ist als ich, lieber erst einmal versucht, den Schaden selbst zu beheben. Wer hat Recht?

Ärzten ist zu allen Zeiten klar gewesen, dass ein Teil ihrer Heilkunst in der umfassenden Betreuung *(care)* kranker Menschen begründet liegt. *Care* ist ein sehr komplexer Begriff, dessen Bedeutung wir hier nicht erschöpfend erläutern können. Allein das Ulcus pepticum, das spontan ausheilt, sobald der betroffene Patient ins Krankenhaus kommt, legt Zeugnis darüber ab, welch heilende Kräfte Care mobilisieren kann. Was die Psychologie Gruppenbildung nennt, kann ebenfalls hilfreich sein. Wer sich mit anderen einer gemeinsamen Sache verschreibt und dafür die in Kapitel 14 beschriebene Loyalität aufbringt, lenkt seine Aufmerksamkeit auf andere Dinge und kann darüber manche Beschwerden schlichtweg vergessen. Die eigene Wahrnehmung, die Richtung, in die man seine Aufmerksamkeit lenkt, und eine positive Erwartungshaltung – all dies hilft kranken Menschen, sich besser zu fühlen. Auch wenn wir noch nicht genau wissen, wie er funktioniert: Dieser Mechanismus liegt sicherlich auch der Wirksamkeit vieler alternativmedizinischer Ansätze zugrunde. Ich habe mich auf Placebos als Surrogat für all die Ansätze konzentriert, die letztlich einen gemeinsamen Grundsatz haben: Hoffnung hilft.

Auf der wechselseitigen Abhängigkeit der Menschen beruht die Heilung von Seele und Geist und die Tröstung des erkrankten Körpers. Neurobiologische Bahnen mögen vom Gehirn bis zum kleinen Zeh verlaufen, dennoch bezweifele ich, dass der Geist Krankheiten kontrollieren kann. Eine wirkliche Krankheit ist wie ein reißender Strom. Am Anfang gibt es vielleicht eine kurze Phase, in der man die Flut noch mit einem Spaten eindämmen kann, weil sich ein Rinnsal nicht mit einem Mal in einen Sturzbach verwandelt. In dieser Phase lässt sich das Krank*sein* eventuell durch alle möglichen Ansätze positiv beeinflussen, ehe eine wirkliche Krank*heit* entsteht.

Alternativmediziner verbringen Zeit mit ihren Patienten, sprechen mit ihnen und befassen sich mit ihren Problemen sowohl auf zwischenmenschlicher als auch auf medizinischer Ebene. Was die Psychoanalyse betrifft, hat man festgestellt, dass weniger die spezifische Technik als die mit den Patienten verbrachte Zeit zum Heilungserfolg beitragen kann. Die Verordnung eines Placebos sollte nicht als Scharlatanerie abgetan werden; jede Methode hat ihre Symbole und unausgesprochenen Bedeutungen für die Betroffenen. Ein Patient mit Muskelschmerz kann durch eine Massage oder durch Akupunktur Linderung erfahren; das Gleiche trifft womöglich auf einen Patienten zu, der schlichtweg einsam ist und von der zwischenmenschlichen Begegnung profitiert. Was mein eigenes Fachgebiet betrifft, wäre ich nicht überrascht, wenn sich herausstellen sollte, dass sich schmerzhafte Verdauungsstörungen durch die Gesänge eines Schamanen lindern lassen. Schließlich lässt sich auch der durch ein Ulcus pepticum verursachte Schmerz durch vielerlei Maßnahmen lindern, darunter zwischenmenschliche Herzlichkeit.

Die biomedizinische Wissenschaft, die der medizinischen Praxis so viele Fortschritte beschert hat, nimmt den Kampf gegen chronische Krankheiten wie Krebs und Herzerkrankungen auf, doch selbst wenn sie ihn gewinnen sollte, werden sich nicht alle menschlichen Beschwerden allein mit Medikamenten und operativen Eingriffen behandeln lassen. Der Glaube wird auch weiterhin seinen Platz behalten.

Wenn ich an den altehrwürdigen, um Besucher kämpfenden Kirchen von New Haven vorbeikomme und an den Anschlagtafeln «Heilmessen» oder «Heilgottesdienste» angekündigt sehe, bin ich mir nicht sicher, ob es sich dabei um Glaubensbezeugungen oder Stellenanzeigen handelt. Der Schöpfer interveniert nicht mehr auf unserer Erde, sonst hätte er in unserer Zeit nicht so viele Unschuldige sterben lassen. Zum größten Teil sind wir aber auch zu säkular oder wissenschaftlich-skeptisch geworden, um ein Teilen des Meeres oder ein Wandeln über Wasser noch verstehen oder akzeptieren zu können. Mag früher tatsächlich einmal Manna vom Himmel gefallen sein – in unserer heutigen Zeit hätten die Behörden seinen Verzehr ohne langwierige amtliche Überprüfung längst verboten. Deshalb bin ich auch so überrascht, wenn ich postmoderne Ärzte miteinander darüber reden höre, was Gebet und Hoffnung *gegen Krebs* ausrichten können. Sie meinen wohl eher, dass sie etwas *für Patienten mit Krebs* ausrichten können.

Der moderne Glaubensverlust lässt uns nach Visionen von einem verlorenen Paradies sehen. Menschen suchen in der Wüste nach Schleusentoren, die sich öffnen und sie mit Liebe und Trost überfluten. Die bescheidenen Wunder unserer Zeit, Placebos und alternativmedizinische Ansätze, wie auch immer sie sich nennen mögen, stehen für den Trost, den Heiler geben können. Selbst wenn sie erfolgreich heilen, heißt das aber nicht, dass sie auch organische Krankheiten stoppen. Und trotzdem können wir durch unseren individuellen und durch unseren vereinten Willen Heilung erringen. Schöpfer, Geist und Seele spenden Heilung. Für das Kurieren organischer Krankheiten sind Wissenschaft und Technologie zuständig.

Zitierte Werke

Ader, R. The psychoimmunology of cancer. (Book review.) *JAMA* 344:1489–1490, 1994.
Ader, R., and Cohen, N. Psychoneuroimmunology: interactions between the nervous system and the immune system. *Lancet* 345:99–100, 1995.
Adler, H. M., and Hammet, V. O. The doctor-patient relationship revisited: analysis of the placebo effect. *Ann. Intern. Med.* 78:595–598, 1973.
Alderman, M. H. Non-pharmacological treatment of hypertension. *Lancet* 334:307–311, 1994.
Alexander, F. Functional disturbances of psychogenic nature. *JAMA* 100:409–473, 1933.
–. *Psychosomatic medicine.* New York: Norton, 1950.
Alternative medicine: expanding medical horizons. National Institutes of Health publication 94:066. December 1994.
Apkarian, A. V. Functional imaging of pain: new insights regard the role of the cerebral cortex in human pain perception. *NeuroSciences* 7:279–293, 1995.
Aronowitz, R. Lyme disease: the social construction of a new disease and its social consequences. *Milbank Quarterly* 69:70–112, 1991.
–. *Making sense of illness: science, society, and disease.* New York: Cambridge University Press, 1998.
Aronowitz, R., and Spiro, H. The rise and fall of the psychosomatic hypothesis in ulcerative colitis. *J. Clin. Gastroenterol.* 10:298–305, 1988.
Asai, A., Fukuha, Ra S., and Lo, B. Attitudes of Japanese and Japanese-American physicians towards life-sustaining treatments. *Lancet* 346:356–359, 1995.
Barrett, R. J., and Lucas, R. H. Hot and cold in transformation: is Iban medicine humoral? *Soc. Sci. Med.* 38:383–393, 1994.
Barrett, S. The public needs protection from so-called alternatives. *Internist* 35:10–11, 1993.
Barsky, A. J., and Borus, J. F. Somatization and medicalization in the era of managed care. *JAMA* 274:1921–1934, 1995.
Baumer, F. L. Romanticism. In *Dictionary of the history of ideas*, vol. 2, ed. R. P. Wiener. New York: Scribner, 1973, pp. 198–204.
Bayley, C. Homeopathy. *J. Med. Phil.* 18:129–145, 1993.
Beecher, H. K. The powerful placebo. *JAMA* 159:1602–1606, 1955.
–. Surgery as placebo. *JAMA* 176:1102–1107, 1961.
Benson, H. *Timeless healing.* New York: Simon and Schuster, 1996.

Benson, H., and McCallie, D. P. Angina pectoris and the placebo effect. *New Eng. J. Med.* 300:1424–1429, 1979.
Berger, J. T. Placebo use in patient care: a survey of medical interns. Unpublished MS.
Bergson, H. *Creative evolution.* New York: Modern Library, 1944, p. 194.
Berkowitz, C. D. Homeopathy: keeping an open mind. *Lancet* 344: 701–702, 1994.
Berlin, I. *Against the current.* New York: Penguin, 1980.
–. The counter-enlightenment. In *Dictionary of the history of ideas*, vol. 2, ed. R. P. Wiener. New York: Scribner, 1973, pp. 100–112.
Binder, H. J., Cocco, A., Crossley, R. J., et al. Cimetidine in the treatment of duodenal ulcer. *Gastroenterology* 74:380–388, 1978.
Black, P. H. Psychoneuroimmunology: brain and immunity. *Science and Medicine* 2:16–25, 1995.
Blackwell, B., Bloomfield, S. S., and Buncher, C. R. Demonstration to medical students of placebo responses and non-drug factors. *Lancet* 1:1279–1282, 1972.
Blum, A. L. Is placebo the ideal anti-ulcer drug? In *Peptic ulcer disease*, ed. G. Bianchi and K. D. Bardhan. New York: Raven Press, 1982, pp. 57–61.
Blum, R., and Blum, B. *Health and healing in rural Greece.* Stanford: Stanford University Press, 1965.
Bok, S. The ethics of giving placebos. *Scientific American* 231:17–22, 1974.
–. *Lying: moral choice in public and private life.* New York: Pantheon Books, 1978.
Bond, M. *Pain: its nature, analysis and treatment.* New York: Churchill Livingstone, 1979, p. 135.
Bonhoeffer, D. *Ethics*, ed. E. Bethge. New York: Macmillan, 1962, p. 326. Dt: Ethik. Gütersloh 1998.
Bonser, W. *The medical background of Anglo-Saxon England.* London: Wellcome Historical Library, 1963, p. 211.
Bourne, H. R. The placebo: a poorly understood and neglected therapeutic agent. *Rational Drug Therapy* 5:1–6, 1971.
Brand, P., and Yancey, P. *Pain: the gift nobody wants.* New York: Harper Collins, 1993.
Brewin, T. B. Three ways of giving bad news. *Lancet* 337:1207–1209, 1991.
Brewin, T. Logic and magic in mainstream and fringe medicine. *J. Roy. Soc. Med.* 86:721–723, 1993.
Brodhead, R. H. An anatomy of multiculturalism. *Yale Alumni Magazine* 57:45–49, 1994.
Brody, H. The lie that heals: the ethics of giving placebos. *Ann. Intern. Med.* 97:112–118, 1982.
–. *Placebos and the philosophy of medicine.* Chicago: University of Chicago Press, 1980.
Brown, W. A. Placebo as a treatment for depression. *Neuropsychopharmacology* 10:265–269, 1994.
Broyard, A. *Intoxicated by my illness.* New York: C. Potter, 1992.
Buber, M. The William Alanson White Memorial Lectures, fourth series: distance and relation. *Psychiatry* 20:97–113, 1957.
Buchan, D. *The writings of David Rorie.* Edinburgh: Canongate Academic, 1994.
Buchanan, A. Medical paternalism. *J. Philos. Pub. Affairs* 7:370–390, 1978.

Buchman, R., and Lewith, G. What does homeopathy do and how? *Brit. Med. J.* 309:103–106, 1994.
Budd, M. A. and Gruman, J. C. Behavioral medicine: taking its place in the mainstream of primary care. *HMO Practice* 9:51–52, 1995.
Burt, R. A. *Taking care of strangers.* New York: Free Press, 1979.
Busbaum, A. Memories of pain. *Science and Medicine* 3:22–31, 1996.
Byck, R. Psychological factors in drug administration. In *Clinical Pharmacology*, ed. K. Melman and H. Morelli. New York: Macmillan, 1978, pp. 110–126.
Byerly, H. Explaining and exploiting placebo effects. *Perspectives Biol. Med.* 19:423–436, 1976.
Bynum, W. F. *Medicine and the five senses.* New York: Cambridge University Press, 1994.
Cabot, R. C. Suggestions for re-organization of hospital out-patient departments. *Maryland Med. J.* 50:81, 1907.
–. The use of truth and falsehood in medicine, ed. J. Katz. *Conn. Med.* 42:189–194, 1978.
Cabot, R. C., and Dicks, R. L. *The art of ministering to the sick.* New York: Macmillan, 1947.
Cahoone, L., ed. *Modernism to postmodernism.* Cambridge: Blackwell, 1996.
Camp, V. The place of acupuncture in medicine today. *Brit. J. Rheumatology* 39:404–406, 1995.
Cannon, R. O. The sensitive heart: a syndrome of abnormal cardiac pain perception. *Jama* 273:883–887, 1995.
Cannon, W. B. Gains from serendipity. In *The way of the investigator.* New York: Norton, 1945.
Carella, L. Personal letter, 1995.
Carey, T. S., Garrett, J., Jackson, A., et al. The outcome and costs of care for acute low back pain among patients seen by primary care practitioners, chiropractic practitioners, or orthopaedic surgeons. *New Eng. J. Med.* 333:913–917, 1995.
CASS principal investigators. Coronary artery surgery study (CASS), a randomized trial of coronary artery bypass surgery. *Circulation* 68:939–950, 1983.
Cassell, E. J. *The healer's art.* New York: Penguin, 1976.
–. The nature of suffering and the goals of medicine. *New Eng. J. Med.* 306:637–645, 1982.
Cassileth, B. R. Survival and quality of life among patients receiving unproven as compared with conventional cancer therapy. *New Eng. J. Med.* 324:1180–1185, 1991.
Cassileth, B. R., Lusk, E. J., Miller, D. S., et al. Psychosocial correlates of survival in advanced malignant disease? *New Eng. J. Med.* 312:1551–1555, 1985.
Castiglione, A. *A history of medicine.* New York: Knopf, 1947, pp. 148–178.
Chakraborty, A. Culture, colonialism, and psychiatry. *Lancet* 337:1204–1207, 1991.
Chrousos, G. P., and Gold, P. W. The concepts of stress and stress-systems disorder. *JAMA* 267:1244–1252, 1992.
Clouse, R. E. Anti-depressives for functional gastrointestinal syndromes. *Dig. Dis. Sci.* 39:2352–2363, 1994.

Clouser, K. D., and Hufford, D. J. Non-orthodox healing systems and their knowledge claims. *J. Med. Phil.* 81:101–106, 1993.
Cobb, L. A., Thomas, G. I., Dillard, D. H., et al. An evaluation of internal-mammary-artery ligation by a double-blind technique. *New Eng. J. Med.* 260:1115–1118, 1959.
Cohen, S., Doyle, W. J., Skoner, D. D., et al. Social ties and susceptibility to the common cold. *JAMA* 277:1940–1944, 1997.
Commentaries. *Neuropsychopharmacology* 10:271–288, 1994.
Connelly, D. M. *Traditional acupuncture.* Columbia, Mo.: Center for Acupuncture, 1975.
Cousins, N. Anatomy of an illness (as perceived by the patient). *New Eng. J. Med.* 295:1460–1463, 1976.
–. Anatomy of an illness as perceived by the patient. New York: Bantam, 1979. Deutsch: Der Arzt in uns selbst. Anatomie einer Krankheit aus der Sicht des Betroffenen. Reinbek: Rowohlt, 1990.
–. The healing heart. New York: Norton, 1983, p. 135.
Cross, S. E. Pathophysiology of pain management. *Mayo Clin. Proc.* 69:375–383, 1994.
Davidoff, L. What one neurosurgeon does. In *Should the patient know the truth?* New York: Springer, 1955, pp. 88–92.
Davies, G. The hands of the healer: has faith a place? *J. Med. Ethics* 6:185–189, 1980.
Dawson, J. P., Harvey, W. B., and Henderson, S. D. *Contracts.* Mineola, N. Y.: Foundation Press, 1982.
DeCrean, A. I., Roos, P. J., DeVries, A. L., et al. Effect of colour of drugs. *Brit. Med. J.* 313:1624–1626, 1996.
DeDombal, F. T., Leaper, D. J., Horrocks, J. C., et al. Human and computer-aided diagnosis of abdominal pain: further report with emphasis on performance of clinicians. *Brit. Med. J.* 1:376–380, 1984.
Desharnais, R., Jobin, J., Cote, C., et al. Aerobic exercise and the placebo effect. *Psychosom. Med.* 55:149–154, 1993.
DeVita, V., Hellman, S., and Rosenberg, S. A. *Principles and practices of oncology.* 5th ed. Philadelphia: Lippincott-Raven, 1997, pp. 2993–3001.
Dimond, E. G., Kittle, C. F., and Crockett, J. E. Comparison of internal mammary ligation and sham operation for angina pectoris. *Amer. J. Cardiol.* 5:483–486, 1960.
Dobrilla, G., and Scarpignato, C. Placebo and placebo effect: their impact on the evaluation of drug response in patients. *Dig. Dis.* 12:368–377, 1994.
Dollery, C. T. A bleak outlook for placebos (and for science). *Eur. J. Clin. Pharmacol.* 15:219–221, 1979.
Dunbar, F. Emotions and bodily changes. 4th ed. New York: Columbia University Press, 1954.
–. *Psychiatry in the medical specialties.* New York: McGraw-Hill, 1959.
Edelstein, L. Appendix (letters from William James to William Osler*).* *Bull. Hist. Med.* 20:292–293, 1946.
–. *The Hippocratic oath: text, translation and interpretation.* Baltimore, MD: Johns Hopkins University Press, 1943, p. 64.

–. The professional ethics of the Greek physician. *Bull. Hist. Med.* 30:391–419, 1956.
Egbert, L. D., Battit, G. E., Welch, C. E., et al. Reduction in post-operative pain by encouragement and instruction of patients. *New Eng. J. Med.* 270:825–827, 1964.
Eikelbaum, R., and Stewart, J. Conditioning of drug-induced physiological responses. *Psychological Rev.* 89:507–528, 1982.
Eisenberg, D. Advising patients who seek alternative medical therapies. *Ann. Intern. Med.* 127:61–69, 1997.
Eisenberg, D. M., Delbanco, T. L., Berkey, C. S., et al. Cognitive behavioral techniques for hypertension: are they effective? *Ann. Intern. Med.* 118:964–972, 1993.
Eisenberg, D. M., Kessler, R. C., Foster, C., et al. Unconventional medicine in the United States: prevalence, costs, and patterns of use. *New Eng. J. Med.* 328:246–252, 1993.
Eisenberg, L. Disease and illness: distinctions between professional and popular ideas of sickness. *Culture, Medicine, and Psychiatry* 1:9–23, 1977.
–. A friend, not an apple, a day will keep the doctor away. *Amer. J. Med.* 66:551–553, 1979.
–. Treating depression and anxiety in primary care. *New Eng. J. Med.* 326:1080–1084, 1992.
Engel, G. L. How much longer must medical science be bound by a seventeenth century world view? *Psychother. Psychosom.* 57:3–16, 1992.
Entralgo, P. L., Rather, L. J., and Sharp, J. M., eds. and trans. *The therapy of the word in classical antiquity.* New Haven: Yale University Press, 1970.
Epstein, A. L., Budd, M. A., Cole, S. A. Behavioral disorders: an unrecognized epidemic with implications for providers. *HMO Practice* 9:53–56, 1995.
Ernst, E. The power of the placebo. *Brit. Med. J.* 313:1569–1570, 1996.
Everson, T. C., and Cole, W. H. *Spontaneous regression of cancer.* Philadelphia: Saunders, 1966, p. 4.
Fabrega, H. The need for an ethnomedical science. *Science* 189:969–975, 1975.
Feinstein, A. R. Should placebo-controlled trials be abolished? *Eur. J. Clin. Pharmacol.* 17:1–4, 1980.
Feyerabend, P. *Against method: outline of an anarchistic theory of knowledge.* London: Verso, 1978. Dt.: Wider den Methodenzwang. Ffm 2003.
Fields, H. L. Neurophysiology of pain and pain modulation. *Amer. J. Med.* 77(3A):2–8, 1984.
Fields, H. L., and Levine, J. D. Biology of placebo analgesia. *Amer. J. Med.* 70:745–746, 1981.
Fisher, P., and Ward, A. Complementary medicine in Europe. *Brit. Med. J.* 309:107–110, 1994.
Fitzgerald, F. S. Quoted in Lefton, Chronic disease and applied sociology.
Flexner, A. *Medical education in the United States and Canada.* New York: Carnegie Foundation, 1910.
Fordtran, J. S. Placebos, antacids, and cimetidine for duodenal ulcer. *New Eng. J. Med.* 298:1081–1083, 1978.
Frank, A. *At the will of the body: reflections on illness.* Boston: Houghton Mifflin, 1991.

–. *The wounded storyteller: body, illness and ethics*. Chicago: University of Chicago Press, 1995.
Frank, J. D. *Persuasion and healing*. New York: Schocken, 1970, p. 3.
Freidson, E. Disability as social deviance. In *Medical men and their work*, ed. E. Freidson and J. Lorber. Chicago: Aldine-Atherton, 1972, p. 330.
Fried, C. *Contract as promise: a theory of contractual obligation*. Cambridge: Harvard University Press, 1981.
Gallagher, E. J., Viscoli, C. M., and Horwitz, R. I. The relationship of treatment adherence to the risks of death after myocardial infarction in women. *JAMA* 207:742–744, 1993.
Gevitz, N. Christian Science healing and the health of children. *Perspectives Biol. Med.* 34:421–438, 1991.
Glymour, C., and Stalker, D. Engineers, cranks, physicians, magicians. *New Eng. J. Med.* 308:960–964, 1983.
Goddard, H. H. The effect of mind on body as evidenced by faith cures. *Amer. J. Psycho.* 10 (1894). Quoted in James, *Varieties of religious experience*, p. 95.
Good, B. *Medicine, rationality and experience: an anthropological perspective*. Cambridge: Cambridge University Press, 1994.
Goodwin, J. S., Goodwin, J. M., and Vogel, A. V. Knowledge and use of placebos by house officers and nurses. *Ann. Intern. Med.* 91:106–110, 1979.
Gordon, J. S. Why patients choose alternative medicine. *Internist* 35:6–9, 1994.
Gowers, W. *Manual of disease of the nervous system*. 1886.
Gracely, R. H., Dubner, R., Deeter, W. R., et al. Clinicians' expectations influence placebo analgesia. *Lancet* 1:43, 1985.
Green, D. M. Pre-existing conditions, placebo reactions and «side effects.» *Ann. Intern. Med.* 60:255–265, 1964.
Grunbaum, A. The placebo concept. *Behav. Res. Therapy* 19:157–167, 1981.
Gudjonsson, B., and Spiro, H. M. Response to placebos in ulcer disease. *Amer. J. Med.* 65:399–402, 1978.
Gutheil, T. G., and Havens, L. L. The therapeutic alliance: contemporary meanings and confusions. *Int. Rev. Psycho. Anal.* 6:467–479, 1979.
Hahn, R. A. *Sickness and healing: an anthropological perspective*. New Haven: Yale University Press, 1995.
Hahn, R. A., and Kleinman, A. Biomedical practice and anthropological theory. *Ann. Rev. Anthropol.* 12:305–333, 1983.
Harner, M. *Way of the shaman: a guide to power and healing*. San Francisco: Harper and Row, 1980. Deutsch: Der Weg des Schamanen. Ein praktischer Führer zu innerer Heilkraft. Interlaken: Ansata, 1982.
Harrington, A. Cracking open the black box of placebos. *Harvard Medical Alumni Bull.* 68:34–40, 1995 (Winter).
Harrington, A., ed. *The placebo effect*. Cambridge: Harvard University Press, 1997.
Hart, F. D. Pain as an old friend. *Brit. Med. J.* 1:1405–1407, 1979.
Hart, J. T., and Dieppe, P. Caring effects. *Lancet* 347:1606–1608, 1996.
Havens, L. L. Explorations in the uses of language in psychotherapy: simple empathic statements. *Psychiatry* 41:336–344, 1978.

Hawkins, A. H. *Reconstructing illness: studies in pathography.* West Lafayette, Ind.: Purdue University Press, 1993.
Hawkins v. McGee. Supreme Court of New Hampshire, 1929. Cited in *Contracts*, ed. J. R. Dawson, W. B. Harvey, and S. D. Henderson. Mineola, N. Y.: Foundation Press, 1982, pp. 1–4.
Heisenberg, W. *Physics and beyond: encounters and conversation.* New York: Harper, 1972, p. 63.
Held, V. *Feminist morality transforming culture, society, and politics.* Chicago: University of Chicago Press, 1993.
Helms, J. M. Acupuncture for the management of primary dysmenorrhea. *Obstet. Gynec.* 69:51–56, 1987.
Henderson, L. J. Physician and patient as a social system. *New Eng. J. Med.* 212:819–823, 1935.
Hippocrates. Precepts V. I. In *Hippocrates*, trans. W. H. S. Jones. New York: G. P. Putnam's Sons, 1923, p. 319.
Homer. *The Iliad.* Trans. Robert Fitzgerald. New York: Anchor, 1975. Deutsches Zitat aus der Übersetzung von Johann, Heinrich Voß (1. Gesang, 60–67).
Horwitz, R. I., and Horwitz, S. M. Adherence to treatment and health outcomes. *Arch. Intern. Med.* 153:1863–1868, 1993.
Horwitz, R. I., Viscoli, C. M., Berkham, L., et al. Treatment adherence and risk of death after a myocardial infarction. *Lancet* 336:542–545, 1993.
Houston, W. R. The doctor himself as a therapeutic agent. *Ann. Intern. Med.* 11:1416–1425, 1938.
Howell, J. D. The X-ray image: meaning, gender and power. In *Technology in the hospital: transforming patient care in the early twentieth century.* Baltimore, MD: Johns Hopkins University Press, 1995.
Hufford, D. J. Epistemologies in religious healing. *J. Med. Phil.* 18:175–194, 1993.
Illich, I. *Medical nemesis.* London: Calder and Boyars, 1975, pp. 31–66. (New edition, 1996.)
Ingelfinger, F. J. Arrogance. *New Eng. J. Med.* 303:1507–1511, 1980.
International Association for the Study of Pain (IASP) Subcommittee on Taxonomy Pain Terms. *Pain* 6:249–252, 1979.
Jackson, S. W. L. The listening healer in the history of psychological healing. *Amer. J. Psychiatry* 149:1623–1632, 1992.
Jacobs, H. R. Intuition: the welcome stranger. *Perspectives Biol. Med.* 24:457–466, 1981.
Jacobs, J. J. Unproven alternative methods of cancer treatment. In DeVita, Hellman, and Rosenberg, *Principles and practices of oncology*, pp. 2993–3001.
James, W. *The principles of psychology*, vol. 1. New York: Dover, 1980.
–. *The varieties of religious experience.* New York: Modern Library, 1902. Deutsch: Die Vielfalt religiöser Erfahrung. Eine Studie über die menschliche Natur. Frankfurt: Insel, 1997.
Jensen, M. D., and Karoly, P. Motivation and expectation factors in symptom perception: a laboratory study of the placebo-effect. *Psychosom. Med.* 33:144–152, 1991.

Jewson, N. D. The disappearance of the sick-man from medical cosmology, 1770–1870. *Sociology* 10:225–244, 1976.
Johnson, A. G. Surgery as a placebo. *Lancet* 334:1140–1142, 1994.
Jones, A. H. Literature in medicine: narrative of mental illness. *Lancet* 350:359–361, 1997.
Jones, J. K. Do over-the-counter drugs act mainly as placebos? Yes. In *Controversies in therapeutics*, ed. L. Lasagna. Philadelphia: Saunders, 1980, pp. 26–32.
Jospe, M. *The placebo effect.* Lexington, Mass.: D. C. Heath, 1978.
Joyce, C. R. B. Placebo and complementary medicine. *Lancet* 344:1279–1281, 1994.
Jung, C. *Answer to Job.* New York: Meridian, 1962, p. 14. Dt.: Antwort of Hiob. München 2001.
–. *Modern man in search of a soul.* New York: Harcourt, Brace, Jovanovich, 1922, p. 225. Dt.: Seelenprobleme der Gegenwart. München 2001.
Jurcich v. General Motors Corp. 539 S. W. 2d 595 (Mo. App. 1976).
Kahn, S. The anatomy of Norman Cousins's illness. *Mt. Sinai J. Med.* 48:305–314, 1981.
Kandell, E. R., and Schwartz, S. H. Molecular biology of learning. *Science* 218:433–443, 1982.
Kapp, U. B. Placebo therapy and the law: prescribe with care. *Amer. J. L. Med.* 8:371, 1982.
Katz, J. *The silent world of doctor and patient.* New York: Free Press, 1984.
Kaunitz, P. the favorable prognosis. *Conn. Med.* 49:542, 1985.
Kiecolt-Glaser, J. K., Maruch, P. T., Malarkey, W. B., et al. Slowing of wound healing by psychological stress. *Lancet* 346:1194–1196, 1995.
King, L. S. The Flexner report of 1910. *JAMA* 251:1079–1086, 1984.
Kirsch, I. Response expectancy as a determinant of experience and behavior. *American Psychologist* 40:1189–1202, 1985.
Kleijnen, J., Decrean, J. M., Van Everdingen, J., et al. Placebo effect in double-blind clinical trials: a review of interactions with medications. *Lancet* 344:1347–1349, 1994.
Kleinman, A. Neurasthenia and depression. *Culture, Medicine and Psychiatry* 6:117–190, 1982.
–. *Patients and healers in the context of culture.* Berkeley: University of California Press, 1980, p. 361.
Kleinman, A., Eisenberg, L., and Good, B. Culture, illness, and care: clinical lessons from anthropologic and cross-cultural research. *Ann. Intern. Med.* 88:251–258, 1978.
Kleinman, A., and Sung, L. Why do indigenous practitioners successfully heal? *Soc. Sci. Med.* 13B:7–26, 1976.
Klopfer, B. Psychological variables in human cancer. *J. Projective Techniques* 21:331–340, 1957.
Konotey-Ahulu, F. Personal interview. *Brit. Med. J.* 1:1595, 1977.
Konvitz, M. R. Loyalty. In *Dictionary of the history of ideas*, vol. 3, ed. R. P. Wiener. New York: Scribner, 1973, pp. 108–116.
Krakauer, E. L. Attending to dying. In Spiro, Curnen, and Wandel, *Facing death.*
Kronenberg, F., Mallory, B., and Downey, J. A. Rehabilitation medicine and alterna-

tive therapy: new words, old practices. *Arch. Phys. Med. Rehabil.* 75:928–929, 1994.
Krumbhaar, E. B. *A history of medicine.* New York: Knopf, 1941.
Krystal, H. Self-representation and the capacity for self-care. *Annual of Psychoanalysis* 6:209–246, 1977.
Kussler, W. J., Blanc, P., and Greenblatt, R. The use of medicinal herbs by human immunovirus infected patients. *Arch. Intern. Med.* 151: 2209–2288, 1991.
Lakoff, G., and Johnson, M. Conceptual metaphor in everyday language. *J. Philosophy* 77:453–486, 1980.
Landy, D., ed. *Culture, disease and healing.* New York: Macmillan, 1977.
Lants, P. M., and Reding, D. Cancer: beliefs and attitudes of Latinos. *JAMA* 272:31–32, 1994.
Laporte, J. R., and Figueras, A. Placebo effects in psychiatry. *Lancet* 344:1206–1209, 1994.
Lasagna, L., Laties, V. G., and Dohan, J. L. Further studies on the «pharmacology» of placebo administration. *J. Clin. Invest.* 37:533–537, 1958.
Lefton, M. Chronic disease and applied sociology: an essay in personalized sociology. *Sociological Inquiry* 54:466–476, 1984.
Lerner, M. Healing. In Moyers, *Healing and the mind.*
–. *New York Times Magazine,* October 2, 1994, p. 63 ff.
Leslie, A. Ethics and practice of placebo therapy. *Amer. J. Med.* 16:854–862, 1954.
–. Letter. *Ann. Intern. Med.* 97:781, 1982.
Letters. *New Eng. J. Med.* 332:60–62, 1995.
Levenstein, S. Wellness, health, Antonovsky. *Advances: The Journal of Mind Body Health* 10:26–29, 1994.
Lewin, K. *Field theory in social science.* New York: Harper, 1964.
Lewis, C. S. *The problem of pain.* New York: Macmillan, 1943.
Lewith, G. T., and Machin, D. On the evaluation of the clinical effects of acupuncture. *Pain* 16:111–127, 1983.
Li, Y., Tougas, G., Chiverton, S. G., et al. The effect of acupuncture on gastrointestinal function and disorder. *Amer. J. Gastroenterol.* 84:1372–1389, 1992.
Licinio, J., Gold, P. W., and Wong, M.-L. A molecular mechanism for stress induced alterations in susceptibility to disease. *Lancet* 346:104–106, 1995.
Lin, K. M. Hwa-Byung: a Korean cultural syndrome? *Amer. J. Psychiatry* 140:105–107, 1983.
Lipkin, M. Suggestion and healing. *Perspectives Biol. Med.* 28:121–126, 1984.
Lipkin, M., McDevitt, E., Schwartz, S., et al. On the effects of suggestion in the treatment of vasospastic disorders of the extremities. *Psychosom Med.* 7:152–157, 1945.
Lipman, J. L., Miller, B. E., Mayas, K. S., et al. Peak beta-endorphin concentrations in cerebral spinal fluid: reduced in chronic pain patients and increased during the placebo response. *Psychopharmacology* 102:112–116, 1990.
Lipowski, Z. S. Psychosocial aspects of disease. *Ann. Intern. Med.* 71:1197–1206, 1969.
–. Somatization: the concept and its clinical application. *Amer. J. Psychiatry* 14:1358–1368, 1988.

Littlewood, R. From disease to illness and back again. *Lancet* 337:1013–1016, 1991.
Liu Yanchi. *Essential book of traditional Chinese medicine.* Vol. 2. New York: Columbia University Press, 1988.
Lock, M. *East Asian medicine in urban Japan.* Berkeley, University of California Press, 1980.
Loesser, J. D. What is chronic pain? *Theoretical Medicine* 12:247–270, 1991.
Lown, B. *The lost art of healing.* Boston: Houghton Mifflin, 1997.
–. Personal communication. June 6, 1985.
–. Verbal conditioning of angina pectoris during exercise testing. *Amer. J. Cardiol.* 40:630–634, 1977.
MacDonald, A. J., Peden, N. R., Hayton, R., et al. Symptom relief and the placebo effect in the trial of an antipeptic drug. *Gut* 22:323–336, 1981.
Margulis, J. The concept of disease. *J. Med. Phil.* 1:238–255, 1976.
Martin, S. C. The only truly scientific method of healing: chiropractic and medical science, 1895–1990. *Isis* 5:206–227, 1994.
Matthews, D. A., Suchman, A. L., and Branch, W. T. Making «connexions»: enhancing the therapeutic potential of patient-clinician relationships. *Ann. Intern. Med.* 118:973–977, 1993.
May, W. F. *The physician's covenant: images of the healer's medical ethics.* Philadelphia; Westminster, 1983.
McClenon, J. The experiential foundations of shamanic healing. *J. Med. Phil.* 18:107–127, 1993.
McLuhan, M. *Understanding media.* New York: McGraw-Hill, 1964.
McWhinney, I. R., Epstein, R. M., and Freeman, T. R. Rethinking somatization. *Ann. Intern. Med.* 126:747–750, 1997.
Mead, M. Concept of culture and the psychosomatic approach. *Psychiatry* 10:57–76, 1947.
Medawar, P. S. *Induction and intuition in scientific thought.* Philadelphia: American Philosophical Society, 1969, p. 29.
Melzach, R. Pain: past, present and future. *Canadian J. of Experimental Psychology* 47:615–629, 1993.
–. *The puzzle of pain.* New York: Basic, 1973.
Mendelson, G., Selwood, T. S., Kranz, H., et al. Acupuncture treatment of chronic low back pain. *Amer. J. Med.* 74:49–55, 1983.
Mermann, A. C. The whole physician divided in three parts. *Pharos* 57:7–10, 1994.
Meyer, E. A., and Gebhart, G. F. Basic and clinical aspects of visceral hyperalgesia. *Gastroenterology* 107:271–293, 1994.
Meyers, S., and Janowitz, H. D. The «natural history» of Crohn's disease: an analytic review of the placebo lesson. *Gastroenterology* 87:1189–1192, 1984.
Miller, N. E. Behavioral medicine: symbiosis between laboratory and clinic. *Ann. Rev. Psycho.* 34:1–31, 1983.
Moerman, D. E. Anthropology of symbolic healing. *Current Anthropol.* 20:59–80, 1979.
–. Physiology and symbols: the anthropological implications of the placebo effect. In *The anthropology of medicine,* ed. L. Romanucci-Ross, D. E. Moerman, and L. R. Tancredi. New York: Praeger, 1983.

Montague, W. P. Quoted in H. H. Titus and M. S. Smith, *Living issues in philosophy*. 6th ed. New York: Van Nostrand, 1974, p. 242.
Montgomery, G., and Kirsch, I. Classical conditioning and the placebo effect, *Pain* 72:107–113, 1997.
Morris, D. *The culture of pain*. Berkeley: University of California Press, 1993. Deutsch: Geschichte des Schmerzes, Frankfurt: Insel, 1994.
–. What we make of pain. *Wilson Quarterly* 18:8–26, 1994.
Morris, H. Suggestion in the treatment of disease. *Brit. Med. J.* 1:1457–1466, 1910.
Morrison, P. Turkey: Placebo effect. *Lancet* 337:1213–1214, 1991.
Moyers, B. *Healing and the mind*. New York, Doubleday, 1995.
Murray, R. H., and Rubel, A. J. Physicians and healers. Unwitting partners in healthcare. *New Eng. J. Med.* 326:61–64, 1992.
National Institutes of Health (NIH) Technology Assessment Panel. Integration of behavioral and relaxation approaches in the treatment of chronic pain and insomnia. *JAMA* 267:313–318, 1996.
Newton, L. The healing of the person. *Conn. Med.* 41:641–646, 1977.
Nie, J.-B. The physician as general. *JAMA* 276:1099, 1996.
O'Neill, A. Danger and safety in medicine. *Soc. Sci. Med.* 38:497–507, 1994.
Ong., W. J. *Interfaces of the word*. Ithaca, N. Y.: Cornell University Press, 1977, chap. 5.
Owen, D. Medicine, morality, and the market. *Lancet* 2:30–31, 1984.
Ozick, C. Puttermesser. In *Levitation: five fictions*. New York: Knopf, 1982.
Packer, M. A placebo effect in heart failure. *Amer. Heart J.* 120:1579–1582, 1990.
Pangle, T. L. *The laws of Plato*. New York: Basic Books, 1980.
Papac, R. J. Spontaneous regression of cancer. *Cancer Treatment Reviews* 22:395–423, 1996.
Parker, J. O. Efficacy of nitroglycerine patches: fact or fancy? *Ann. Intern. Med.* 102:548–549, 1985.
Payer, Lynn. *Medicine and culture*. New York: Penguin, 1988.
Pearce, J. M. The placebo enigma. *Quarterly J. Med.* 88:215–220, 1995.
Peck, C., and Coleman, G. Implications of placebo therapy for clinical research and practice in pain management. *Theoretical Med.* 12:247–270, 1991.
Peek, M. I. Traditional African medicine. *Pharos*. Spring: 24–29, 1995.
Perry, S., and Fishman, B. Depression and HIV – how does one affect the other? *JAMA* 270:2609–2610, 1993.
Phillips, D., and Smith, D. G. Postponement of death until symbolically meaning occasions. *JAMA* 263:1947–1951, 1990.
Phillips, D. D., Ruth, T., and Wagner, L. M. Psychology and survival. *Lancet* 342:1142–1145, 1993.
Phillips, W. R. Patients, pills, and professionals: the ethics of placebo therapy. *Pharos* 44:21–25, 1981.
Plato. *The republic*. New York: Scribner's Sons, 1928, book 3, p. 121.
Polanyi, M. Life's irreducible structures. In *Knowing and being: essays*, ed. Marjorie Grene. Chicago: University of Chicago Press, 1969.
Prince, R. H. Psychotherapy as the manipulation of endogenous healing mecha-

nisms: a transcultural survey. *Trans-cultural Psychiatry Research Review* 13:115–133, 1976.
Prioleau, L., Murdock, M., and Brody, N. An analysis of psychotherapy versus placebo studies. *Behavior Brain Sci.* 6:275–285, 1983.
Rawls, J. *A theory of justice*. Cambridge: Harvard University Press, Belknap, 1971.
Risjord, M. Relativism and the social scientific study of medicine. *J. Med. Phil.* 18:195–212, 1993.
Roethlisberger, F. J., and Dickson, W. J. *Management and the workers*. Cambridge: Harvard University Press, 1939.
Rogers, S. L. *The shaman, his symbols and his healing power*. Springfield, Ill.: Thomas, 1982.
Rorty, R. *Philosophy and the mirror of nature*. Princeton, N. J.: Princeton University Press, 1979, p. 38.
Rose, S. The rise of neurogenetic determinism. *Nature* 373:380–382, 1995.
Rosen, D. H. Inborn basis for the healing doctor-patient relationship. *Pharos*, Fall: 17–22, 1992.
Rothman, K. J., and Michels, K. B. The continuing unethical use of placebo controls. *New Eng. J. Med.* 331:394–398, 1994.
Royce, J. *The philosophy of loyalty*. New York: Macmillan, 1928.
Ruberman, W., Weinblatt, E., Goldberg, J. D., et al. Psychosocial influences on mortality after myocardial infarction. *New Eng. J. Med.* 311:552–559, 1984.
Ruderman, F. A. A placebo for the doctor. *Commentary,* May: 54–60, 1980.
Rueschemeyer, D. Doctors and lawyers: a comment on the theory of the profession. In *Medical men and their work*, ed. E. Freidson, and J. Lorber. Chicago: Aldine-Atherton, 1972.
Russell, B. *Mysticism and logic*. Garden City, N. Y.: Doubleday, 1957.
–. *Religion and science*. London: Oxford University Press, 1935, pp. 8, 178.
Sachar, D. Placebo-controlled clinical trials in gastroenterology. *Amer. J. Gastroenterol.* 79:913–917, 1984.
Sampson, R. Healing in the treatment of modern medicine. *Somatics* 1978:8–14.
Sandler, R. S., Drossman, D. A., Nathan, H. D., et al. Symptom complaints and health care seeking behavior in subjects with bowel dysfunction. *Gastroenterology* 87: 314–318, 1984.
Sarles, H., Camatte, R., and Sahel, J. A study of the variation in the response regarding duodenal ulcer when treated with placebo by different investigators. *Digestion* 16:289–292, 1997.
Scarry, E. *The body in pain*. New York: Oxford University Press, 1985. Deutsch: Der Körper im Schmerz. Die Chiffren der Verletzlichkeit und die Erfindung der Kultur. Frankfurt: Fischer, 1992.
Schmidt, S. A. When you come into my room. *JAMA* 276:512, 1996.
Schonauer, K. *Semiotic foundations of drug therapy: the placebo problem in a new perspective*. Berlin: Morton de Gruyter, 1994.
Shalev, M. *Esau*. New York: HarperCollins, 1991.
Shall I please? *Lancet* 2:1465–1466, 1983.
Shapiro, A. K. A contribution to a history of the placebo effect. *Behavioral Science* 5:109–135, 1960.

–. Factors contributing to the placebo effect. *Amer. J. Psychiatry* 18:73–88, 1964.
–. The placebo response. In *Modern perspectives in world psychiatry*, vol. 2, ed. J. G. Howells. Edinburgh: Oliver and Budy, 1971.
Shekelle, P. G., Adams, A. H., Chassin, M. R., et al. Spinal manipulation of low back pain. *Ann. Intern. Med.* 117:590–598, 1992.
Shore, M. F., and Beigel, A. The challenges posed by managed behavioral health care. *New Eng. J. Med.* 334:116–118, 1996.
Shryock, R. H. The history of quantification in medical science. *Isis* 52:215–237, 1961.
Siegler, M. Clinical illness: the limits of autonomy. *Hastings Center Report* 7:12–15, 1977.
Silber, T. J. Placebo therapy: the ethical dimension. *JAMA* 242:245–246, 1979.
Simmons, B. Problems in deceptive medical procedures: an ethical and legal analysis of the administration of placebos. *J. Med. Ethics* 4:172–181, 1978.
Simonton, O., Matthews-Simonton, S., and Creighton, J. *Getting well again.* Los Angeles: Tarcher, 1978.
Simpson, J. The stigmata: pathology or miracle? *Brit. Med. J.* 289:1746–1748, 1984.
Sims, A. *Symptoms in the mind.* 2d ed. London: Saunders, 1995.
Singer, D. L., and Hurwitz, D. Long-term experience with sulfonylureas and placebo. *New Eng. J. Med.* 277:450–456, 1967.
Sivin, N. *Traditional medicine in contemporary China.* Ann Arbor: Center for Chinese Studies, University of Michigan, 1987.
Skovlund, E. Should we tell trial patients that they might receive a placebo? *Lancet* 337:1041, 1991.
Skrabanek, P. Acupuncture and the age of unreason. *Lancet* 1:1169–1171, 1984.
Skrabanek, P., and McCormick, J. *Follies and fallacies in medicine.* Glasgow: Terragon Press, 1989.
Smith, J. C. *Royce's social infinite: the community of interpretation.* Hamden, Conn.: Anchor, 1969.
Smith, L. F. Folk medical beliefs and their implications for care of patients. *Ann. Intern. Med.* 81:82–96, 1974.
Smith, M. *The white lie.* Unpublished manuscript.
Sontag, S. *AIDS and its metaphors.* New York: Farrar, Straus and Giroux, 1989.
Spicker, S. F. Terra firma and infirma species. *J. Med. Phil.* 1:104–135, 1976.
Spiegel, D. Psychological distress and disease course for women with breast cancer: one answer, many questions. *J. Nat. Cancer Inst.* 88:629–631, 1996.
Spiegel, D., Bloom, J. R., Kraemer, H. C., et al. Effectiveness of psychosocial treatment on survival of patients with metastatic breast cancer. *Lancet* 2:888–891, 1989.
Spiro, H. M. *Clinical gastroenterology.* 4th ed. New York: Miller, 1993. (1st ed., 1970.)
–. Mammon and medicine: the rewards of clinical trials. *JAMA* 255:1174–1175, 1980.
Spiro, H., Curnen, M., Peschel, E., St. James, D. *Empathy and the practice of medicine.* New Haven: Yale University Press, 1993.
Spiro, H. M., Curnen, M. C., and Wandel, L. P., eds. *Facing death: where culture, religion, and medicine meet.* New Haven: Yale University Press, 1996.

Starck, D. L. Enhancing hope in the chronically ill. *Humane Medicine* 9:103–130, 1993.
Starr, P. *The social transformation of American medicine.* New York: Basic Books, 1982.
Stein, C. The control of pain in peripheral tissues by opioids. *New Eng. J. Med.* 332:1685–1690, 1995.
Stoeckle, J. D., Zola, J. K., and Davidson, G. E. The quantity and significance of psychosocial distress in medical patients. *J. Chr. Dis.* 17:959–970, 1964.
Subbarayappa, B. V. Siddha medicine: an overview. *Lancet* 350:1841–1844, 1997.
Suchman, A. L. A model of empathic communication in a medical interview. *JAMA* 277:678–682, 1997.
Suchman, A. L., and Ader, R. Classic conditioning and placebo effects in crossover studies. *Clin. Pharmacol. Ther.* 52:372–377, 1992.
Sullivan, M. D. Placebo controls and epistemic control in orthodox medicine. *J. Med. Phil.* 18:213–231, 1993.
Swan, R. Faith-healing, Christian Science, and the medical care of children. *New Eng. J. Med.* 209:1639–1641, 1983.
Szasz, T. Diagnoses are not diseases. *Lancet* 338:1574–1576, 1991.
Talbot, N. A. The position of the Christian Science church. *New Eng. J. Med.* 209:1641–1644, 1983.
Tatara, K. On putting life first. *Lancet* 346:327–328, 1995.
Taylor, C. E. *Positive illusions: creative self-deception and the healthy mind.* New York: Basic Books, 1989.
Ter Reit, G., Kleijnen, J., and Knipschild, P. Acupuncture and chronic pain: a criteria based meta-analysis. *J. Clin. Epidemiol.* 43:1191–1199, 1990.
Tessman, I., and Tessman, J. Mind and body. (Book review.) *Science* 276:369–370, 1997.
Thomasma, D. C. Beyond medical paternalism and patient autonomy: a model of physician conscience for the physician-patient relationship. *Ann. Intern. Med.* 98:243–248, 1983.
–. Limitations of the autonomy model for the doctor-patient relationship, *Pharos* 46:2–5, 1983.
Tross, S., Herndon, J., Krazun, A., et al. Psychological symptoms and disease free and overall survival in women with stage II breast cancer. *J. Nat. Cancer Inst.* 88:661–667, 1996.
Tseng, W. S. The nature of somatic complaints among psychiatric patients: the Chinese case. *Comp. Psychiatry* 16:237–245, 1945.
Turner, J. A., Deo, R. A., Loeser, J. D., et al. The importance of placebo effects in pain treatment and research. *JAMA* 271:1609–1614, 1994.
Veatch, R. M. *A theory of medical ethics.* New York: Basic Books, 1981.
Viseltear, A. J. Milton C. Winternitz and the Yale Institute of Human Relations: a brief chapter in the history of social medicine. *Yale J. Biol. Med.* 57:869–889, 1984.
Wall, P. D. The placebo effect: an unpopular topic. *Pain* 51:1–3, 1992.
Ward, P. S. The medical brothers Cabot: of truth and consequence. *Harvard Med. Alumni Bull.* 56:30–39, 1982.

Warner, J. H. *The therapeutic perspective.* Cambridge: Harvard University Press, 1986.
Warshafsky, S., Kamer, R. S., and Sivak, S. L. Effect of garlic on total serum cholesterol: a meta-analysis. *Ann. Intern. Med.* 119:599–605, 1993.
Weil, A. *Spontaneous healing: how to discover and enhance your body's natural ability to heal itself.* New York: Knopf, 1995.
Weiss, E., and English, O. S. *Psychosomatic medicine.* Philadelphia: Saunders, 1943.
Wellek, R. Romanticism in literature. In *Dictionary of the history of ideas*, vol. 2, ed. R. P. Wiener. New York: Scribner, 1973, pp. 187–198.
White, L. Technical assessment from the stance of a medical historian. *Amer. Hist. Rev.* 79:1–13, 1974.
White, L., Tursky, B., and Schwartz, G. *Placebo: theory, research, and mechanisms.* New York: Guilford Press, 1985.
Williams, R. B. The role of the brain in physical disease. *JAMA* 263:197–198, 1990.
Winslow, G. R. From loyalty to advocacy: a new metaphor for nursing. *Hastings Center Report*, June: 32–39, 1984.
Winters, C., Artnak, E. J., Benjamin, S. B., et al. Esophageal bouginage in symptomatic patients with the nutcracker, esophagus. *JAMA* 252:3 63–366, 1984.
Wittgenstein, L. The blue and brown books. New York: Harper and Row, 1965, p. 18.
Wolf, S. The pharmacology of placebos. *Pharmacologic Rev.* 11:689–704, 1959.
Wolf, S., and Wolff, H. *Human gastric function.* London: Oxford University Press, 1947.
Wolff, B. B. Ethnocultural factors influencing pain and illness behavior. *Clin. J. Pain* 1:23–80, 1985.
Wolff, B. B., and Langley, F. Culture and pain. *Amer. Anthropol.* 70:494–501, 1968.
Wolff, H. G., DuBois, F., and Gold, H. Cornell conferences on therapy: use of placebos in therapy. *New York J. Med.* 46:17 18–1727, 1946.
Wolpe, P. R. The maintenance of professional authority: acupuncture and the American physician. *Social Problems* 32:409–424, 1985.
Yuan, Y. L., Tougas, G., Chiverton, S., et al. The effect of acupuncture on gastrointestinal function and disorders. *Amer. J. Gastroenterol.* 87:1372–1381, 1992.
Zinsser, H. *As I remember him: the biography of R. S.* Boston: Little, Brown, 1941, pp. 140–141.

Andere Literatur

Kapitel 2

Das Placebo-Drama

Roethlisberger, F. J., and Dickson, W. J. *Management and the workers.* Cambridge: Harvard University Press, 1939.
Gudjonsson, B., and Spiro, H. M. Response to placebos in ulcer disease. *Amer. J. Med.* 65:399–402, 1978.
Blum, A. L. Is placebo the ideal anti-ulcer drug? *In Peptic ulcer disease,* ed. G. Bianchig and K. D. Bardhan. New York: Raven Press, 1982, pp. 57–61.
MacDonald, A. J., Peden, N. R., Hayton, R., et al. Symptom relief and the placebo effect in the trial of an anti-peptic drug. *Gut* 21:323–326, 1980.
Littman, A., Welch, R., Fruin, R. C., et al. Control trials of aluminum hydroxide gels for peptic ulcer. *Gastroenterology* 73:6–10, 1977.
Sarles, H., Camatte, R., and Sahel, J. A study of the variations and the response regarding duodenal ulcers when treated with placebo by different investigators. *Digestion* 16:289–292, 1977.
Peterson, W. L., and Elashoff, J. Placebos in clinical trials of duodenal ulcer: the end of an ear? *Gastroenterology* 79:585–588, 1980.
Meyers, S., and Janowitz, H. D. The «natural history» of Crohn's disease: an analytic review of the placebo lesson. *Gastroenterology* 87: 1189–1192, 1984.
Wolff, H. G., DuBois, F., and Gold, H. Cornell conferences on therapy: uses of placebo in therapy. *New York J. Med.* 46:718–727, 1946.
Bond, M. *Pain: its nature, analysis and treatment.* New York: Churchill Livingstone, 1979, p. 135.
Brody, H. The lie that heals: the ethics of giving placebos. *Ann. Intern. Med.* 97:112–118, 1982.

Kapitel 3

Der Arzt

Stoeckle, J. D., Zola, I. K., and Davidson, G. E. The quantity and significance of psychological distress in medical patients. *J. Chr. Dis.* 17:959–970, 1964.

Kapitel 4

Pillen und Verfahren

Spiro, H. M. Is milk so bad for the peptic ulcer patient? *J. Clin. Gastroenterol.* 3:219–220, 1981.

Kapitel 5

Der Patient und seine Krankheit

Cobb, L. A., Thomas, G. I., Dillard, D. H., et al. An evaluation of internal mammary-artery ligation by a double-blind technique. *New Eng. J. Med.* 260:1115–1118, 1959.
Benson, H., and McCallie, D. P. Angina pectoris and the placebo effect. *New Eng. J. Med.* 300:1424–1429, 1979.
Winters, C., Artnak, E. J., Benjamin, S. B., et al. Esophageal bouginage in symptomatic patients with the nutcracker esophagus. *JAMA* 252:363–366, 1984.
Riddell, R. H., Goldman, H., Ransohoff, D. F., et al. Dysplasia in inflammatory bowel disease. *Human Path.* 14:931–968, 1983.

Kapitel 6

Was Placebos leisten können

Wolf, S. The pharmacology of, placebos. *Pharmacologic. Rev.* 11:689–704, 1959.
Green, D. M. Preexisting conditions, placebo reactions, and «side-effects.» *Ann. Intern. Med.* 60:255–265, 1964.
Everson, T. C., and Cole, W. H. *Spontaneous regression of cancer.* Philadelphia: Saunders, 1966, p. 4.
Wolf, S., and Wolff, H. *Human gastric function.* London: Oxford University Press, 1947.

Singer, D. L., and Herwitz, D. Long-term experience with sulfonylureas and placebos. *New Eng. J. Med.* 277:450–456, 1967.
Frost, F. A., Jessen, B., and Sigaard-Anderson, J. A control, double-blind comparison of mepivacaine injection versus saline injection for myofascial pain. *Lancet* 1:499–500, 1980.
Park, L. C., and Covi, L. Nonblind placebo trial: an exploration of neurotic outpatients' responses to placebo when its inert content is disclosed. *Arch. J. Psychiatry.* 12:336–345, 1965.
Blackwell, B., Bloomfield, S. S., and Buncher, C. R. Demonstration to medical students of placebo responses and non-drug factors. *Lancet* 1:1279–1282, 1972.

Kapitel 7

Der Patient und sein Schmerz

Wolff, B. B. Ethnocultural factors influencing pain and illness behavior. *Clin. J. Pain* 1:23–80, 1985.
Zborowski, M. Cultural components and responses to pain. *J. Soc. Issues* 8:16–30, 1952.

Kapitel 9

Einwände gegen Placebos

Leslie, A. Ethics and practice of placebo therapy. *Am. J. Med.* 16:854–862, 1954.
Leslie, A. Letter. *Ann. Intern. Med.* 97:781, 1982.
Silber, T. J. Placebo therapy: the ethical dimension. *JAMA* 242:245–246, 1979.
Adler, H. M., and Hammett, V. O. The doctor-patient relationship revisited: analysis of the placebo effect. *Ann. Intern. Med.* 78:595–598, 1975.

Kapitel 10

Alternative Medizin

Goddard, H. H. The effect of mind on body as evidenced by faith cures. *Amer. J. Psycho.* 10 (1894). Quoted in W. James, *The varieties of religious experience.* New York: Modern Library, 1902, p. 95. Deutsch: Die Vielfalt religiöser Erfahrung. Eine Studie über die menschliche Natur. Frankfurt: Insel, 1997.
Davies, G. The hands of the healer: has faith a place? *J. Med. Ethics* 6:185–189, 1980.

Kapitel 11

Placebos, Alternativmedizin und Heilung

Landy, D., ed. *Culture, disease and healing.* New York: Macmillan, 1977.
Moerman, D. E. Anthropology of symbolic healing. *Current Anthropol.* 20:5980, 1979.
Prince, R. H. Psychotherapy as the manipulation of endogenous healing mechanisms: a transcultural survey. *Transcultural Psychiatry Research Review* 13:115–133, 1976.
Homer. *The iliad.* Trans. Robert Fitzgerald. New York: Anchor, 1974.
Toynbee, A. J. *A study of history.* London: Oxford University Press, 1948.
Wellek, R. Romanticism in literature. In *Dictionary of the history of ideas*, vol. 2, ed. R. P. Wiener. New York: Scribner, 1973, pp. 187–198.

Register

A
AIDS 74, 152, 183, 253
Akupunktur 21, 61, 66, 107, 125, 129, 168, 169, 174, 177, 186, 202, 211, 224
Alkohol 13, 77, 80, 81, 181, 183, 191
Alternativbewegung 225
Alternativmedizin 12, 19, 46, 65, 167, 184, 277
  Behauptungen 184
  Boom 174
  Definition 168, 176
  Fachzeitschriften 174
  Kosten 174
  Wirksamkeit 175
Alzheimer-Krankheit 219
Angina pectoris 61, 105
Anonyme Alkoholiker 256, 257
Anorexia nervosa 195
Antazida 31, 57, 58
Antibiotika 17, 18, 32, 58, 59, 75, 77, 106, 160, 233
Arzt
  Autorität 252
Ärzte
  Allmacht 172
  als Doppelagenten 33, 48
  als Heiler 45, 54, 209
  als Mediatoren 91
  als Persönlichkeiten 46, 51
  Ansehen des Berufsstands 41
  Assistenzärzte 229, 236
  Autorität 210, 251
  Hausärzte 47, 49
  in Krankenhäusern 47
  niedergelassene 49
  persönliche Qualitäten 51
  Selbstbild 53
  Verantwortung 135, 138, 143
Ärzteausbildung 226, 234
Ärzteschaft 266
Ascorbinsäure 16, 134
Äskulap 198, 203, 222, 225, 251
Aspirin 21, 43
Asthma 105, 110, 211
Attribution 74
Aufklärung 169, 223, 225
Aufmerksamkeit 22, 124, 130, 220, 291
Autonomie 133, 138, 151

B
Bevormundung 153
Bildgebende Verfahren 84, 86, 88
Biofeedback 177, 216, 253
Biomedizin 12, 18, 57, 175, 292
Blutdruck 102, 109, 110, 183, 215, 220
Blutzucker 102, 104, 107
Bougierung 64

C
Care 13, 42, 93, 206, 267
Cellulite 195
Charisma 45, 52, 172, 256
Chauvinismus, wissenschaftlicher 234
Chiropraktik 177, 202, 218
Cholezystitis, akute 88
Christian Science 112, 206
Codein 43, 130
Colitis ulcerosa 77, 138, 278
Compliance 251

Crohn-Krankheit 34, 94
Cure/care 12, 19, 172

D
Depressionen 79, 105, 183, 197, 225, 247, 257
Determinismus, anatomischer 80, 86
Diabetes 104
Diarrhö 217
Doppelblind-Versuche 27
Dyspepsie 57, 86, 120, 233

E
Ehrlichkeit 145, 151
  bei sterbenden Patienten 146
Emmanuel-Bewegung 205
Empathie 83, 253, 267, 282
Endorphine 22, 126, 128, 130, 256, 273
Endoskopie 15
Entspannungstechniken 60, 109, 110, 177, 180, 210, 259
Erkrankungen
  funktionelle 211
Ernährung 58, 75, 169, 176, 177, 178, 181, 200, 213, 252
Erwartungshaltung 28, 29, 65, 68, 130, 172, 209, 217, 242, 250, 291
Ethiker 145
Ethnologie 20

F
Fakten, angebliche Objektivität 231
Fallpauschalen 34, 51
Fallvorstellung, interdisziplinäre 92
Flexner-Report 18, 167, 226
Food and Drug Administration (FDA) 31, 59, 189, 200

G
Ganzheit 81, 120, 171, 172
Ganzheitlichkeit 9, 16, 18, 69, 81, 168, 186, 198, 209, 225, 275
Gate-Control-Theorie 122, 125, 126
Gebete 173, 207

Gegenaufklärung 169, 224
Gegenübertragung 255
Gehirn, als Computer 79, 221, 241
Geist/Gehirn 78, 241
Geist/Körper 100, 225
Geisteswissenschaft 232
Geisteswissenschaften in der Medizin 82
Geistheilung 167, 182, 185
Gerichtsverfahren 50, 150, 161, 287
Gesundbeten 203
Gesundheit 19, 73
  Definition 169
Gesundheitswesen
  Abrechnungssystem 185
  Fallpauschalen 34
  Kostendämpfung 14, 35, 47, 52, 86, 150, 257
  Ökonomisierung 13, 33
Grüne Bewegung 180
Gruppenzugehörigkeit 173, 184, 210, 256

H
H2-Blocker 44, 59
Hausärzte 226
Hawthorne-Effekt 29
Health Maintenance Organizations (HMOs) 46, 51, 52, 171
Heiler 195
Heiler-Persönlichkeit 130
Heilgottesdienste 205, 292
Heilpraktiker 168
Heilsysteme
  personalistische und naturalistische 200
Heilung 19, 192, 293
  charismatische 52
  Definition 171
Heilungskräfte
  natürliche 34, 172
Heilungsprozess
  natürlicher 27
Hexenkunst 167, 168, 202
Hippokrates 198, 203, 222, 225, 281
  Eid des 262

Register

Hoffnung 11, 28, 42, 59, 60, 62, 78, 79, 94, 98, 101, 109, 110, 129, 131, 136, 156, 172, 173, 188, 190, 240, 242, 250, 256, 279, 284
Holismus 168
Holistic Medical Association 178
Homöopathie 167, 168, 174, 175, 177, 217, 224
Hormone 127, 129, 190
Hwa-byung 193
Hyperalgesie, viszerale 123
Hypersensibilität, viszerale 88, 113
Hypnose 168, 210, 222, 253
Hypochondrie 121, 193

I
Ilias 201, 222
Illusionen 131
Induktion/Deduktion 233
Informed Consent 30, 32, 33, 105, 160, 163
Injektionen 60
Interdisziplinäre Fallvorstellung 92
Intuition 21, 36, 79, 221, 229
Iridologie 178

K
Katharsis 210, 281
Klinische Konferenz 92
Klinische Studien 26, 104, 165, 176
Knoblauch 179
Kognition 251, 252
Kognitive Therapie 220
Komplementärmedizin 12, 88, 168
Konditionierung 29, 240, 242, 246, 248, 251, 274
Konferenz, klinische 92
Kontrollverlust 137
Krankheit
  Bezeichnungen 85
  Definition 73
  funktionelle 49, 73, 196
  Kategorien 88, 108
  kulturelle Einflüsse 191, 199
  Metaphern 83
Krankheit/Gesundheit 19

Krankheit/Kranksein 8, 13, 73, 111, 171, 192
Kranksein 8, 13, 23, 73, 75, 108, 111, 171, 172, 222, 278
Kräuterheilkunde 168, 174, 177, 179, 210
Krebiozen 98
Krebserkrankungen 97, 102, 121, 173, 181, 183, 185, 245, 247

L
Lachen 110, 134, 136, 137
Laktose 103
Laktosepillen 59
Loyalität 256, 261, 274, 280, 291
  Definition 262, 266
  Loyalitätsversprechen 268
  zur Loyalität 265
Lyme-Borreliose 197

M
Magengeschwür 17
Managed Care 46, 280, 290
Märtyrer 120, 122
Maskierung 158
Massage 20, 125, 174, 177, 178
Medikamente
  freiverkäufliche 59, 200
Meditation 173, 259
Medizin
  als stumme Kunst 222, 280
  äskulapische 198, 203, 222, 225
  ethnische Unterschiede 232
  hippokratische 198, 203, 222, 225
  kulturelle Einflüsse 232
  militärische Metaphern 18, 53, 54, 75, 83
  moderne und postmoderne 18
  postmoderne 188
  Reduktionismus 17
  systemische 81
  und Geisteswissenschaften 82
  weibliche Sichtweisen 53
Medizinethnologie 191
Medizinmänner 203, 204, 210
Molekularbiologie 229
Morphium 43, 127, 152, 247

Multivitaminpräparate 59
Musiktherapie 219

N
Nächstenliebe 80, 143, 149
Narzissmus 170
National Institutes of Health (NIH) 33, 45, 189, 207, 218
Natur-/Geisteswissenschaften 81
Naturwissenschaft 223
Netzwerk, neurologisches 125
Neurobiologie 111, 199, 225, 226
Neuroimmunologie 245
Neurologisches Netzwerk 125
Neurotransmitter 65, 110, 198
Neutriceuticals 58, 189
Nocebos 104, 160, 168, 248

O
Objektivität/Subjektivität 231
Office of Alternative Medicine (OAM) 176, 184, 214
Operationen 61, 65
Opiate 128, 130
Opioide 127, 128, 212

P
Paracetamol 43
Pathographie 175
Patient
  Autonomie 133, 138, 151
  Bevormundung 153
  Definition 67
  Patient/Fall 68
  persönliche Verantwortung 178, 184
  Selbstbestimmungsrecht 138, 151, 153, 165
  Selbstbild 75
  soziale Rolle 67
Patient/Fall 92
Patient/Versuchsperson 104
Patientenverfügung 152
Penicillin 22
Pfefferminze 179
Pharmaindustrie 33
Philosophie 38, 42, 145, 154, 211, 227, 228, 231, 251

Physik 38, 82, 145, 223, 226, 228, 229, 234
Placebo-Effekt 25, 28, 29
  als Lernphänomen 248
  Definition 95
Placebo-Persönlichkeit 113, 115
Placebo-Reaktion 25, 32, 45, 95, 130, 242, 251, 270
Placebos
  aktive 44
  als Geschenk 43
  als Lösegeld 44
  als Provokation 43
  als Symbole 252, 285, 288
  als Versprechen 270, 273
  bei Krebserkrankungen 97, 112
  bei Schmerz 103
  bei Tieren 240, 246
  Definition 26, 35
  diagnostische Fragen 158, 165
  Einsatz als Therapie 35
  Einsatz in klinischen Versuchen 26
  erzieherischer Effekt 165
  ethische Fragen 29, 30, 45, 145, 156, 262
  früherer Einsatz 41
  juristische Fragen 161
  Nebenwirkungen 59, 96, 104, 106
  ökonomische Fragen 157, 165
  philosophische Fragen 154
  physiologische Auswirkungen 102
  reine 45, 58
  sakramentale Aspekte 252
  Selbstverordnung 60
  Überschätzung 70, 101, 106
  und Ehrlichkeit 145, 150
  und Endorphine 128, 130
  unreine 59, 157, 161, 162, 221
  Verschreibung 11
  Wirksamkeit 239
Poesie 38, 90, 229
Postmoderne 18, 169, 189
Posttraumatisches Stress-Syndrom 197
Prämenstruelles Syndrom (PMS) 85

Psychiatrie 77, 135, 180, 198, 199, 209, 225, 226, 232, 234, 241
Psychoanalyse 20, 119, 194, 225, 232, 254
Psychologie 16, 77, 100, 111, 228, 251, 291
Psychoneuroimmunologie 182, 189
Psychosomatik 15, 16, 20, 168, 172, 188, 197, 280
Psychotherapie 20, 35, 160, 173, 186, 215, 252, 255, 256, 280

R
Reduktionismus 79, 81, 168, 224, 225, 227, 234
Refluxkrankheit, gastroösophageale 277
Reizdarm 74, 76, 109
Romantik 38, 186, 224, 225, 289

S
Salutogenese 170
Schamanen 196, 201, 208, 210, 253
Scharlatane 230, 233
Schizophrenie 225
Schmerz 70, 76, 103, 107, 194, 239
 akuter und chronischer 71, 107, 118, 159
 als Strafe 118
 Definition 117
 existenzieller 14, 15, 119
 individuelle Sensibilität 87
 kulturelle Aspekte 123
 Medikalisierung 120
 Schmerzstudien 108
 und Angst 72, 76
 und Sexualität 120
 ungeklärter 50, 63, 72
Schmerzgedächtnis 126
Schmerzlinderung, endogene 129
Schmerzschwelle 127
Schmerzsyndrom
 chronisches 71
 viszerales 88
Schmerztoleranz 127

Schönheitsoperationen 195
Schulmedizin 19, 23, 167, 171, 175, 176, 186, 221, 225, 282
Schulmedizin/Alternativmedizin 187
Selbstheilungskräfte 133, 172, 220, 270
Selbsthilfegruppen 256
Serotonin-Wiederaufnahmehemmer 87, 119, 125
Sick-Building-Syndrom 180, 195
Simonton-Methode 181
Somatisierung 14, 113, 193
Sozialmedizin 16
Sozialwissenschaft 16, 81, 201
Spasmolytika 59
Spiritualität 168, 171, 202
Spontanheilung 29, 31
 bei Krebs 99
Sprache 18, 68, 83
Stress 17, 18, 19, 50, 75, 76, 77, 110, 113, 124, 130, 136, 178, 181, 190, 194, 198, 220, 233, 243, 245, 254, 258
 Definition 244
Studien
 klinische 26, 104, 165, 176
Suggestion 15, 26, 61, 105, 110, 167, 185, 210, 249, 251, 253, 255, 274, 276, 284
Synanon 257

T
Tai Chi 181
Tanztherapie 219
Tinnitus 276
Traditionelle chinesische Medizin (TCM) 179, 201, 211, 215
Transformation 173
Trost 46, 54, 151, 167, 173, 257, 270, 275, 276, 279, 280, 291, 292, 293
Trugschluss, naturwissenschaftlicher 227, 228, 229
Tuberkulose 75
Typ A-Verhalten 195

Register

U
Übertragung 55, 209, 254, 274
Ulcus pepticum 77, 109, 291, 292
Umwelt 180

V
Verfahren
  bildgebende 84, 86, 88
Versuchspersonen 104
Verträge 268, 285
Viszerale Hyperalgesie 123
Viszerale Hypersensibilität 88, 113
Vitamin B12 11, 247
Volksmedizin 20, 147, 167, 179, 210
Vorsorgevollmacht 152

W
Wellness 170, 249
Wissenschaft/Intuition 21, 36, 224, 289
Wodu 70, 110, 137, 168
Worte als Placebos 275, 281, 283
Wunder 8, 21, 101, 173, 174, 202, 204, 205, 222, 252, 293

Y
Yoga 181

Z
Zeit 20, 34
Zuhören 13, 84, 89, 200
  empathisches 282
Zwölffingerdarmgeschwüre 27, 31, 51